临床药理学简明教程

主　编　涂　剑　雷小勇　张　伟

副主编　谢伟全　周志刚　彭忠禄

编　委　（按姓氏汉语拼音排序）

陈灵瑶（桂林医学院）　　　杜阿娜（桂林医学院）

黄茹薇（桂林医学院）　　　雷小勇（南华大学）

刘叶琴（桂林医学院）　　　彭忠禄（湘南学院）

唐松云（桂林医学院）　　　涂　剑（桂林医学院）

王　睿（桂林医学院）　　　王姝之（南华大学）

王彦翔（桂林医学院）　　　谢　磊（桂林医学院）

谢伟全（桂林医学院）　　　袁　敏（桂林医学院）

张　伟（中南大学）　　　　张素君（南华大学）

周志刚（桂林医学院第二附属医院）

科　学　出　版　社

北　京

内 容 简 介

本教材根据普通高等学校医药学类专业人才培养目标编写而成，系统而扼要地介绍了临床药理学的主要理论和药物应用，内容与时俱进，反映了临床药理学的进展和发展方向。本教材分为十章，包括绪言、临床药动学和临床药效学基础、心血管系统疾病的临床用药、神经系统疾病的药物治疗、消化系统疾病的临床用药、抗炎免疫药的临床应用、恶性肿瘤的发病机制及其临床药物防治、新药审评与药品管理、循证医药和临床药理动物实验设计。

本教材主要供高等学校医学类和药学类专业的学生使用，也可供医药行业从业人员学习参考。

图书在版编目（CIP）数据

临床药理学简明教程/涂剑，雷小勇，张伟主编 . —北京：科学出版社，2022.11

ISBN 978-7-03-073991-9

Ⅰ.①临… Ⅱ.①涂… ②雷… ③张… Ⅲ.①临床医学–药理学–教材 Ⅳ.① R969

中国版本图书馆 CIP 数据核字（2022）第 222612 号

责任编辑：周 园/责任校对：宁辉彩
责任印制：李 彤/封面设计：陈 敬

科 学 出 版 社 出版
北京东黄城根北街 16 号
邮政编码：100717
http://www.sciencep.com

北京中石油彩色印刷有限责任公司 印刷
科学出版社发行 各地新华书店经销

*

2022 年 11 月第 一 版 开本：787×1092 1/16
2024 年 1 月第二次印刷 印张：12 1/4
字数：307 000

定价：88.00 元
（如有印装质量问题，我社负责调换）

前　言

为满足我国医疗行业的发展需求，积极配合健康中国战略，保障人民群众用药安全，切实培养复合型、应用型医药专业人才，我们努力遵循新形势下我国新医科建设理念，把握现代药学与临床用药的发展趋势，对临床药理学教材内容进行更新和整合，编写了本教材。

本教材以临床常见疾病或综合征为纲，阐述药物的作用机制及针对疾病的临床合理用药方案，突出了安全、有效、经济、适当的合理用药原则。为适应临床药理学的发展，本教材还编写了新药审评与药品管理、循证医药、临床药理动物实验设计章节。本教材注重体现"三基""五性""三特定"的原则，兼顾理论性与实践性，尽量融学术前瞻性与临床应用性于一体。

本教材注重专业、学科之间的交叉衔接，有利于教学相长。在确保学生掌握新药临床评价和药物合理使用的基本理论、基本知识和基本技能的基础上，以药学、医学及相关学科知识为主线，充分整合医、药学知识，突出药学专业特色，实现临床与药学知识的有机融合；突出理论知识与临床应用的有效结合；确保学生实践和创新能力的共同培养。同时注重与学生未来工作所需的知识、技能衔接，与国家执业药师资格考试对接，注重高频考点知识的介绍，满足临床药师的岗位需要。

本教材主要由国内高等医学院校的骨干教师参与编写，凝聚了各位编委的多年授课经验和教学管理经验，适合医药专业学生使用，也可供医药行业从业人员学习参考。

本教材的编写得到了编者所在学校领导和同仁的大力支持，他们在相关领域提出了宝贵的意见，同时给予了悉心的指导，各位编委为本教材的出版做了大量卓有成效的工作，在此一并表示诚挚谢意。尽管我们已尽心竭力，但由于学识水平有限，书中难免出现不足之处，恳请同行专家和读者批评指正。

编　者
2022 年 6 月

目　　录

第1章 绪 言

临床药理学简明教程从药物代谢动力学（pharmacokinetics，简称药动学）和药物效应动力学（pharmacodynamics，简称药效学）基础开始介绍，主要涉及心血管系统疾病、神经系统疾病、消化系统疾病、炎症和肿瘤的临床药理，以及新药审评与药品管理、循证医药和临床药理动物实验设计部分。

第1节 临床药理学概述

一、临床药理学的概念

临床药理学（clinical pharmacology）是研究药物在人体内的作用规律，以及人与药物之间及药物与药物之间相互作用的过程和规律的科学。临床药理学以人体为对象，以药理学和临床医学为基础，研究范围涉及临床药动学、临床药效学、新药临床试验、临床疗效评价、药品不良反应监测、药物相互作用及病原体的耐药性等领域，为指导临床合理用药奠定基础。

二、临床药理学的任务

作为一门新兴学科，临床药理学的任务在于研究药物与人（主要是患者）间相互作用的规律，也是联系实验药理学（experimental pharmacology）和药物治疗学（pharmacotherapeutics）的一门桥梁科学，对提高药物治疗效果、安全用药及药物评价具有重要的作用。

三、临床药理学的发展

我国直至20世纪60年代才正式出现临床药理学的科学概念，随后，临床药理学迅速发展成为一门独立的学科。目前，同临床药理学研究比较深入的国家如美国、英国、瑞典、瑞士、澳大利亚和日本等一样，我国也已建立临床药理研究机构，设立了临床药理学系，并开设了临床药理学课程。

（一）国外发展概况

临床药理学的概念由美国康奈尔（Cornell）大学哈里·戈尔德（Harry Gold）教授于20世纪30年代首次提出。1954年，美国约翰斯·霍普金斯（Johns Hopkins）大学建立第一个临床药理室，开始讲授临床药理学课程。1967年，意大利在欧洲成立了第一个全国临床药理学会，4年后美国也正式成立了临床药理学会。1972年，瑞典胡丁格（Huddinge）医院建立的临床药理室和英国皇家研究生医学院的临床药理系规模较大，可接纳各国学者进修，被分别誉为"国际临床药理室"和"国际药理培训中心"。国际药理学联合会（International Union of Pharmacology，IUPHAR）为促进临床药理学的发展，专门建立了临床药理专业组。1980年，第一届国际临床药理学与治疗学会议在英国伦敦召开。随后，于1983和1986年分别在美国华盛顿和瑞典斯德哥尔摩召开了第二届和第三届会议，此后大约每3年召开一次国际临床药理学与治疗学会议。

医学界需要一个研究群体，该群体成员不仅要接受实验药理学的理论与实践训练，还须具备临床医学知识。20世纪50年代末，先后发生了沙利度胺（反应停）致胎儿海豹样短肢畸形事件和氯碘羟喹致亚急性脊髓视神经病事件。这两起事件使人们认识到，亟须对大量涌现新药的安全性和有效性进行科学评价，新药评价仅靠基础药理学研究并不能保障临床用药的安全与有效。于是，许多国家的药政管理部门和新药研制单位开始重视临床药理学研究，培训专业人员，加强对药品安全性的研究和监督。这些举措加速了临床药理学的发展。1968 年，世界卫生组织制定了《药物临床评价原则》。各国药品管理部门也先后将新药临床药理学研究列入新药审评的重要内容。美国食品与药品监督管理局（Food and Drug Administration，FDA）规定，新药的上市申请需报送临床药理学研究结果，并针对药物临床评价制定了一系列指导原则。英国、瑞典和日本等国家也有类似的新药临床药理学评价要求。

（二）国内发展简况

我国临床药理学研究始于 20 世纪 60 年代初期，以 1979 年在北京召开的第一届"全国临床药理专题讨论会"为标志，进而临床药理学作为一门学科，有组织地开展系列活动。经过努力，我国成立了临床药理学专业委员会（二级学会），以及教学和科研的专门机构（研究所、研究室或教研室），先后在全国设置了一批新药临床药理学基地。临床药理学专业队伍在数量和质量上逐步壮大和提升，临床药理学也以必修课、选修课或讲座等形式进入了医学教育课程（包括本科生和研究生）。

（三）我国现状

我国临床药理学起步较晚，初期发展不平衡，专业人才的培养体系和人才数量均有待进一步提升。目前，我国多数医学院校在临床教学阶段通过安排临床药理学课程或专题讲座，普及临床药理学知识，逐步完善临床药理学硕士、博士研究生的培养体系。此外，为了规范开展临床药理学研究，还应对从事临床药理学研究的人员进行技术培训，使其掌握规范化试验程序，提高临床药理学研究水平。

第 2 节　临床药理学的研究内容

临床药理学的研究内容主要包括两大部分：一部分是临床药效学、临床药动学和毒理学；另一部分为临床试验、指导临床合理用药、开展制剂生物利用度（bioavailability，F）的研究和药物相互作用的研究等。

一、临床药效学

临床药效学是指临床使用的药物对机体产生的作用，研究内容涉及五个方面：①药物对机体产生的作用；②药物对病原体产生的作用；③药物对组织器官产生的作用；④药物对受体（即作用于机体的位点）产生的作用；⑤药物的不良反应。以上五个方面主要评价药物对人体的有效性和安全性，用以筛选疗效高、毒性小的药物，最终达到安全、合理用药的目的。

二、临床药动学

临床药动学主要研究药物在人体内的吸收、分布、代谢和排泄等体内过程的动态规律，并运用数学模型定量描述体内药物动态变化的规律。药物治疗和毒性作用的强度通常取决于药物与特异受体结合的效应及作用部位的药物浓度，而后者又取决于药物的体内过程与给药方案。

掌握药动学原理，便于临床医师正确解释血药浓度测定的结果，根据不同患者的药动学特征，调整药物剂量和给药方案，实现用药个体化，从而使患者获得最佳疗效。药动学的研究在指导新药设计、优选给药方案、改进药物剂型及制订合理的给药方案等方面都具有十分重要的意义。根据临床药动学参数如峰浓度（C_{max}）、达峰时间（T_{max}）、血药浓度、半衰期（half-life time，$t_{1/2}$）、消除速率常数、血药浓度 - 时间曲线下面积（area under the curve，AUC）及多次给药的稳态血药浓度等，即可制订治疗方案。

三、毒 理 学

毒理学（toxicology）研究药物疗效的同时还应观察药物可能发生的副作用、毒性反应、过敏反应和继发效应等。为了确保药物的安全性，必须在动物体内进行系统的临床前毒理试验，测定动物的最大耐受剂量以制订临床用药的推荐剂量，并预测药物对人体的潜在毒性。在用药过程中应详细记录受试者的各种症状，并进行生化检查，如出现毒性反应，应分析原因并提出防治措施。

四、临床试验

临床试验（clinical trial）用于评价新药的疗效和毒性。新药临床试验是指对任何在人体（患者或健康志愿者）中进行试验的药品的系统性研究，以证实或揭示药物的作用、不良反应、体内吸收和代谢情况，目的是确定药品的疗效和安全信息。我国《药品注册管理办法》将临床试验分为Ⅰ、Ⅱ、Ⅲ、Ⅳ期。新药临床试验过程包括方案设计、组织实施、监查、稽查、记录、分析、总结和报告等，其研究结果是判断一个新药能否上市的重要依据。

五、指导临床合理用药

应用治疗范围较窄而体内过程个体差异较大的药物如强心苷、苯妥英和茶碱等时，欲使药物达到既能充分显效，又不产生严重不良反应的浓度，需要根据患者的具体情况制订治疗方案，即药物剂量个体化（individualization of drug therapy）。对于肝、肾功能不全的患者，调整用药方案更为必要，故须强调进行治疗药物监测（therapeutic drug monitoring，TDM）。目前我国TDM 主要在地高辛、苯妥英、庆大霉素和甲氨蝶呤等二十余种药物中开展。

六、开展制剂生物利用度的研究

生物利用度是指吸收进入血液循环的实际药量（吸收的程度与速度）与所给药物的剂量比。研究制剂生物利用度的目的是了解剂型对采用不同给药途径的药物疗效的影响，进而改进制剂质量，以便更好地发挥各种制剂的治疗作用，也可通过 AUC、C_{max} 和 T_{max} 等参数的比较，选择生物利用度较高的制剂。临床实践证明，同一种药物由于晶型、配方及工艺不同，生物利用度也可能产生很大差异。例如，阿司匹林按晶型分为Ⅰ型和Ⅱ型，相同给药剂量下Ⅱ型的血药浓度超出Ⅰ型 70%。因为药物晶型不同，导致溶解度和溶出速率可能不同，从而影响生物利用度。

七、药物相互作用的研究

药物相互作用（drug interaction）指两种或两种以上的药物合并或序贯使用时，所引起的药物作用和效应的变化。药物相互作用可以使单一药物作用增强或减弱，作用时间延长或缩短，从而产生有益的治疗效果或有害的不良反应。药物相互作用分为两类：①药动学的相互作用，是指一种药物改变了另一种药物的吸收、分布或代谢；②药效学的相互作用，指激动剂和拮抗剂在器官受体部位的相互作用。

第 3 节　临床药理学的职能

临床药理学的主要职能，可概括为药物的临床评价、新药的临床研究与评价、药品再评价、新药临床试验、药品不良反应监测、承担临床药理学教学与培训工作、开展临床药理学服务七个方面。

一、药物的临床评价

药物的临床评价主要研究药物对正常人和患者的治疗作用和不良反应，并比较不同药物的治疗效果，包括新药临床评价和已上市药物的临床再评价。

二、新药的临床研究与评价

新药的临床研究与评价是临床药理学研究的重点。在临床评价新药的过程中，最基本的要求是安全、有效和各项数据准确可靠，并应正确运用合适的统计方法。

新药的临床研究主要内容是新药的临床试验。自 20 世纪 80 年代以来，为了保障受试者的权益和保证临床试验的科学性，各国先后制定《药物临床试验质量管理规范》（good clinical practice，GCP）。世界卫生组织（World Health Organization，WHO）认为 GCP 应成为各国共同接受的原则，并着手拟定 GCP 指导原则。自 1991 年开始，美国、欧盟和日本为统一规范，每两年举行一次国际人用药品注册技术协调会（The International Council for Harmonisation of Technical Requirements for Phamaceuticals for Human Use，ICH），经过四次会议形成了一整套完整的药物开发质量管理规范，其中包括 GCP。我国 1992 年开始起草《药品临床试验管理规范》，1998 年 3 月由卫生部批准颁发试行。国家药品监督管理局成立后组织专家对该规范进行修订，于 1999 年 9 月 1 日发布实施。我国的 GCP 是临床试验全过程（包括方案设计、组织实施、监查、稽查、记录、分析、总结和报告）的标准规定。为保证药品临床试验结果科学可靠，保护受试者的合法权益，药品临床试验应遵循 GCP 的原则，这是药品临床试验过程规范的重要保证。

新药的研究一般要经过实验药理、临床前药理和临床药理三个阶段，其中第一、二阶段研究以动物实验为主。然而，由于动物种属对药物反应的差异，动物机体的反应与临床效应并不一定符合，或者即使动物实验结果与临床效果基本一致，但在剂量与效应间的关系、不良反应等方面，动物与人之间还存在较大的差距。所以，每一个新药都必须有步骤地进行临床试验，才能做出正确的评价。因此，新药临床试验研究是评价新药的一个重要环节。

在我国，新药的临床试验必须获得国家药品监督管理局批准，由研制单位在国家已确定的药物临床研究基地选择临床研究负责单位和承担单位，并要求新药的临床研究必须遵循《世界医学大会赫尔辛基宣言》（以下简称《赫尔辛基宣言》），符合中国 GCP 的要求。

三、药品再评价

药品再评价指根据医学最新学术水平，从临床药理学、药物流行病学、药物经济学及药物政策等角度，对已批准上市的药品在社会人群中的不良反应、疗效、用药方案、稳定性及费用是否符合安全、有效、经济的合理用药原则方面做出科学评价。

药品再评价工作一般分两类：一类是根据上市药物已存在的问题，如疗效欠佳或毒性较大，设计临床研究方案进行临床对比研究；另一类是进行流行病学调查研究，对再评价品种的安全性和有效性进行评价，通常包括前瞻性对比与回顾性对比。评价者根据调研结果进行审评，最后对药物进行评判，再考虑是否继续应用。近年来循证医学概念的引入，将进一步促进药品再评价，促进临床安全、有效、价廉的药物推广。药品再评价的结果也是遴选国家基本药物、非处方药物等的重要依据。

国家药品监督管理局对药品再评价工作十分重视，成立了药品审评中心，主管新药的临床试验、药品临床再评价及不良反应的监测等，从而为医药行政管理部门的政策提供依据，提高我国临床药物治疗水平，为最佳药物疗法提供咨询、指导和规范临床合理用药。

药品再评价工作是药物临床研究基地的一项经常性工作。对主管部门下达的药物临床研究任务，基地应负责组织实施，对药物的品种进行安全性和有效性研究，最后将研究结果向药品监督部门报告；通过对市场上新、老药物或同类新药物间的经常性对比研究，发现其作用上的差别和各自优缺点，进而指导临床合理用药。

四、新药临床试验

新药临床试验包括疗效和不良反应评价两方面，是在充分的动物实验基础上，对人体进行的治疗试验。不同于一般的临床治疗经验总结，新药临床试验前必须有周密的试验设计，每类药物均有明确的临床药理评价技术标准，试验后有正确的分析处理，才能做出正确的评价。

五、药品不良反应监测

药品不良反应（adverse drug reaction，ADR）是指药品在预防、诊断、治疗或调节生理功能的正常用法用量下，出现有害的和意料之外的反应。它不包括无意或故意超剂量用药引起的反应及用药不当引起的反应。药品不良反应监测是临床药理学的一项经常性任务，也是加强药品管理不可缺少的一项措施，主要是监测上市后药品的不良反应，是药品再评价工作的一部分。很多药品不良反应不能在短期内观察到。例如，盐酸安他唑啉（心得宁）在临床应用4年后才发现它可诱发自身免疫性反应；非那西丁引起的急性肾乳头坏死的严重不良反应是在临床应用十几年后才发现；1985年发现庆大霉素引起耳聋，也是在应用庆大霉素多年后才了解。药物的不良反应多见于不合理的多药合用。国外已报道，合用6种或更多种药物时不良反应发生率可达81.4%。做好这项工作必须建立不良反应监测系统，收集详细登记的报告材料，并对资料加以科学处理，这样才可以及时掌握药品在人群中的不良反应情况，及早做出判断和采取必要措施，淘汰不良反应大的药品。

药品不良反应监测工作的主要内容：①收集药品不良反应信息，对药品不良反应的危害情况进行进一步调查，及时向药品监督管理部门报告，提出对有关药品加强管理的意见和建议；②及时向药品生产企业、经营企业、医疗预防保健机构和社会大众反馈药品不良反应信息，防止药品不良反应的重复发生，保障人民的用药安全。由于新药临床前各种因素的制约，对其不良反应的认识有限，必须通过药物的上市后监查，才可能完成对一个新药的全面评价。

20世纪50年代末的沙利度胺事件后，澳大利亚、意大利、英国、美国等西方国家率先建立了医药人员自愿报告药品不良反应制度。WHO国际药物监测合作中心在全球形成药品不良反应监测的国际网络，定期通报药物安全信息。我国卫生部1989年成立药品不良反应监察中心，试点进行药品不良反应监测，取得了丰富的经验，并于1998年正式加入WHO国际药物监测合作中心，承担起药物安全性监察的国际义务。近年来，有关药物警戒的概念被越来越多的国家接受和应用。WHO对药物警戒的定义：药物警戒是与发现、评估、理解和预防不良反应或任何其他可能与药物有关问题的科学研究和活动。也就是说，目前所有与药物安全性相关的环节与因素，都被纳入药物警戒的范围。急慢性药物中毒的病例报告，与药物相关病死率的评价，药物的滥用与误用，药物与药物、药物与食品间的相互作用，药物生产和经营的合理性等，都是药物警戒的目标。

不难发现，药物警戒最终目的是通过对药物安全性的监测，综合评价药物的风险效益，提高临床合理用药水平，以达到保障公众用药安全有效的目的。

六、承担临床药理学教学与培训工作

鉴于临床药理学的发展对新药开发、药品管理、提高医疗质量和医药研究水平起着极为重要的作用，因此，临床药理学人才的培养是各临床管理机构的重要任务之一。然而目前我国的临床药理学发展不平衡，队伍还不壮大，尚未形成一整套临床药理学专业人才的培养体系。因此，必须采取积极措施加以改善，至少包括以下三个方面。

1. 建立完善的临床药理学专业人才培养体系。

2. 在医学生临床教学阶段，开设正规的临床药理学课程，使其掌握临床药理学的理论与研究方法。

3. 必须加强现有医生的临床药理学培训。

目前，我国多数医学院校已开设了临床药理学课程，部分学校在实习中安排临床药理学专题讲座。北京、上海、广州、湖南等地临床药理基地或培训中心均开设临床药理培训班，对临床医生、药理学教师和药学研究人员进行临床药理学培训。培养具有一定研究水平的临床药理专业人才方可提高我国临床药理学水平。

七、开展临床药理学服务

结合临床药理学的主要研究内容，临床药剂师和相关人员可开展临床药理学服务，积极发挥专业特长，为社会做出贡献。

1. 积极承担新药的临床药理研究任务，在新药审批中提供技术咨询，开展药品不良反应监测、市场药物再评价等工作。在药品研制、生产、使用管理中向政府药品监督管理部门及生产、研制和使用单位提供咨询意见。

2. 开展 TDM，主要通过采用灵敏的测试仪器研究患者体液，特别是血药浓度和疗效及毒性关系，对治疗范围较窄的药物更应该注意血药浓度测定，从而获得最佳治疗剂量，制订个体化给药方案。

3. 协助临床研究人员制订药物治疗的研究计划，包括Ⅰ、Ⅱ、Ⅲ期临床试验和上市后Ⅳ期临床试验。监督参加试验的医生和研究人员必须严格遵守临床研究计划。

4. 以循证医学为理念，通过临床会诊，协助临床各科医生解决药物治疗问题，包括药品不良反应的诊断与处理，指导临床合理用药。

第4节　新药的临床药理学评价

新药指未曾在我国境内上市销售的药品。已上市的药品改变剂型、改变给药途径、增加新的适应证的药品注册，亦按新药申请的程序申报。

新药临床研究指临床前一系列规定的研究内容完成后，向卫生行政部门申请并获得批准的以人（患者或健康志愿者）作为受试对象，在一定条件下，对新药治疗或预防、诊断特定疾病的有效性及安全性进行科学评价的过程，它和临床前的基础研究及上市后的监测一起构成了新药研发的全过程。

新药的临床评价通过临床试验实现，我国的临床试验分四期进行。

I 期临床试验是在人体进行新药研究的起始期，主要目的是研究人体对新药的耐受程度，了解新药在人体内的药动学过程，提出新药安全有效的给药方案。

II 期临床试验为随机盲法对照试验，由药物临床研究基地筛选符合条件的医院进行临床试验。其目的是确定药物的疗效适应证，了解药物的不良反应，对该药的有效性、安全性做出初步评价。

III 期临床试验是 II 期临床试验的延续，目的是在较大范围内进行新药疗效和安全性评价。要求在 II 期临床试验的基础上除增加临床试验的病例数之外，还应扩大临床试验单位。多中心临床试验单位应在药物临床研究基地中选择，一般不少于 3 个。每个中心的病例数据不得少于 20 例。对此阶段的各项要求与 II 期基本相似，但一般不要求双盲法。

IV 期临床试验也称上市后监测（post marketing surveillance）。其目的在于进一步考查新药的安全性和有效性，即在新药上市后，临床广泛使用的最初阶段，对新药的疗效、适应证、不良反应、治疗方案进行扩大临床试验，以期进一步评价新药的临床应用价值，进一步了解疗效、适应证与不良反应情况，指导临床合理用药。其中扩大临床试验针对主要适应证进行临床研究，积累科学资料，进一步评价新药的安全性、有效性。特殊人群指小儿、孕妇、哺乳期妇女、老年人及肝肾功能不全的患者，在新药上市前不以特殊人群为受试对象进行临床试验。特殊人群临床试验指在进行 IV 期临床试验时，在新药安全性、有效性基本肯定的条件下，针对特殊人群的不同情况，设计临床试验方案，在临床药理学研究人员与临床医师的配合下，对新药在以上特殊人群中的安全性、有效性做出评价，并为临床提供合理的治疗方案。而补充临床试验是上市前临床试验考查不全的新药在监测期应按新药审批时提出的要求补充临床试验，重点是适应证的有效性观察或不良反应监测。

第 5 节　临床试验的伦理学要求

在临床试验中，既要确保试验资料的科学性和可靠性，也必须给予受试者个人权益的保障。国际上关于人体试验第一份正式文件是《纽伦堡法典》。它奠定了人体试验道德原则的基础。1964 年在芬兰赫尔辛基召开的第 18 届世界医学大会上通过了"指导医务卫生工作者从事包括以人作为受试者的生物医学研究方面"的建议，即《赫尔辛基宣言》。经第 29、35、41、48、52 届世界医学协会联合大会修订后，《赫尔辛基宣言》成为指导人体试验的权威性和纲领性的国际医德规范。《赫尔辛基宣言》是全世界人体医学研究的伦理准则，指导医生及其他参与者进行人体医学研究。该宣言指出，医学的进步是以研究为基础的，这些研究在一定程度上最终有赖于以人作为受试者的试验。在人体医学研究中，对受试者健康的考虑应优先于对科学和社会的兴趣。研究者必须知悉所在国关于人体研究方面的伦理、法规和法律的要求，并且要符合国际的要求。任何国家的伦理、法规和法律都不允许减少或取消本宣言中对受试者所规定的保护。

我国 GCP 规定，药物临床试验应当符合《赫尔辛基宣言》原则，即公正、尊重人格、力求使受试者最大程度受益和尽可能避免伤害。受试者需要签署知情同意书，知情同意书是每位受试者表示自愿参与某一试验的文件证明。研究者需向受试者说明试验性质、试验目的、可能的受益和风险、可供选用的其他治疗方法及符合《赫尔辛基宣言》规定的受试者的权利和义务等，使受试者充分了解后表达意愿。

根据《赫尔辛基宣言》提出的人体试验道德原则，临床试验研究人员必须做到以下几点：

1. 确保医学研究必须对人的生命负责　符合医学目的的科学研究必须有利于维护人的生命。这是医学的目的，也是医学研究的目的。因此，医学研究中的人体试验必须以改进疾病的诊断、治疗和预防，促进对疾病病因学和发病机制的了解，增进人类健康为目的。这是医学人体试验必须遵循的最高宗旨和根本原则。

2. 维护受试者的权益 医学人体试验必须以维护受试者权益为前提，严格遵守临床药理学人体试验的道德规范。医学研究要服从于保护受试者的权益不受伤害，不能只顾及医学研究的成果而牺牲受试者的权益，受试者的权益重于医学研究和社会的权益，这个原则要始终贯穿于医学人体试验的整个过程。

3. 尊重受试者的人格权和知情同意权 所有医学科研人员必须知道，受试者具有完整的人格尊严、人身自由和权利。医学科研人员必须给予他们完全的尊重，包括他们的知情同意权利，要使他们在充分知情和没有压力的前提下，自主做出选择、决定自己的行为。

参 考 文 献

李俊 . 2018. 临床药理学 [M]. 6 版 . 北京：人民卫生出版社 .

魏伟 . 2017. 中国临床药理学发展概况与展望 [J]. 安徽医药，21（1）：1-6.

张静，徐春，杜冠华 . 2019. 我国"药理学与毒理学"学科发展现状 [J]. 中国药理学通报，35（4）：456-463.

（涂　剑　雷小勇　周志刚　陈灵瑶）

第2章 临床药动学和临床药效学基础

临床药理学主要包括临床药动学和临床药效学。其中临床药动学研究药物在人体内过程及药物浓度随时间而改变的量变规律，并阐明影响药物体内过程的各种因素，在新药研发、改进药物剂型、提高药物疗效、减少药物毒性、指导临床合理用药等方面都具有重要的指导意义。临床药效学是研究药物效应及作用机制的科学，研究目的是指导临床合理用药，发挥药物最佳疗效，避免或减轻药物不良反应。

第1节 临床药动学基础

作为药动学的一个分支，临床药动学应用药动学原理阐明药物的体内过程及药物浓度随时间变化的规律，揭示药物体内过程即吸收、分布、代谢和排泄的特征。根据动力学模型（如一室模型、二室模型），转运速率（如一级动力学、零级动力学），以及药动学参数（如生物利用度、$t_{1/2}$、表观分布容积、清除率）等，制订合理的给药方案，可提高药物疗效，并减轻可能出现的不良反应。

一、药物的体内过程及其影响因素

药物的体内过程，或称人体对药物的处置过程，是指药物应用于机体至排出体外的过程，一般经过吸收（absorption）、分布（distribution）、代谢（metabolism）和排泄（excretion）四个阶段，常简称为 ADME 系统。

（一）吸收

吸收是指药物从给药部位进入血液循环的过程。吸收速率受多种因素的影响，包括药物的理化性质（脂溶性、解离度、分子量等）、剂型、剂量、给药途径、可供吸收部位的面积与血流量等。吸收的速度和程度与药物作用的强度及发生作用的时间关系密切。根据吸收部位的不同，可将其分为经消化道吸收与消化道外吸收两类。

1. 经消化道吸收 经消化道吸收主要涉及口服给药、舌下给药和直肠给药。

（1）口服给药：口服给药是最常用、最安全的给药途径。口服后药物自胃肠道吸收的主要方式是简单扩散。胃内容物呈酸性，弱酸性药物如丙磺舒等在酸性胃内容物中多不解离，因而可在胃内吸收。相反，弱碱性药物如麻黄碱等，在酸性胃内容物中大部分解离，在胃中难以吸收。由于胃吸收面积小且药物在胃内滞留时间较短，所以许多药物吸收量有限，即使是酸性药物，也仅吸收总量的 10% ～ 30%。小肠是口服给药的主要吸收部位，吸收速率往往与肠黏膜吸收面积、肠蠕动速度、肠壁血流量等因素有关。

（2）舌下给药：药物经舌下静脉吸收可直接进入体循环，避免首过效应。首过效应（first pass effect）又称首过消除（first pass elimination）或首过代谢，是指某些药物首次通过肠壁或经门静脉进入肝脏时，被肝脏中的酶灭活代谢，使体循环药量减少的现象。首过效应明显的药物不宜口服给药，如硝酸甘油选择舌下给药，避免首过效应，作用较快。但因舌下吸收面积小，吸收量有限，故舌下给药不能成为常规的给药途径。

（3）直肠给药：直肠的吸收面积虽小，但血液供应充足，药物吸收较快，如水合氯醛肛门灌肠，由于直肠给药时 2/3 的给药量不经过肝门静脉而直达体循环，故药物的首过效应较小。

但因很多药物对直肠有刺激性，故也不作为常规的给药途径。

影响药物从消化道吸收程度与速度的因素主要包括理化因素和生物因素两个方面。

（1）理化因素：固态药物只有在释放、溶解后才能被胃肠道上皮细胞吸收。药物释放或溶出的速度主要取决于剂型及工艺过程。例如，片剂中药物粒径的大小、辅料、压片机的压力等均能影响药物的崩解与溶解，从而影响药物从消化道吸收的速度。

（2）生物因素：受胃肠 pH、胃排空速度和肠蠕动、胃肠中食物及其他内容物等影响。其中胃内容物的 pH 为 1.0～3.0，肠内容物的 pH 为 4.8～8.2，肠段越向下，pH 越高。胃肠 pH 可影响胃肠道中非解离型的药物量，故弱酸性药物易于经胃吸收，而弱碱性药物以小肠吸收为主。改变胃肠道 pH 可以影响药物在胃肠道的吸收，如口服抗酸药以碱化胃内容物，可使胃内弱酸性药物的吸收减少。因多数药物在小肠吸收，故胃排空速度能显著影响药物在小肠的吸收速度。肠蠕动的快慢和强弱也能影响药物吸收，增加肠蠕动可促进固体制剂的崩解与溶解，并进一步使溶解的药物与肠黏膜接触，因此增加药物的吸收。而对于溶解度小或主动转运的药物，肠蠕动加快则可缩短药物在肠道停留的时间，故吸收反而减少。食物对药物吸收的影响是多方面的：胃肠中食物既可使药物吸收减少，可能与食物稀释、吸附药物或延缓胃排空有关；也可使药物吸收增加，可能与食物能增加胃肠血流量或使药物在小肠停留时间延长有关。食物中某些营养成分也能改变药物吸收：如高蛋白饮食能减少左旋多巴在胃肠道的主动吸收；食物纤维能吸附地高辛使其吸收减少；高脂食物能增加脂溶性药物如灰黄霉素的吸收；胃肠道内的 Ca^{2+}、Mg^{2+}、Fe^{2+}、Al^{3+} 等二价或三价阳离子还能与四环素或氟喹诺酮类药物结合成不溶性络合物，减少药物的吸收。

2. 消化道外吸收 消化道外吸收主要有注射部位吸收、皮肤黏膜吸收和呼吸道吸收。

（1）注射部位吸收：静脉注射药物可直接进入血管，注射结束时血药浓度最高；肌内或皮下注射有吸收过程，药物先沿结缔组织扩散，再经毛细血管和淋巴内皮细胞进入血液循环。由于注射部位的毛细血管孔道较大，吸收速率远比胃肠道黏膜快。皮下或肌内注射药物的吸收速率受药物的水溶性及注射部位血流量的影响。油剂、混悬剂或胶体制剂比水溶液吸收慢，在外周循环衰竭时皮下注射药物吸收速率极其缓慢。每单位重量的肌肉和皮下组织相比，前者血流较丰富，因此肌内注射的吸收速率较皮下注射快。动脉注射可将药物输送到该动脉分布部位以发挥局部疗效，并减轻全身不良反应。

（2）皮肤黏膜吸收：完整皮肤药物吸收能力很差，但脂溶性较大的药物通过皮肤角质层、皮肤黏膜等局部给药可使局部的药物浓度增高，主要发挥局部的治疗作用。

（3）呼吸道吸收：脂溶性药物通过简单扩散从鼻黏膜、支气管或肺泡吸收，由于肺泡表面积大且血流丰富，气体、挥发性液体及气雾剂等吸入后，可从肺泡迅速吸收。在吸入给药时要注意药物粒径的大小：粒径 ≥ 10μm，主要到达上呼吸道；2～10μm 可达细支气管；< 2μm 可进入肺泡；粒径过小（< 0.5μm）可在吸入后随呼气呼出。

（二）分布

分布是指吸收入血的药物随血流转运至组织器官的过程。药物的分布速率主要取决于药物的理化性质、各器官血流量、膜的通透性，以及药物在组织与血浆的分配比。影响药物分布的主要因素包括药物与血浆蛋白的结合、器官血流量、体内屏障、体液 pH 和药物解离度、药物与组织细胞的结合。

1. 药物与血浆蛋白的结合 多数药物在血液中能与血浆蛋白结合，被称为结合型药物，未与血浆蛋白结合的药物则被称为游离型药物。其中弱酸性药物通常与血浆中白蛋白结合，而弱碱性药物与酸性糖蛋白或脂蛋白结合。药物与血浆蛋白结合的程度，常以血浆中结合型药物浓度与总药物浓度的比值表示。比值＞ 0.9（即百分比＞ 90%）的药物，表示高度结合；比值＜ 0.2（即百分比＜ 20%）则表示药物与血浆蛋白结合程度低。结合型药物不能通过细胞膜而无法发挥药理活性；游离型药物能通过细胞膜而分布至体内组织，发挥药理活性。药物与血浆蛋白的结合通常是可逆的，游离型与结合型药物处于动态平衡中，即当游离型药物被代谢或排泄时，结合型药物可立即释放，以维持游离型与结合型药物间的平衡。

在血浆蛋白结合部位，药物之间或药物与内源性化合物间均可出现相互竞争。例如，单用抗凝血药华法林，其与血浆蛋白结合率可达到 99%；当华法林与血浆蛋白结合率很高的解热镇痛抗炎药保泰松合用，发生两种药物与血浆蛋白竞争性结合，血浆中游离型药物明显高于单用，致使华法林药理活性显著增强，可能导致毒性反应，甚至造成危及生命的出血等严重后果。

遗传、年龄、营养状态、疾病等因素可改变血浆蛋白结合程度，如新生儿血浆蛋白与药物结合的能力远比成年人低；肝、肾疾病患者由于低蛋白血症及体内蓄积的内源性抑制物与药物竞争血浆蛋白结合部位，可使药物与血浆蛋白结合率降低。

一般认为，血浆蛋白结合率高、分布容积小、消除慢或治疗指数低的药物，与他药合用时，临床上应考虑药物间的相互作用，对用药剂量进行相应调整。

2. 器官血流量　人体各组织器官的血流量差别很大：在肝、肾、脑、肺等高血流灌注器官，药物分布快且含量较高；而在肌肉、皮肤等低血流灌注器官，药物分布较慢且含量较低。例如，静脉注射高脂溶性的硫喷妥钠，药物首先大量进入血流量大的脑组织而发挥麻醉作用，然后向血流量少的脂肪组织转移，麻醉效应很快消失，这种现象即为典型的再分布。

3. 体内屏障　包括血脑屏障、血眼屏障和胎盘屏障。

（1）血脑屏障包括血 - 脑组织、血 - 脑脊液、脑脊液 - 脑组织三种屏障。血脑屏障可阻止多数分子量较大、水溶性或解离型药物进入脑组织，有利于维持中枢神经系统内环境的稳定。脂溶性较高的药物可通过简单扩散方式透过血脑屏障。某些病理状态如脑膜发生炎症可增加血脑屏障的通透性，如青霉素很难进入健康人的脑脊液，而进入脑膜炎患者脑脊液的量则明显增多，有利于药物发挥治疗作用。

（2）血液与视网膜、房水、玻璃体间的屏障称为血眼屏障。血眼屏障可影响药物在眼内的浓度，脂溶性药物及分子量小的药物易于通过。治疗眼部疾病时，应用全身给药途径，眼内药物难以达到有效浓度，故常采用局部滴眼或眼周边给药途径。

（3）对药物而言，胎盘并无屏障作用，大多数药物都能穿透胎盘进入胎儿体内。因此，孕妇用药应特别谨慎，禁用可引起畸胎或对胎儿有毒性的药物。

4. 体液 pH 和药物解离度　在生理情况下细胞内液 pH 为 7.0，而细胞外液为 7.4。故弱酸性药物在细胞外液中解离增多，不易转运至细胞内；弱碱性药物与弱酸性药物则相反，在细胞内的浓度较高。因此，提高血液 pH 可促使弱酸性药物向细胞外转运，而降低血液 pH 则有利于其转运至细胞内。正是借助这一原理，口服碳酸氢钠碱化血液及尿液，促进巴比妥类弱酸性药物自脑组织向血浆转运，加速药物自尿液排泄，成为临床上巴比妥类等弱酸性药物中毒的解救措施之一。

5. 药物与组织细胞的结合　药物与组织细胞结合往往由于药物对某些细胞成分具有特殊的亲和力，使这些组织中的药物浓度明显高于血浆游离药物浓度。例如，碘经过特殊转运机制在甲状腺浓集；四环素与钙形成络合物主要储存于骨及牙齿，导致小儿生长抑制及牙齿变色或畸形等。

（三）代谢

代谢又称生物转化（biotransformation），是指药物在体内发生的化学结构改变。肝是药物代谢的主要部位，肝外组织如胃肠道、肾、肺、皮肤、脑、肾上腺、睾丸和卵巢等也可不同程度地代谢某些药物。原型药经代谢生成的代谢物通常水溶性增加，易从肾或胆汁排出，而且生成的代谢物常失去药理活性（灭活）。代谢也可能是活化过程，即某些无活性药物或前体药经代谢形成活性代谢产物。例如，环磷酰胺本身无活性，在体内经水解释放氮芥后才发挥其抗肿瘤活性。

1. 药物代谢的类型及其酶

（1）药物代谢的类型：药物代谢通常分为Ⅰ相反应和Ⅱ相反应。Ⅰ相反应有氧化、还原与水解反应，在该过程中机体向原型药引入—OH、—COOH、—NH_3 或—SH 等极性基团。Ⅰ相反应的产物多数失去药理活性，但它也可能是产生活性或毒性产物的过程。例如，某些药物经氧化反应可产生环氧化物，它们多数是 $t_{1/2}$ 很短的高度反应性中间体，通过与核酸、蛋白质等生物大分子不可逆性共价结合而对机体产生毒性。Ⅱ相反应是结合反应，该反应是药物或其代谢物的极性基团与体内几个水溶性较大的内源性分子如内源性葡糖醛酸、硫酸、乙酸及某些氨基酸结合。药物经结合反应后一般极性增强，水溶性增加，药理活性减弱或消失；但也有例外，如一些含卤素的碳氢化合物与谷胱甘肽结合，形成的高度反应性中间体可造成肾损害。

（2）药物代谢的酶：药物在体内的代谢可由微粒体药物代谢酶系及非微粒体酶系催化，其中最重要的是肝微粒体混合功能氧化酶系（简称肝药酶），细胞色素 P450（cytochrome P450，CYP）是构成该酶系的重要组成部分。CYP 催化底物具有一定的重叠特异性，不同的 CYP 能催化同一底物，而同一底物可被不同的 CYP 代谢。了解人类肝中主要的 CYP 及代谢的常见药物，对阐明药物在代谢环节中发生的相互作用，以及指导临床合理用药均具有重要意义。

2. 药物代谢的影响因素

（1）遗传因素：遗传因素对代谢影响很大，遗传因素所致代谢差异可以改变药物的疗效或毒性。根据人体对某些药物代谢的强度与速度不同，可将人群分为强（快）代谢者与弱（慢）代谢者。

（2）环境因素：环境中存在的许多化学物质可使肝药酶活性增强或减弱，改变代谢速度，进而影响药物作用的强度与持续时间。

1）酶诱导：某些化学物质能提高肝药酶的活性，从而提高药物代谢的速率，此现象称酶诱导。具有酶诱导作用的化学物质称为酶诱导剂。已确定超过两百种化学物质是酶诱导剂，在人体能产生酶诱导作用的有巴比妥类、格鲁米特、甲丙氨酯、保泰松、苯妥英钠、灰黄霉素、利福平和乙醇等。

在体内经代谢而灭活的药物经酶诱导剂作用后，代谢加快，血药浓度降低，疗效减弱。例如，苯巴比妥可诱导肝药酶，使抗凝血药双香豆素代谢加速。当停用苯巴比妥时，双香豆素血药浓度升高。故两药合用的患者，停用苯巴比妥的同时，应减少抗凝血药用量，以免引起出血。酶诱导剂还能促进自身代谢，连续用药可能因为自身诱导作用使药效降低。

2）酶抑制：酶抑制是指某些化学物质能抑制肝药酶的活性，使其代谢药物的速率减慢。具有临床意义的酶抑制剂有氯霉素、别嘌醇、异烟肼、磺胺苯吡唑及西咪替丁等。

酶抑制剂能使药物代谢减慢，作用时间延长，作用增强。例如，连续服用甲苯磺丁脲的患者，若合用磺胺苯吡唑，可因酶抑制作用使甲苯磺丁脲代谢速率减慢，有产生急性低血糖的危险。氯霉素与华法林合用时，可抑制华法林的代谢，使其血药浓度增加，$t_{1/2}$ 延长，药物的抗凝作用增强。

（3）生理因素与营养状态：年龄不同，肝药酶活性也不一样。其中新生儿及儿童的肝药酶活性远远低于成年人，而老年人肝代谢药物的能力也明显降低。酶的代谢活性还存在一定的性别差异，但通常性别不是导致代谢差异的主要因素。

食物及营养成分也可改变代谢过程，如食物中不饱和脂肪酸含量增多，可增加肝 CYP，从而使药物代谢加快；而缺乏蛋白质、维生素 C、钙或镁的食物，则可降低肝脏对某些药物的代谢能力，高糖类饮食也可使肝转化药物的速率减慢。

（4）病理因素：疾病状态能影响肝药酶活性。例如，严重肝病时肝药酶活性明显降低，药物代谢速率明显减慢；心力衰竭时由于心排血量明显减少，使肝血流量显著降低，代谢能力也随之减弱。

（四）排泄

排泄是指体内药物或其代谢产物排出体外的过程，肾脏是药物排泄的重要器官。药物经胆汁排泄也较重要，某些药物也可从肺、乳腺、唾液腺或汗腺排出。

1. 肾脏排泄药物的机制及其影响因素　肾脏排泄药物的机制包括肾小球滤过、肾小管分泌和肾小管重吸收。前两个过程是将药物排入肾小管腔内，后一个过程是将肾小管腔内药物转运至血液中。

（1）肾小球滤过：影响药物从肾小球滤过的主要因素是肾小球滤过率及药物与血浆蛋白结合的程度。结合型药物相对分子质量较大，一般超过 50 000，不能从肾小球滤过。游离型药物相对分子质量较小（多数药物小于 1000），容易通过具有较大筛孔的滤过膜。肾小球滤过率降低或药物的血浆蛋白结合率增高均可使滤过的药量减少。

（2）肾小管分泌：肾小管分泌主要在近端肾小管细胞进行，为主动转运过程。肾小管细胞的转运载体包括有机酸转运载体和有机碱转运载体。两类载体分别分泌有机酸类药物（青霉素、丙磺舒等）和有机碱类药物（普鲁卡因胺、奎宁等）。

分泌机制相同的两药合用，可发生竞争性抑制。例如，丙磺舒与青霉素、吲哚美辛的分泌机制相同，合用丙磺舒可因竞争性抑制，减少青霉素或吲哚美辛从有机酸转运系统分泌，进而提高其血药浓度。螺内酯与地高辛长期合用，可使地高辛的肾小管分泌减少，血药浓度升高约 30%。从有机碱分泌系统分泌的西咪替丁可抑制其他有机碱如普鲁卡因胺、雷尼替丁、氨苯蝶啶、阿米洛利及二甲双胍的分泌，当这些药物与西咪替丁合用时，它们的血药浓度增加。

（3）肾小管重吸收：肾小管腔内药物因水被重吸收而被浓缩，并通过简单扩散方式被远端肾小管重吸收。重吸收的程度主要取决于药物本身的理化性质如极性、pK_a、分子量等，也受机体生理改变如尿量及尿 pH 改变的影响。水溶性药物难以通过肾小管上皮细胞的类脂质膜，易从尿中排出。增加尿量可降低肾小管细胞两侧的药物浓度梯度，减少药物从肾小管重吸收。例如，渗透性利尿药甘露醇能增加锂盐、苯巴比妥等从肾的排出。

肾小管腔内尿液的 pH 能影响药物的解离度。尿液呈酸性，碱性药物在肾小管中大部分解离，重吸收少，排泄增加。尿液呈碱性，酸性药物在肾小管中大部分解离，重吸收少，排泄增加。在临床上改变尿液 pH 是解救药物中毒的有效措施。例如，用碳酸氢钠碱化尿液，加速苯巴比妥等酸性药物排出，可治疗苯巴比妥等酸性药物过量导致的中毒。

2. 胆汁排泄及其影响因素　药物从胆汁排泄是一个复杂的过程，包括肝细胞对药物的摄取、储存、转化及向胆汁的主动转运过程。药物的理化性质及某些生物学因素可影响上述过程。对于从胆汁排泄的药物，除需具有一定的化学基团及极性外，对其分子量也有一定的要求。通常相对分子质量大于 500 的化合物可从人体胆汁排出，相对分子质量超过 5000 的大分子化合物难以从胆汁排出。药物经胆汁排泄的种属差异很大，从动物实验所取得的胆汁排泄情况不宜外推于人。

肝细胞中药物向胆汁转运至少有五个转运系统，分别转运有机酸、有机碱、中性化合物（如强心苷、甾体激素）、胆酸及重金属（铅、汞、铜、锌）。属于同一转运系统的药物，相互间有竞争性抑制。例如，丙磺舒能抑制噻嗪类药物经胆汁排泄。

由胆汁排入十二指肠的药物可随粪便排出体外，但也有些药物由小肠上皮吸收，经肝脏重新进入体循环，这种小肠、肝、胆汁间的循环称为肝肠循环。肝肠循环的临床意义视药物经胆汁的排出量而定。药物从胆汁排出量多，肝肠循环能延迟药物的排泄，使药物作用时间延长。

3. 乳汁排泄等其他途径排泄　药物经乳汁排泄虽然就其总消除量而言意义不大，但对乳儿可能产生不良影响。例如，母亲服用过量的丙硫氧嘧啶、碘剂、氯霉素、阿托品或抗凝血药等，可能引起乳儿中毒，故哺乳期妇女用药应慎重。某些药物也可从肠壁、唾液、汗液、泪液及呼气中排出。由于某些药物在唾液中的浓度与其血浆浓度平行，故唾液药物浓度测定可用于特定药物的临床 TDM。

二、药动学基本原理及其参数

药动学参数是反映药物在体内动态变化规律的一些常数，定量描述了药物在体内经时过程的动力学特点及作用变化规律。药动学参数是临床制订合理给药方案的主要依据之一，同时也是评价药物制剂质量的重要指标。

（一）动力学模型

药物的体内过程是随时间而不断变化的动态过程。为定量分析该动态过程，常采用适当的模型以简化复杂的生物系统，并采用数学公式对其模型进行描述。动力学模型的建立是将机体视为一个系统，系统内部按动力学特点分为若干房室。房室为假想的空间，其划分与解剖部位或生理功能无关，只要体内某些部位的转运速率相同，即可归为同一房室。在多数动力学模型中，药物既可进入该房室，又可从该房室流出，称为开放系统（open system）。

1. 开放性一室模型（open one-compartment model）　假定机体由一个房室组成。给药后药物进入血液循环并立即均匀地分布在整个房室，并以一定速率从该房室消除。将属于开放性一室模型的药物单次静脉注射，以血药浓度的对数为纵坐标，时间为横坐标作图，即血药浓度 - 时间曲线（简称药 - 时曲线），呈单指数衰减。

2. 开放性二室模型（open two-compartment model）　假定机体由两个房室组成，即中央室与周边室。药物首先进入中央室，并在该房室瞬间均匀地分布，然后缓慢地进入周边室。中央室包括全血和血流丰富的组织如肝、肾、心、肺、脑等。周边室则包括血流灌注较少的组织，如肌肉、皮肤、脂肪等。该模型假定药物仅从中央室消除。将属于开放性二室模型的药物单次快速静脉注射，其血药浓度的对数对时间作图得到双指数衰减曲线。药 - 时曲线的初段血药浓度下降很快，称分布相（α 相），它主要反映药物自中央室向周边室的分布过程。而当分布达平衡后，曲线进入衰减较慢的消除相（β 相），它主要反映药物从中央室的消除过程。

（二）基本药动学参数

在确定房室模型后，可利用专门的计算机程序计算相关药动学参数。

1. AUC　给药后，以血药浓度为纵坐标，时间为横坐标，绘出的曲线称为药 - 时曲线。坐标轴和药 - 时曲线之间所围成的面积为 AUC，代表被吸收到体内的总药量。AUC 是药物生物利用度的主要决定因素，也是"统计矩"学说参数的基础。

2. 表观分布容积（apparent volume of distribution, V_d）　药物进入机体后，实际上是以不同浓度分布于各组织，在进行动力学计算时可设想药物是均匀地分布于各种组织与体液，且其浓度与血液中相同，在这种假想条件下，药物分布所需的容积为 V_d。因此，V_d 是一个数学参数，它代表给药剂量或体内药物总量与血药浓度之间的比值。

$$V_d = D/C$$

式中，D 为给药剂量或体内总药量，C 为药物在血浆与组织间达到平衡时的血药浓度。可见，V_d 的单位为 L 或 L/kg。

V_d 是一个假想的容积，主要反映药物在体内的分布程度和药物在组织中的摄取程度。V_d 的大小取决于药物的脂溶性、膜通透性、组织分配系数及药物的血浆蛋白结合率等因素。若药物的血浆蛋白结合率高，则药物在组织分布少，血药浓度高。若一个药物的 V_d 为 3～5L，那么这个药物可能主要分布于血液中，并与血浆蛋白大量结合；若药物的 V_d 为 10～20L，则药物主要分布于血浆和细胞外液，这类药物不易通过细胞膜而进入细胞内液；若药物的 V_d 为 40L，则药物分布于血浆、细胞外液和细胞内液，表明其在体内分布广泛。

3. $t_{1/2}$　通常指血药浓度下降一半所需的时间，是表述药物体内消除快慢的重要参数，可用消除速率常数（k_e）计算，单位为 min 或 h。

$$t_{1/2}=0.693/k_e \qquad k_e \text{ 为一室模型消除速率常数}$$
$$t_{1/2}=0.693/\beta \qquad \beta \text{ 为二室模型消除速率常数}$$

一级动力学过程的药物消除 $t_{1/2}$ 与血药浓度水平无关，始终保持恒定，即在任何时间内，$t_{1/2}$ 是不变的。按一级动力学消除的药物，给药后大约经过 5 个 $t_{1/2}$ 后，体内药物基本被消除。

4. 总体清除率（total body clearance，TBCL）　又称血浆清除率（plasma clearance，CL），是指单位时间内有多少毫升血浆中所含药物被机体清除，是肝、肾和其他途径清除率的总和。

$$CL=V_d \times k_e \text{ 或 } CL=D/AUC$$

清除率以单位时间的容积（ml/min 或 L/h）表示。

5. 稳态血药浓度（steady state concentration，C_{ss}）　在恒定给药间隔时间（τ）重复给药，可产生一个"篱笆"形的药 - 时曲线。如果给药间隔短于药物消除尽的时间，药物可在体内累积，以 1 个 $t_{1/2}$ 为给药间隔时间，经 5 个 $t_{1/2}$ 后达到 C_{ss}。此时，摄入药量等于排出量，因此任一间隔内的药 - 时曲线都相同，但血药浓度会有波动。由于 C_{ss} 不是单一的常数值，所以有必要从 C_{ss} 的起伏波动中，找出一个特征性的代表数值，来反映多剂量长期用药的血药浓度水平，即稳态血药浓度均值（$C_{ss, av}$）。所谓 $C_{ss, av}$ 是指达稳态时，AUC 除以给药间隔时间的商，其计算式为

$$C_{ss, av}=AUC/\tau \text{ 或 } C_{ss, av}=FD/k_e\tau V_d$$

式中，τ 为给药间隔时间，F 为生物利用度。

达到 C_{ss} 的时间仅决定于 $t_{1/2}$，与给药剂量、给药途径和给药间隔时间无关。但给药剂量、给药次数与给药间隔时间能影响 C_{ss}。剂量大，C_{ss} 高；剂量小，C_{ss} 低。给药次数增加能提高 C_{ss}，并使其波动减小，但不能加快到达 C_{ss} 的时间；增加给药剂量能提高 C_{ss}，但也不能加快到达 C_{ss} 的时间；首次给予负荷剂量（loading dose）可加快到达 C_{ss} 的时间。所以临床上常采用首剂量加倍的给药方法以加快到达 C_{ss} 的时间。对于以一级动力学方式消除的药物，当给药间隔时间等于消除 $t_{1/2}$ 时，负荷剂量等于 2 倍的维持剂量，即首剂量加倍量。

6. 生物利用度　是指药物活性成分从制剂释放后吸收进入体循环的程度和速度。药物的吸收程度通常用 AUC 表示，而其吸收速率则是以用药后到达 C_{max} 的时间即 T_{max} 表示。

生物利用度可分为绝对生物利用度和相对生物利用度。一般认为，静脉注射药物的生物利用度是 100%，如果把血管外给药时的 AUC（AUC_{ev}）与静脉注射的 AUC（AUC_{iv}）相比，即为绝对生物利用度，计算公式为

$$F=(AUC_{ev}/AUC_{iv}) \times 100\%$$

也可在同一给药途径下对不同制剂的生物利用度进行比较，即为相对生物利用度，计算公式为

$$F=(AUC_{受试制剂}/AUC_{标准制剂}) \times 100\%$$

三、疾病对药动学的影响

对药动学影响较大的疾病涉及肝脏疾病、肾脏疾病和充血性心力衰竭（congestive heart failure，CHF）等。

（一）肝脏疾病对药动学的影响

肝脏是药物体内代谢的重要器官，肝脏疾病可导致肝清除率、肝血流量及药物与血浆蛋白结合能力的改变，引起药动学的变化。

肝脏疾病引起肝血流量减少或肝药酶活性降低，使药物的肝清除率减少，药物在体内蓄积。严重肝病时某些药物的首过效应降低，生物利用度增加，药效增强。一般情况下，急性肝病主要影响肝药酶活性，而慢性肝病可能对肝血流及肝药酶活性产生影响。例如，钙通道阻滞药硝苯地平、尼莫地平等在肝硬化患者应用时的清除率明显减少，$t_{1/2}$ 显著延长。故肝硬化患者如需口服这些药物，剂量应为正常剂量的 25% ~ 50%。

急性病毒性肝炎或肝硬化常引起一些药物与血浆蛋白的结合率降低，血浆中游离型药物浓度增高。因此，肝硬化患者应从小剂量开始用药，并随时跟踪观察，及时调整剂量和给药间隔时间，必要时可进行血药浓度监测，以确保用药安全。

（二）肾脏疾病对药动学的影响

肾脏是药物及代谢产物排泄的重要器官。肾脏疾病可引起肾小球滤过率及肾血流量、肾小管分泌及肾小管重吸收等的改变，从而使药动学发生变化。

肾脏疾病可使药物吸收减少、生物利用度降低，这与肾脏疾病时胃排空时间延长、胃内容物 pH 升高及伴发的肠水肿有关。肾脏疾病亦可损伤肾脏、降低肝脏代谢药物的功能，但肾功能不全影响肝脏药物代谢的机制目前尚不清楚。

肾脏疾病对药物排泄的影响尤为明显，表现为主要经肾排泄的药物消除变慢，消除 $t_{1/2}$ 延长，导致药物或其活性代谢产物在体内蓄积，药物作用增强甚至出现毒性反应。其原因为肾功能不全时肾小球滤过减少，肾小管分泌减少，肾小管重吸收增加，肾血流量减少。肾脏疾病时由于活性代谢产物在体内蓄积，有时还可能出现明显的毒性反应甚至不可预测的药物作用。例如，肾衰竭时去甲哌替啶在体内蓄积，易致激动、震颤、抽搐等不良反应。

对肾衰竭的患者，可按其肾功能（肌酐清除率）或药物在患者体内的消除 $t_{1/2}$ 制订个体化的给药方案或不断调整用药方案。通常的调整方案，一种是减少给药剂量而不改变给药间隔时间；另一种是延长给药间隔时间但保持用药剂量不变。无论哪种方法均需首先计算剂量调整系数，即肾脏排出给药剂量的百分数（或分数），计算公式为

$$剂量调整系数 = 1 - F \times (1 - CL_{cr}/100)$$

式中，CL_{cr} 为患者的肌酐清除率，F 为肾功能正常时由肾排出给药剂量的百分数（或分数）。

1. 减少剂量，给药间隔时间不变

$$D_{肾衰竭} = D_{正常} \times 剂量调整系数$$

例如，地高辛，$F=75\%$，患者 CL_{cr} 为 60ml/min，按肾功能正常者日服剂量为 0.25mg 计算，则剂量调整系数 $= 1 - 75\% \times (1 - 60/100) = 0.7$，那么剂量应调整为 0.25mg × 0.7 = 0.175mg。

此方法尤其适用于地高辛、抗心律失常药等治疗指数低的药物，以避免毒性反应的发生。

2. 延长给药间隔时间，剂量不变

$$\tau_{肾衰竭} = \tau_{正常} / 剂量调整系数 = \tau_{正常} / [1 - F \times (1 - CL_{cr}/100)]$$

例如，庆大霉素，$F=90\%$。患者 CL_{cr} 为 60ml/min，按肾功能正常者每 8h 给药 80mg 计算，此患者的剂量调整系数为 $1 - 90\% \times (1 - 60/100) = 0.64$，那么给药间隔时间应调整为 8h/0.64 = 12.5h，

调整后给药方案为每 12.5h 给药 80mg。

（三）CHF 对药动学的影响

CHF 时由于肠黏膜水肿、淤血及胃排空速度减慢，使药物在胃肠道的吸收减少。例如，心力衰竭时，地高辛、呋塞米、氢氯噻嗪等药物的吸收速率减慢；CHF 还可引起肝脏、肾脏等器官血流灌注减少及肝药酶活性降低，使体内药物消除速率降低，血药浓度显著升高。例如，心力衰竭时利多卡因的消除速率降低约 50%，导致利多卡因及代谢产物在体内蓄积，易出现心脏抑制、中枢兴奋等不良反应。肝药酶活性降低还可降低肝脏的首过效应，使药物生物利用度增加。

第 2 节　临床药效学基础

临床药效学是研究药物对机体的生化和生理效应、作用机制及药物浓度与效应之间关系规律的学科，同时探索药物、机体和环境条件各种因素对药物作用的影响。为了做到合理用药，应对所选用的药物的药效学知识有全面的了解，以制订适当的给药方案，使所用药物作用的性质、强度和用药时间均符合临床需要，增强疗效，防止或减轻药物的不良反应。

一、药物对机体的作用

药物对机体的初始作用称为药物作用（drug action），如肾上腺素与受体结合；药物作用后所继发的机体各种变化称为药物效应（drug effect），如肾上腺素与受体结合后引起血管收缩、血压上升等。

药物对机体的作用具有选择性。有的药物只作用于一种组织器官，影响一种功能，选择性较高；而有的则可作用于多种组织器官，影响多种功能，选择性较低。对这一性质的理解，有助于指导临床选药。药物作用的选择性有时与用药剂量有关，如应用 15 ～ 30mg 苯巴比妥呈镇静作用，60 ～ 100mg 时则呈催眠作用，更大剂量时则可抑制呼吸。应注意的是，特异性强的药物不一定选择性高，如阿托品特异性阻断毒蕈碱型乙酰胆碱受体（简称 M 受体），但由于该受体存在于多种组织中，使其药理效应选择性并不高，对心脏、血管、平滑肌、腺体及中枢神经功能都有影响。一般说来，选择性高、特异性强的药物在应用时针对性好，反之，效应广泛的药物不良反应比较多。

药物对机体的作用具有两重性。符合防治疾病目的的药物作用称为治疗作用（therapeutic effect），与防治疾病目的无关的对人体不利甚至有害的作用称为不良反应（adverse reaction）。临床用药时，应权衡利弊，不仅要合理利用药物的治疗效果，还必须避免和减轻药物的不良反应。

二、量效关系与时效关系

（一）量效关系

在一定范围内药物的效应（effect，E）与剂量（或浓度）成比例，即当药物的剂量（或浓度）增加或减少时，药物的效应随之增强或减弱，药物的剂量（或浓度）与效应之间的关系称为量效关系（doseeffect relationship）。通过对量效关系的研究，可定量分析和阐明药物剂量（或浓度）产生效应的规律，有助于了解药物作用的性质，并为临床用药提供参考。若以药物的效应为纵坐标，药物的剂量（或浓度）为横坐标，可绘制出反映量效关系的曲线，称量效曲线

（dose-effect curve）或浓度 - 效应曲线（concentration-effect curve）。

药物的效应按性质可分为量反应和质反应两类。量反应（quantitative response）是指药物的效应强度随药物的剂量（或浓度）增减连续变化的反应，可用具体数量或最大反应的百分率表示。例如，药物对呼吸、心率、血压和血糖等指标的作用，其研究对象为单一的生物单位，药物的效应强度可用实测数值表示，数据均附有计量单位。如果药物的效应不随着药物剂量（或浓度）的增减连续性变化，而表现为性质的变化，则称为质反应（qualitative response）。质反应以阳性或阴性、全或无的方式表现，如死亡与生存、清醒与睡眠等，其研究对象为一个群体，药物的效应强度可通过计算产生反应的例数而获得数据。

1. 量反应量效曲线　量反应量效曲线常见的绘制方法有如下两种。

以药物的剂量（整体动物实验）或浓度（体外实验）为横坐标，药物的效应为纵坐标作图，可获得直方双曲线。

如将药物剂量（或浓度）改用对数值作图则呈典型的对称"S"形曲线，这就是通常所称的量反应量效曲线（图 2-1）。从图上可以看出，随着药物的剂量（或浓度）的增加，药物的效应相应由弱到强，直至达到最大效应。低剂量时，药物的效应随剂量增加明显，达某一限度时，即使再增加剂量，效应也不再增强。

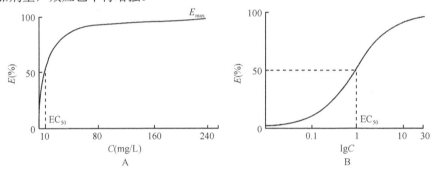

图 2-1　量反应量效曲线

A. 横坐标用普通剂量；B. 横坐标用对数剂量

通过分析曲线，可以了解药物量效关系的特点，并获得反映该关系的相关参数。

1）最小有效剂量或浓度（minimal effective dose/concentration）：指能引起药物效应的最低药物剂量或浓度，也称为阈剂量（threshold dose）或阈浓度（threshold concentration）。

2）最大效应（maximal effect，E_{max}）：药物的效应随着剂量或浓度的增加而增加，但当效应增加到一定程度后，即使继续增加剂量或浓度，其效应不再继续增强，这一药理效应的极限称为最大效应，也称效能（efficacy）。药物的最大效应一般取决于其内在活性。麻醉性镇痛药与解热镇痛药的主要区别之一是前者的效能高，能对抗剧痛；后者效能较低，仅能解除钝痛或中度疼痛。

3）半数最大效应浓度（concentration for 50% of maximal effect，EC_{50}）：是指能引起 50% 最大效应的浓度。

4）效价强度（potency intensity）：指能引起等效反应（一般采用 50% 效应）的相对剂量或浓度，其值越小则强度越大。

5）斜率（slope）：量效曲线在效应量的 16% ～ 84% 基本呈直线，与横坐标夹角的正切值称量效曲线的斜率，其大小可反映效应强弱。即斜率大，提示药量的微小变化即可引起效应的明显改变，药物的效应较剧烈；斜率小，提示药物的效应较温和。

药物的最大效应与效价强度含义不同。例如，利尿药以每日排钠量为效应指标进行比较，中效利尿药氢氯噻嗪与环戊噻嗪的最大效应相等，但效价强度不相等。欲使尿液日排钠量都达到 100mmol，需用氢氯噻嗪 10mg，而环戊噻嗪仅需 0.3mg；1mg 环戊噻嗪能引起相当于呋塞米 100mg 的排钠量，即前者的效价强度为后者的 100 倍，但前者的排钠最大效应却远不如后者，所以临床上在应用噻嗪类无效时改用呋塞米常能奏效。但效价强度高的药物用药剂量较小，在能达到临床实际应用效果时不良反应相对较小。因此评价药物优劣时应两者兼顾。

2. 质反应量效曲线 药物剂量达到某一临界值才能引起质反应，且相同剂量药物对不同个体可能引起阳性结果，也可能引起阴性结果。因此，临界剂量的确定必须通过对多个或多组对象的试验，测得阳性反应百分率。在实际工作中，常将实验动物按给药剂量分组，以阳性反应百分率为纵坐标，以剂量或浓度为横坐标作图，也可得到与量反应相似的曲线。如果按照药物浓度或剂量的区段出现阳性反应频率作图，可得到常态分布曲线。如果按照剂量增加的累积阳性反应百分率作图，则可得到典型的"S"形量效曲线。

从质反应量效曲线可以看出下面两个特定位点。

（1）半数有效量（50% effective dose，ED_{50}）：指能引起 50% 的实验动物出现阳性反应时的药物剂量；如效应为死亡，则称为半数致死量（median lethal dose，LD_{50}）。LD_{50} 是常用的评价药物毒性的指标，LD_{50} 值小，说明药物毒性大。LD_{50} 在新药研发及药物筛选中有重要作用。

（2）治疗指数（therapeutic index，TI）：即药物 LD_{50}/ED_{50} 的值，是评价药物安全性的常用指标，TI 大，表示药物的有效量与致死量之间距离大，药物相对安全，TI 大的药物相对较 TI 小的药物安全。但以治疗指数来评价药物的安全性，并不完全可靠。例如，某药的效应和毒性的量效曲线的首尾有重叠（图 2-2），即有效量与致死量之间有重叠。为此，可用 1% 致死量（LD_1）与 99% 有效量（ED_{99}）的比值或 5% 致死量（LD_5）与 95% 有效量（ED_{95}）之间的距离来衡量药物的安全性。

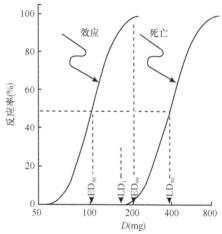

图 2-2 药物效应和毒性的量效曲线

（二）时效关系

一次用药后，药物作用随时间的推移发生动态变化，相隔不同时间测定药物效应，以时间为横坐标、药物效应强度为纵坐标作图，即得到时效曲线（time-effect curve）。如果在治疗有效的效应强度处及在出现毒性反应的效应强度处各画一条与横轴平行的横线（可称为有效效应线和中毒效应线），则在时效曲线图上可以得到下列信息（图 2-3）。

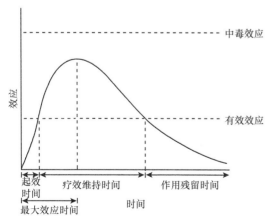

图 2-3 一次用药后的时效曲线

1. 起效时间 指时效曲线与有效效应线首次相交点的时间，代表药物发生疗效以前的潜伏期，对于急症患者的意义重大。

2. 最大效应时间 即给药后效应达到最大值的时间。在应用诸如降血糖药、抗凝血药等必须密切观察和控制最大效应的药物时，更应注意这一参数。

3. 疗效维持时间 指从起效时间开始到时

效曲线再次与有效效应线相交时的时间。这一参数可作为连续用药的给药间隔时间选择的参考依据。

4. 作用残留时间 指曲线从降到有效效应线以下到作用完全消失之间的时间。如在此段时间内第二次给药，则须考虑前次用药的残留作用。

上述各项信息可以作为制订给药方案的参考，但必须结合连续用药时的情况综合考虑。在多数情况下，药 - 时曲线也可以反映药物效应的变化，有时药 - 时曲线和时效曲线非常相似，有时药 - 时曲线和时效曲线的变化在时间上会不一致。例如，有些药物在体内代谢产生的活性物质 $t_{1/2}$ 长，作用时间也长，往往在原型药血药浓度已经降低之后仍然保持有效作用，此时，两曲线在形状上就会有所不同。总之，这两种曲线可以相互参考但不能互相取代。

三、药物作用机制

药物通过干扰或参与机体内在的各种生理或生化过程发挥作用。因此，药物的作用机制是多种多样的。对药物作用机制的认识已从器官水平深入到细胞、亚细胞水平甚至分子水平。

（一）药物作用的理化机制

某些药物通过理化机制发挥作用。例如，抗酸药中和胃酸而用于胃溃疡的治疗；甘露醇通过物理性渗透作用而利尿。解毒剂（如二巯丙醇、依地酸钙钠等）通过与重金属阳离子螯合可解救重金属或类金属中毒；挥发性全身麻醉（简称全麻）药通过与细胞膜相互作用，抑制细胞兴奋性而起全麻作用。一般来说，这些药物都是细胞膜双层脂质的溶质。其效价强度与油 / 水分布系数有非常好的相关性，故其结构变异通常可与其作用机制相一致。

（二）补充机体缺乏的各种物质

补充机体所缺乏的各种物质，如维生素、多种矿物元素等。

（三）影响内源性神经递质和激素

药物可通过影响神经递质的合成、摄取、释放、灭活等方式改变递质在体内或作用部位的量，进而引起机体的功能改变。例如，麻黄碱促进肾上腺素神经末梢释放去甲肾上腺素（noradrenaline，NA）而升压；利血平通过耗竭 NA 而降压；口服降糖药甲苯磺丁脲通过促进胰岛素分泌而降低血糖等。

（四）作用于特定的靶位

药物作用靶位（target）大致有四类：酶、离子通道、载体分子和受体。

1. 酶 许多药物通过影响酶而起作用。某些抗菌药和抗肿瘤药能抑制酶，如磺胺类药可抑制二氢叶酸合成酶。有的药物在特殊细胞内抑制酶的活性，如洋地黄的正性肌力作用是因为抑制钠 - 钾泵（又称 Na^+，K^+-ATP 酶），使细胞内 Na^+ 外流和细胞外 K^+ 内流受到抑制，而使细胞内 Na^+ 增加。细胞内外 Na^+ 浓度梯度越小，经过 Na^+/Ca^{2+} 交换机制而排出的 Ca^{2+} 也越慢，最终使细胞内 Ca^{2+} 增加，产生正性肌力作用。

2. 离子通道 主要的离子通道有钙、钠、钾、氯通道，它们调节细胞膜内外无机离子的分布。通道的开放和关闭影响细胞内外无机离子的转运，能迅速改变细胞功能。药物通过与受体结合而活化受体，影响细胞膜的离子通道，改变离子流产生膜电位或改变细胞内离子浓度。例如，肌肉神经接头的烟碱型乙酰胆碱受体（简称 N 受体）激活时 Na^+ 内流增加，苯二氮䓬类与其受体结合，同时激动 γ- 氨基丁酸（GABA）受体可引起氯通道开放。

有些离子通道是药物直接作用的部位，药物改变离子通道的构象使通道开放或关闭。例如，阿米洛利（amiloride）是钠通道阻滞药，抑制肾脏远曲小管和集合管对 Na^+ 的重吸收而利尿；硝苯地平是钙通道阻滞药；吡那地尔是血管平滑肌上钾通道开放剂，可用作抗高血压药。

3. 载体　离子和小分子有机物跨过细胞膜一般需要载体蛋白（如运输葡萄糖和氨基酸的载体，转运 Na^+ 和 Ca^{2+} 的载体等）。这些载体结构明确，能识别特殊的通透物质，这些识别部位也是药物的靶点。有些药物可通过对载体的抑制作用产生效应。例如，丙磺舒是肾小管弱酸性物质载体的抑制剂，可抑制原尿中弱酸的吸收，用于防治痛风。髓袢利尿剂呋塞米抑制 Na^+，K^+-$2Cl^-$ 共同转运载体蛋白发挥利尿作用。奥美拉唑抑制胃黏膜质子泵，从而抑制各种刺激引起的胃酸分泌，用于消化性溃疡。

4. 受体　详见后文。

四、受体学说及其临床意义

（一）受体的定义及特征

多数药物先与细胞膜上或细胞内的某些特殊分子结合，才能发挥效应。这些特殊分子被称为受体（receptor）。受体是有严格立体专一性的，能识别和结合特异分子（配体）的位点，多数受体具有蛋白质分子结构。

受体的概念起源于 20 世纪初。兰利（Langley）等在研究阿托品及毛果芸香碱对猫唾液腺，以及箭毒对骨骼肌的作用中，发现这些药物不是通过作用于神经、腺体或肌肉，而是通过作用于生物体内的某些"接受物质"而起效的。兰利等认为药物必须与之结合才能产生作用。几年后，埃利希（Ehrlich）首先提出药物只有与"受体"结合才能产生作用；受体具有识别特异性药物（或配体）的能力；药物 - 受体复合物可以引起生物效应等观点。配体包括神经递质、激素、自身调节物质或药物等。

科学技术的发展使得对受体的分离和鉴定成为可能。例如，通过超速离心等技术分离细胞及其亚细胞结构，以放射性同位素标记和放射自显影技术对受体进行提纯、鉴定或定位，再以化学方法确定其立体分子结构等。目前，研究比较多的受体有神经递质类受体如乙酰胆碱（acetylcholine，ACh）受体和 NA 受体，以及激素类（如胰岛素、甲状腺素、胰高血糖素、催乳素、肾上腺皮质激素类等）受体，自身调节物质 [如前列腺素（PG）、组胺等] 受体，以及中枢神经系统中某些受体（如苯二氮䓬类受体、GABA 受体等）。

受体具有如下特性。

（1）灵敏性：受体只需与很低浓度的配体结合就能产生显著的效应。

（2）特异性：引起某一类型受体兴奋反应的配体的化学结构非常相似，不同旋光异构体的反应可能完全不同。

（3）饱和性：受体数目是一定的，因此作用于同一受体的配体之间存在竞争现象。

（4）可逆性：配体与受体结合形成的复合物可以解离，解离后可得到原来的配体而非代谢产物。

（5）多样性：同一受体可广泛分布到不同的细胞而产生不同效应，受体多样性是受体亚型分类的基础，受体受生理、病理等因素调节，经常处于动态变化之中。

（二）受体与药物的相互作用及药物分类

药物与受体的相互作用，起始于药物与受体结合，进而改变受体的蛋白质构型，引发一系列细胞内变化，完成信号向下游转导的过程，最终产生药理效应。已有的受体与药物相互作用的学说如改进的占领学说、速率学说、二态模型、三态模型等可以部分解决理论和参数计算问题，但尚需进一步探讨。目前，最常用于受体与药物相互作用的评价指标是亲和力和内在活性。亲和力（affinity）是指药物与受体的结合能力。内在活性（intrinsic activity）是指配体与受体结合成复合物后激发生理效应的能力。

受体激动药（agonist）是指既有亲和力又有内在活性的药物，能与受体结合并激动受体产生效应；受体拮抗药（antagonist）则是有亲和力但无内在活性的药物，与其受体结合后，不能激发生理效应，反而会妨碍受体激动药的作用。其中有些药物的内在活性弱，当没有其他强激动药存在时，可与受体结合、激发弱的生理效应，起激动药作用；但当强激动药存在时，这种药物与受体的结合反而妨碍了强激动药的作用，起到受体拮抗药的作用，这类药物称为部分激动药（partial agonist）。少数受体还存在第四种类型的配体，这类配体与受体结合后可引起受体的构型变化，表现出与原来激动药相反的生理效应，这种配体称为反向激动药（inverse agonist）。

（三）受体激动药激活受体产生效应的过程

受体激动药与受体结合后激发生理效应过程的几种基本类型：受体与细胞膜上的离子通道偶联，激活后使细胞内相应离子的浓度发生改变；受体与 G 蛋白偶联，激活后进而激活某些酶（如腺苷酸环化酶、磷脂酶 C 等），由此生成或释放出新的活性物质（即第二信使、第三信使），进而影响细胞内多种蛋白激酶的活性；有的受体本身就包含某种酶，受体激动后可直接激活这些酶而转导信号；还有的是通过调节基因转录，影响特异活性蛋白质的生成等。总之，受体通过不同机制将信息转导到效应细胞，改变效应细胞的功能而产生生理效应。在这些过程中，激动药的原始生物信息经过逐级放大，所以药物或体内的天然激动药（激素、神经递质等）在很低浓度即可产生明显的作用。

（四）受体的类型

根据受体的功能、结构、信号转导特点等可将其分为离子通道受体、G 蛋白偶联受体、蛋白激酶偶联受体和细胞内受体，前三者为膜受体。所有膜受体都是膜蛋白，它们可划分为三个区域：①膜外侧面的肽链 N 端区域，多由亲水性氨基酸组成，而且有时形成 S—S 键，以联系同一受体的不同部分或其他受体；②跨膜部位，多由疏水性氨基酸组成，形成螺旋结构；③细胞内部分，受体肽链 C 端位于细胞内。

1. 离子通道受体　离子通道受体又称为直接配体门控通道受体，存在于快速反应细胞的膜上。这类受体由若干亚单位组成，这些亚单位围绕一个膜上的孔道排布，当孔道开放时可通过离子，故称为离子通道。药物与受体结合后受体被激动，影响并改变了离子的跨膜转运，导致膜电位或细胞内离子浓度的变化而产生生理效应。其典型的例子是肌肉神经接头的 N 受体，当其被激动后可使 Na^+ 内流增多。GABA 受体，甘氨酸受体、谷氨酸受体也都属于这一类型。苯二氮䓬类、巴比妥类药物正是通过作用于中枢的 GABA 受体 - 氯通道发挥作用。

根据通道对离子的选择性，可以将其分为两类，即阳离子通道和阴离子通道。这与各亚单位靠近通道出、入口的氨基酸组成存在密切联系。阳离子通道如乙酰胆碱 - 钠通道氨基酸多带负电荷，而阴离子通道如 GABA 受体 - 氯通道氨基酸则多带正电荷。

2. G 蛋白偶联受体　G 蛋白偶联受体（G protein-coupled receptor，GPCR）具有 7 段跨膜螺旋结构，故也称 7 次跨膜受体，受体 N 端在细胞外，C 端在细胞内，细胞内部分有 G 蛋白结合区。G 蛋白由 α、β、γ 三种亚基组成三聚体，有兴奋型 G 蛋白（stimulatory G protein，G_s）、抑制型 G 蛋白（inhibitory G protein，G_i）、磷脂酶 C 型 G 蛋白（PI-PLC G protein，G_p）、转导蛋白（transducin，Gt）等多种类型，主要作用是传递细胞外分子信息，激动细胞内信号转导通路，如肾上腺素受体、M 受体等。

3. 蛋白激酶偶联受体　一种蛋白激酶偶联受体由三个部分组成，细胞外有一段与受体结合区，与之相连的一段跨膜结构，其氨基酸在双层脂质中呈螺旋状态，位于细胞内的是蛋白激酶的催化部位，即酶活性区。这种蛋白激酶主要为酪氨酸激酶，其次为丝氨酸 / 苏氨酸激酶。以酪氨酸激酶为例，当激动药与其细胞外的部位结合后，其细胞内的激酶激活，能直接使其本身酪氨酸残基磷酸化，而增强此酶的活性，继之对细胞内其他底物作用，促进酪氨酸磷酸化，激活细胞内蛋白激酶，增加 DNA 及 RNA 的合成，加速蛋白质合成，进而产生细胞生长、分化等效应。这些受体的配体有胰岛素，胰岛素样生长因子、上皮生长因子、血小板生长因子等细胞因子，肽和指导生长分化的蛋白。

另一种蛋白激酶受体由两部分组成，缺乏细胞内酶活性区，当激动药与细胞外的部位结合后，它活化细胞质上的蛋白激酶，即蛋白酪氨酸磷酸酶。这类受体包括亲神经肽和 T 细胞、B 细胞上的多个亚单位抗原受体。抗原受体具有调节细胞活性的蛋白酪氨酸磷酸酶。另外受体的配体为心房肽和鸟苷酸（guanylic acid）时，细胞内酶活性区不是蛋白激酶，而是鸟苷酸环化酶（GC），此酶合成第二信使而起效。

4. 细胞内受体　类固醇激素受体存在于细胞质内，与相应类固醇激素结合分出一个磷酸化蛋白，暴露于 DNA 结合区，进入细胞核后能识别特异 DNA 碱基区并与之结合，促进其转录及以后的某种活性蛋白的合成。甲状腺素受体及视黄醛衍生物受体存在于细胞核内，功能大致相同，细胞内受体触发的细胞效应很慢，需若干小时。

（五）受体的调节

受体的数量、亲和力及激发反应的能力可因受体分子结构、构型的修饰、细胞膜流动性改变或 G 蛋白的变化等因素的影响而发生调节性改变。其中最重要的就是机体在长期使用一种激动药后，受体逐渐对激动药的敏感性降低，这一现象称为受体脱敏。例如，连续应用 β 肾上腺素受体（简称 β 受体）激动药治疗哮喘时，扩张支气管的作用减弱。受体脱敏现象被视为机体进行自我保护的一种负反馈措施，其机制尚未完全阐明。可能解释：①受体发生可逆性的修饰或构象变化，最常见的是受体磷酸化导致 G 蛋白脱联；②膜受体与激动药结合后的复合物被内吞，膜上受体数目减少；③受体数量下调，可能由于受体降解加速，或受体生成减少所致；④在 G 蛋白偶联受体，还可能由于 G 蛋白降解增多、表达减少而致 G 蛋白减少。在临床应用中，受体脱敏对药物作用的影响值得重视。与脱敏相反，长期使用一种拮抗药会导致受体对激动药的敏感性增高，称为受体增敏。

若受体的调节性改变只表现为数量（或密度）的增加与减少，则分别称为上调和下调。通常，受体激动药的浓度增高时，受体下调；反之则上调。例如，长期应用 β 受体阻滞剂普萘洛尔（propranolol），突然停药时出现的反跳现象就属受体上调。上述受体调节可能是该受体本身的配体所引发（即为同种调节），也可能是其他受体的配体所引发（称作异种调节）。临床用药过程中患者病情千差万别，同时应用的其他药物也各不相同，足以引发受体调节变化的因素不在少数。必须随时关注科学在这些方面的发展，并在实际用药过程中注意观察和考虑。

（六）受体与疾病的关系

近年来，受体学说还渗透到对疾病的认识中，以解释疾病的现象。因某些疾病与受体异常有关，有人提出"受体病"的概念，以在分子水平更多了解受体的性质、数目和功能等变化，来探索疾病和受体的关系。

1. 产生受体的抗体　重症肌无力是一种肌肉神经接头的疾病，由于自身抗体而使 N 受体失活。毒性弥漫性甲状腺肿也是由于对受体产生自身抗体而引起的疾病。活化的抗体也见于下列患者中：严重高血压患者（β 受体）、心脏病患者（β 受体）、某些类型的癫痫患者（GABA 受体）及神经退行性疾病患者（谷氨酰胺受体）。与 G 蛋白偶联受体的遗传性变异和疾病中变异血管升压素受体和促肾上腺皮质激素（adrenocorticotropic hormone，ACTH）受体可产生对这些激素的耐受性。当缺乏激动药时，受体变异可导致效应器永久作用，如促甲状腺素受体的变异使甲状腺激素持续过度分泌。

2. 受体数目的变化　哮喘是由于支气管平滑肌的 β 受体功能低下、数量减少或心肾上腺素受体比例失调所致，因此可用 β 受体激动药（如异丙肾上腺素）治疗。长期应用 β 受体阻滞剂突然停药可引起恶性缺血性心脏病。原因是长期应用 β 受体阻滞剂使受体数目高于正常，停药时，过量的受体突然与 NA 接触而产生反跳性拟交感胺效应的上调，从而使缺血性心脏病产生严重后果。

（七）受体与临床用药

药物与受体的相互作用对指导临床用药有如下重要意义。

1. 选择药物　多数情况下，可根据疾病过程中所涉及受体的具体情况，以及药物的特性选择药物。例如，哮喘可用选择性 β₂ 受体激动药治疗。在治疗高血压、心律失常和心绞痛时，如患者同时患有支气管哮喘，则应禁用非选择性 β 受体阻滞剂如普萘洛尔，因为它同时可拮抗支气管上的 β₂ 受体而诱发或加重哮喘，甚至可因呼吸困难致死。

2. 机体对药物的敏感性、耐受性及依赖性　因长期、大量用药可引起受体的上调或下调，因而可使机体对药物的敏感性改变产生耐受性。受体拮抗药长期应用会引起上调或增效，一旦停用，则低浓度的激动药也会产生过强反应。所以临床上长期应用拮抗药时应密切监护，根据受体变化来调整用药剂量，决定是否需递减剂量或逐步停药，如何配伍或改用其他药物。

某些药物引起的依赖性可能与激动受体有关。例如，吗啡类镇痛药的作用与激动阿片受体有关，而阿片受体可分为 μ、κ、δ、σ 等亚型，其中 κ 受体被激动后有镇痛作用并与成瘾性有关。这样可选用部分激动药喷他佐辛，其成瘾性很小，并以此理论合成了一些成瘾性更小的新型镇痛药。

（八）内源性配体对药效学的影响

应用涉及内源性配体的受体拮抗药时应考虑内源性配体的浓度，在确认内源性配体浓度过高时可适当加大拮抗药的用量，而在病情好转、内源性配体浓度降低之后，拮抗药的用量也应及时调整。例如，体育运动员心率较慢，表明其内源性配体乙酰胆碱作用较强，阿托品类胆碱受体拮抗药对其心率的影响远比对非运动员或平时心率较快的人群影响大。普萘洛尔在内源性儿茶酚胺活性高的患者中减慢心率的作用非常显著，而体内儿茶酚胺浓度不高时则作用不明显。肌丙素（saralasin）为部分激动药，有微弱的血管紧张素 II（angiotensin II，Ang II）受体激动作用，又具有竞争性拮抗 Ang II 的作用。

应用拟内源性配体作用的受体激动药时，则应注意受体的反馈调节对药效的影响。例如，儿茶酚胺（catecholamine）类药物除作用于突触后膜受体发挥作用外，又可同时作用于突触前膜受体而减少内源性配体的释放。这种负反馈调节在连续用药时可能导致药物疗效降低，也可能与某些药物的依赖性有关。例如，内源性脑啡肽作用于阿片受体，是一种自身镇痛机制。应用吗啡类药物能增强脑啡肽的镇痛作用，但连续应用时则通过负反馈机制使有关神经元合成释放脑啡肽减少，使脑啡肽系统处于异常状态，渴求继续用吗啡类药物以维持该系统的功能，一旦突然停用外源性吗啡类药物，则会出现戒断综合征。

（九）受体与药物的不良反应

药物与受体相互作用所产生的效应或不良反应，往往与它们对受体的选择性不强有关。例如，氯丙嗪对受体的选择性很低，除了拮抗多巴胺受体以外，还对乙酰胆碱受体、肾上腺素受体和 5- 羟色胺受体有拮抗作用，因此应用氯丙嗪有直立性低血压、鼻塞、口干、便秘、嗜睡、淡漠、反应迟钝等副作用。

长期用药后突然停药而引起的停药反应（如"反跳"）是常见的不良反应。它与药物受体相互作用后的受体调节有密切的关系。可发生停药反应的药物如下。

1. 心血管系统药物　如抗高血压药（特别是可乐定）、肾上腺素受体拮抗药等。

2. 神经系统药物　如镇静催眠药、乙醇、阿片类镇痛药、抗癫痫药、抗帕金森病药、三环类抗抑郁药。

3. 肾上腺皮质激素类药物

（十）联合用药

对于作用于同一受体或不同受体（或亚型）的激动药与拮抗药的联合用药，需根据用药目的进行具体分析。

1. 激动药与激动药　一般情况下，不合用激动同一受体或同一亚型受体的激动药，因为合用后疗效不但得不到增强，有时反而降低。

2. 激动药与拮抗药　不能将激动或拮抗同一受体或亚型受体的激动药与拮抗药同用，因为它们的效应可相互抵消。在激动药中毒时，可以利用拮抗同一受体的拮抗药消除激动药的毒性。有时也可以用对受体无选择性的激动药（如肾上腺素可激动 α 及 β 受体）与对某一亚型受体的拮抗药（如酚妥拉明对 α 受体有拮抗作用）合用，以增加疗效。

3. 激动药与部分激动药　作用于同一受体的激动药与部分激动药不得合用，因部分激动药可抵消激动药的效应，如喷他佐辛与吗啡合用，反而减弱吗啡的镇痛效应。

根据上述情况，在临床用药时必须考虑所用药物的各方面的影响，以免药物协同或拮抗导致不良反应。

五、影响药物作用的因素

这些因素可来自机体和药物两方面，前者可表现为药物作用在量的方面，甚至质的方面的差异，后者主要表现为药物作用的增强和减弱。

（一）机体方面的因素

1. 年龄

（1）儿童：儿童各器官和组织正处在生长、发育阶段，如肝、肾、中枢神经系统的发育尚未完全，而使通过肝脏代谢、肾脏排泄的药物受影响，可产生不良反应。例如，早产儿及新生儿服用氯霉素后因不能形成葡糖醛酸酯而排泄，易产生灰婴综合征。婴儿的血脑屏障发育尚未完全，对吗啡特别敏感，易致呼吸抑制；对尼可刹米、氨茶碱、麻黄碱等则容易出现中枢兴奋而致惊厥。主要由肾脏排泄的药物如氨基糖苷类抗生素，由于儿童肾脏排泄较慢，使血中药物存留时间延长，易产生耳毒性。有些药物对儿童生长发育有较大的影响，如激素可致发育异常和障碍；四环素可影响钙代谢，使牙齿黄染或骨骼发育停滞，故慎用于儿童。喹诺酮类是一种含氟的抗菌药，其中氟离子过高会对骨骼和牙齿产生负面影响，因此对婴幼儿应慎重使用。儿童体液占体重比例较大，对水盐代谢的调节能力较差，故对利尿药特别敏感，易致水盐代谢障碍或中毒。

（2）老年人：老年人的组织器官及其功能随年龄增长存在生理性衰退过程，在药效学和药动学方面会产生一些变化。老年人体液相对减少，脂肪增加，蛋白质合成减少。由于老年人的某些器官功能衰退，如中枢神经系统及心血管系统，故对作用于这些系统的药物的耐受性降低。肝、肾功能随年龄增长而衰退，故药物清除率逐渐下降。各种药物血浆 $t_{1/2}$ 有程度不同的延长。例如，地西泮的 $t_{1/2}$ 正常成人为 20～24h，而老年人可延长 4 倍；由肾脏排泄的氨基糖苷类抗生素，老年人的 $t_{1/2}$ 与正常成人相比可延长 2 倍以上。在药效学方面，老年人对许多药物特别敏感。例如，心血管药物易引起血压下降和心律失常；非甾体抗炎药易致胃肠出血；M 受体拮抗药易致尿潴留、便秘和青光眼等，故对老年人用药需慎重，用药剂量应适当减少。另外，老年人记忆力下降，造成服药的依从性也较差，故对老年人用药种类宜少，必须交代清楚给药方法。

2. 性别　性别对药物敏感性方面的影响并不显著，但由于男女的生理功能不同，而略有差异。男性对阿司匹林和对乙酰氨基酚的清除率分别高于女性 60% 和 40%，女性患者在月经期、妊娠期、分娩时和哺乳期时用药应注意。月经期和妊娠期子宫对泻药和其他强烈刺激性药物比较敏感，有引起月经过多、流产、早产的危险。有些药物可以通过胎盘进入胎儿体内，对胎儿生长发育造成影响，严重的可致畸胎，故妊娠期用药应十分慎重。另外有些药物可经乳汁排出，被乳儿摄入而引起中毒。例如，哺乳期禁用苯二氮䓬类药物，因为哺乳母亲若大量长期应用这类药物可使乳儿畏寒、嗜睡、生长缓慢。

（二）精神因素

精神因素对药物作用有明显影响，医护人员鼓励性的语言，良好的服务态度和患者对医护人员的信任及患者的乐观情绪均可对疗效产生良好的影响。医护人员应重视此因素的影响，尽量发挥其积极作用。安慰剂（placebo）是不具药理活性的物质，对头痛、心绞痛、术后疼痛、神经官能症等功能性疾病能获得 30%～40% 的疗效，这是通过精神因素取得的。安慰剂对精神因素控制的自主神经系统功能影响较大，如血压、心率、胃分泌、呕吐、性功能等。在新药临床研究时，可采用双盲法安慰剂对照试验以排除其他药物的影响。

（三）病理因素

病理因素会影响药物的作用。中枢神经系统抑制时，如巴比妥类药物中毒时，患者能耐受较大剂量中枢兴奋药而不致惊厥。肝功能不全时影响药物的肝脏代谢，使药物消除减少，血浆 $t_{1/2}$ 延长，可以适当延长给药间隔时间和（或）减少剂量。在严重肝功能不全时对需要使用肾上腺皮质激素患者，常使用氢化可的松或泼尼松龙而不宜使用可的松或泼尼松，原因是后两药需转化为前药方能生效。肾功能不全时，经肾脏排泄的药物，如氨基糖苷类的排泄速率减慢，故可延长 $t_{1/2}$。胃肠道疾病可影响药物的作用，胃排空时间延长或缩短可使小肠吸收药物的时间延长或缩短。腹泻常使药物吸收减少，而便秘则可使药物吸收增加。另外，要注意患者有无潜在性疾病，如非甾体抗炎药诱发或加重溃疡病，氢氯噻嗪加重糖尿病，M 受体拮抗药诱发青光眼等。

（四）遗传因素

药物作用的差异有些是由遗传因素引起的，基因的差别构成人对药物反应的差异。研究机体遗传因素对药物反应的影响的学科称为遗传药理学，是药理学与遗传学、生物化学和分子生物学等多学科相结合的边缘学科。

遗传因素对药动学的影响：药动学在个体之间的差别主要来自遗传因素。在同卵双生者和异卵双生者中研究下列药物或化合物，如异烟肼、保泰松、双香豆素、去甲替林、氟烷、苯妥英、水杨酸、乙醇等。同卵双生者 $t_{1/2}$ 非常相近，而异卵双生者 $t_{1/2}$ 可能存在很大变异性。许多药物代谢酶具有遗传变异，其中大多数表现为遗传药理学多态性。这些有变异性的酶包括拟胆碱酯酶、过氧化氢酶、单胺氧化酶、乙醇脱氢酶、乙醛脱氢酶（ADH）、异喹胍氧化酶、美芬妥英羟化酶、N-乙酰转移酶、儿茶酚氧位甲基转移酶等。人群分为弱代谢者和强代谢者。对标准剂量，弱代谢者易出现副作用，强代谢者由于能有效地代谢有活性的药物而不产生副作用。N-乙酰转移酶催化的乙酰化反应有强代谢型和弱代谢型。在服用同样剂量的异烟肼后，前者的血药浓度较低，$t_{1/2}$较短，而后者易发生多发性外周神经炎。ADH 是代谢乙醇代谢物乙醛的酶。乙醛在肝脏由 ADH 氧化成乙酸。ADH 表现遗传多态性，有的人由于缺乏 ADH 不能代谢乙醇代谢物乙醛，而使血液中乙醛浓度升高，儿茶酚胺释放增多，引起面部潮红等饮酒后的不良反应。

遗传因素对药理效应的影响是在不影响血药浓度的条件下，使机体对药物反应表现出异常。例如，6-磷酸葡萄糖脱氢酶缺乏者对伯氨喹、氯喹、磺胺类、阿司匹林、奎尼丁等药物易产生溶血性贫血。香豆素耐受是一种罕见的情况，是由于遗传不正常引起的，香豆素耐受患者需要很大剂量（5～20 倍）香豆素类药物才能起抗凝作用，香豆素耐受是常染色体杂合子显性遗传。胰岛素耐受分两种，一种是胰岛素受体缺陷病，亦称 A 型胰岛素抵抗综合征；另一种是胰岛素自身抗体引起的胰岛素耐受，称为 B 型胰岛素抵抗综合征。胰岛素受体基因突变可引起机体对胰岛素耐受。对胰岛素耐受的患者，每天常需使用数千单位的胰岛素。

（五）昼夜节律性

许多生物学现象都有时间节律性。受生物节律的影响，药物作用也存在节律性。在生物活动时间节律周期中研究最多的是昼夜节律，即生物活动以 24h 为周期的节律性变化。时辰药理学（chronopharmacology）是研究生物节律与药物作用之间关系的学科。例如，肾上腺皮质激素分泌高峰出现在清晨，血浆浓度在上午 8：00 左右最高，而后逐渐下降，直到午夜 0：00 左右降到最低值。临床上根据这种节律变化，将皮质激素类药物由原来每日分次给药改为每日早晨给药 1 次，或隔日早晨给药 1 次的治疗方法（隔日疗法），这样提高了疗效并大大减少了不良反应，使药物效应规律与体内生物节律同步。机体在不同时辰处置药物的能力不同，如口服吲哚美辛在上午 7：00 血药浓度峰值最高，而在晚上 9：00 服药则峰值较低。又如，胃酸 pH 在上午 8：00 左右最高，在夜间低，某些弱酸性或弱碱性药物的吸收量随之而受影响。

六、药物方面的因素

药物的剂量、剂型、给药途径、药物相互作用及长期用药等都可影响药物的作用。

（一）剂量

不同剂量药物产生的作用是不同的。在一定范围内剂量越大，药物在体内的浓度越高，作用也越强。不同个体对同一剂量的药物反应存在差异性。

（二）剂型

药物有不同的剂型，如溶液剂、片剂、胶囊剂、颗粒剂、注射剂、气雾剂、栓剂等，同一药物的不同剂型吸收速率和分布的范围不同，影响药物起效时间、作用强度和维持时间等。口服给药时溶液剂吸收最快，片剂和胶囊剂需先崩解，故吸收较慢。

为了达到不同目的，设计了多种药物剂型。例如，糖衣片可避免苦味，肠溶片或胶囊可减少药物对胃的刺激。缓释制剂利用无药理活性的基质或包衣阻止药物迅速溶出以达到非恒速缓慢释放的效果。控释制剂（controlled-release preparation）可以控制药物按零级动力学恒速或近恒速释放，以保持恒速吸收。还有经皮给药剂型，如将硝酸甘油透皮贴剂贴在前胸，药物可透皮缓慢吸收。这类制剂有作用持久和药物无首过效应的特点。"贮库剂型"指将含药物的缓释小片植入皮下，使药物缓慢释放，发挥持久作用，如长效避孕药。

不同药厂生产的同种药物制剂由于制剂工艺配方不同，药物的吸收和药效情况也有区别，为了保证药物吸收和发挥药效的一致性，需要评价其生物等效性。

（三）给药途径

给药途径可以影响药物吸收、分布、代谢、排泄，从而影响药物作用的强弱，甚至可以改变药物作用的性质，如硫酸镁肌内注射可抑制中枢神经系统而口服则导泻。

1. 消化道给药

（1）口服：这是最常用的给药方法。其优点是方便、经济、安全，适用于大多数药物和患者。其缺点是易受胃肠内容物的影响，有的可发生首过效应，使生物利用度降低。不适用于昏迷、抽搐、呕吐等患者。

（2）舌下给药：可避免胃肠道消化酶和酸碱的破坏及首过效应。有些药物在舌下口腔黏膜吸收快。这是快速生效的给药途径，只适用于少数用量较小的药物，如硝酸甘油片剂舌下给药缓解心绞痛急性发作。

（3）直肠给药：栓剂或药液导入直肠经直肠黏膜血管吸收，可避免胃肠道刺激和首过效应。这种方法很少用，因应用不便，吸收又受限制。

2. 注射给药

（1）皮下注射：药物经注射部位的毛细血管吸收，吸收较快且完全，但注射量有限，只适用于溶液剂。

（2）肌内注射：因为肌内组织血管丰富，其吸收较皮下注射快。混悬液或油溶液常采用肌内注射，因吸收缓慢，作用持久。

（3）静脉注射或静脉滴注：全部药物立即或连续地进入血液而迅速起效，适用于急重症的治疗，但静脉给药有一定危险性，故需慎用。

（4）椎管内给药：将药物注入蛛网膜下隙的脑脊液中产生局部作用。临床上将局部麻醉（局麻）药注入蛛网膜下隙作椎管麻醉。

3. 呼吸道给药　常用此方法给药的药物主要是麻醉挥发性或气雾性药物，通过肺泡扩散进入血液而迅速生效。如全麻药，异丙肾上腺素气雾剂吸入给药。

4. 主要发挥局部作用的给药方法　若需药物发挥局部治疗作用，可采用局部给药法，如滴眼、滴鼻、喷喉、敷伤口、涂擦在皮肤上。此外，有的药物通过透皮吸收发挥全身疗效，如硝酸甘油透皮贴剂贴在前胸，药物透皮缓慢吸收，从而预防心绞痛发作。

（四）药物相互作用

药物相互作用是指联合应用两种或两种以上的药物时，由于药动学或药效学的原因，而影响它们单独应用时所产生的作用，使之增强或减弱。同时应用（或前后应用）两种或多种药物，由于药效学的影响，而使原有的药效增强，称为协同作用；使原有的药效减弱，称为拮抗作用。在协同作用中又分相加作用和增强作用。相加作用指两药合用时作用等于单用时作用之和。增强作用指两药合用时作用大于单用时作用之和。

影响药动学的相互作用主要表现在吸收、分布、代谢和排泄上。空腹服药吸收快，饭后服药吸收较平稳。服用抗酸药改变胃液 pH 可减少弱酸性药物的吸收。抑制胃排空的药物，如具有 M 受体拮抗作用的药物可延缓药物的吸收。四环素与 Fe^{2+}、Ca^{2+} 等因络合作用互相影响吸收。华法林和保泰松可因与血浆蛋白竞争性结合而使华法林血浆游离浓度增加，导致抗凝效应增强。

肝药酶诱导剂如苯巴比妥、保泰松、苯妥英钠、灰黄霉素、利福平和乙醇等通过诱导肝药酶活性而增加药物在肝脏的代谢而使药效减弱，肝药酶抑制剂如别嘌醇、氯霉素、异烟肼、西咪替丁等减慢药物在肝脏的代谢而使药效增强。碱化尿液可加速酸性药物自肾脏排泄，减慢碱性药物自肾排泄。反之，酸化尿液可加速碱性药物排泄，减慢酸性药物的排泄，水杨酸盐竞争性抑制甲氨蝶呤自肾小管的排泄而增加后者的毒性反应。奎尼丁减少地高辛从肾脏消除而两药合用时奎尼丁能使地高辛的血浓度增加一倍，合用时应减少后者的剂量。

影响药效学的相互作用主要发生在药物作用部位。激动药与激动药或拮抗药合用，前者增强药理作用而后者降低药理作用。抗凝血药华法林和抗血小板药阿司匹林合用可导致出血反应。磺胺药和甲氧苄啶（TMP）合用，作用机制不同而抗菌作用增强。咖啡因与阿司匹林合用，可使阿司匹林镇痛作用增强。排钾利尿药可致低血钾而加重强心苷毒性。拟肾上腺素药可提高心肌自律性，使心肌对强心苷敏感性增高，两药合用可致强心苷中毒。总之，掌握药物相互作用的规律可更好地提高临床疗效，或减少不良反应。

（五）长期用药

在长期用药后机体对药物的反应可能发生变化。

1. 耐受性　耐受性是机体连续多次用药后产生的药物反应性降低的现象。短时间内反复用药数次出现的药效下降则称为快速耐受性，停药后可恢复。例如，麻黄碱和垂体后叶素等连续注射数次后，可迅速发生耐受性。麻黄碱产生快速耐受性的机制之一是促进神经末梢释放儿茶酚胺，当释放耗竭时其作用减弱或消失。有些人第一次用药就产生耐受现象，称为先天耐受性；而某些药物长期应用后产生耐受现象称为后天耐受性。后天耐受性的作用机制可能是由于诱导肝药酶而加速了药物代谢和消除，由于受体下调而减少了药物反应，或由于机体调节机制发生了适应性变化。临床上用药应尽量防止耐受性的发生。

2. 耐药性　长期应用药物，病原体或肿瘤细胞对药物的敏感性降低，称为耐药性（drug resistance）。例如，不合理使用抗生素可引起耐药菌株的产生，在抗癌化疗中也会产生类似的耐药性问题。

3. 依赖性　长期应用中枢神经系统的药物可产生药物依赖性（drug dependence），如阿片类药、可卡因、大麻，以及某些精神药品。药物依赖性分躯体依赖性和精神依赖性，前者又称成瘾（addiction）。一旦停药后患者产生精神和躯体生理功能紊乱称为戒断症状。

4. 停药症状　长期用药后突然停药出现的症状。长期应用肾上腺皮质激素突然停药，有些患者出现一些原来疾病没有的症状，如肌痛、肌强直、关节痛、疲乏无力、情绪消沉、发热等。长期用皮质激素药物因减量太快或突然停药所致复发或加重的现象，称为反跳现象（撤药综合征），应采用逐渐减量直至停药的方法避免发生停药症状和反跳现象。

参 考 文 献

钟大放. 2021. 创新药物代谢和药动学研究 [M]. 北京：科学出版社.

Perez-Ruixo C，Rossenu S，Zannikos P，et al. 2021. Population pharmacokinetics of esketamine nasal spray and its metabolite noresketamine in healthy subjects and patients with treatment-resistant depression[J]. Clin Pharmacokinet，60（4）：501-516.

Scheltens P，De Strooper B，Kivipelto M，et al. 2021. Alzheimer's disease[J]. Lancet，397（10284）：1577-1590.

（涂　剑　王　睿　谢　磊　陈灵瑶）

第3章 心血管系统疾病的临床用药

心血管系统疾病是临床常见病、多发病，包括高血压、心绞痛、心律失常、心力衰竭和动脉粥样硬化等。其中高血压常用的治疗药物有肾素 - 血管紧张素系统抑制剂、钙通道阻滞药（calcium channel blocker，CCB）、利尿药（diuretic）、交感神经阻断药和血管舒张药，心绞痛主要的临床用药包括硝酸酯类、CCB 和 β 受体阻滞剂，心律失常的治疗药有钠通道阻滞药、β 受体阻滞剂、延长动作电位时程（action potential duration，APD）的药物和 CCB，心力衰竭的主要临床用药是肾素 - 血管紧张素 - 醛固酮系统抑制剂、利尿药、β 受体阻滞剂、强心苷和血管扩张药，动脉粥样硬化（atherosclerosis，As）常用的治疗药有调节血脂药、抗氧化药、多烯脂肪酸类和保护动脉内皮药。

第1节 抗高血压药

高血压以动脉压升高为特征，可伴有心、脑、血管和肾脏等器官功能性或器质性改变，其临床治疗应在降低血压的同时，防止靶器官并发症的发生、发展。抗高血压药（antihypertensive drug）又称降压药，临床上主要用于治疗高血压和防止心脑血管系统并发症的发生发展。各类药物均有其不同的药理作用特点，唯有掌握各种药物的特点才能正确选药和根据病情合并用药，以达到增强疗效、减轻不良反应的目的。

一、高血压概述

高血压是一种以体循环动脉收缩期和（或）舒张期血压持续升高为主要特点的全身性疾病，可分为原发性高血压（essential hypertension）和继发性高血压（secondary hypertension）两大类。其中原发性高血压约占 90%，又称为高血压病；继发性高血压占 10% 左右，即症状性高血压，指的是某些确定的疾病和原因引起的血压升高。据《中国居民营养与慢性病状况报告（2020）》显示，我国 18 岁及以上居民高血压患病率为 27.5%。

高血压主要并发症是心、脑和肾的损伤。流行病学调查表明，血压水平与心、脑和肾并发症发生率呈正相关。循证医学证实，合理应用抗高血压药，维持血压于正常状态，可降低脑卒中、心肌梗死、心力衰竭和肾衰竭等的发生率及病死率。

目前，我国 18 岁以上成年人的高血压定义：在未服用抗高血压药情况下收缩压 $\geq$ 140mmHg（1mmHg $\approx$ 0.133kPa 和（或）舒张压 $\geq$ 90mmHg。患者既往有高血压史，目前正服用抗高血压药，即使血压已低于 140/90mmHg，仍应诊断为高血压。按照血压异常增高的程度，可进行分级，即高血压 1 级、2 级和 3 级。

二、抗高血压药的分类

动脉血压高低主要取决于心排血量和外周血管阻力两个方面。其中心排血量受心脏功能、回心血量和血容量的影响，而外周血管阻力主要受小动脉紧张度的影响。交感神经 - 肾上腺素系统、肾素 - 血管紧张素系统对上述两种因素均具有调节作用。此外，血管缓舒肽 - 激肽 - 前列腺素系统和血管内皮舒张因子 - 收缩因子系统等也参与了血压的调节。抗高血压药正是通过作用于其中一个或多个环节而达到降低血压的目的。根据不同的作用部位和机制，临床常用的抗高血压药主要分为如下五类。

（一）肾素 - 血管紧张素系统抑制剂

1. 血管紧张素转化酶抑制剂（angiotensin converting enzyme inhibitor，ACEI） 卡托普利（captopril）、依那普利（enalapril）、雷米普利、培哚普利、福辛普利和贝那普利等。

2. 血管紧张素 II 受体阻滞剂（angiotensin II receptor blocker，ARB） 氯沙坦、缬沙坦、坎地沙坦、替米沙坦和伊贝沙坦等。

3. 肾素抑制药（renin inhibitors） 瑞米吉仑、依那吉仑和阿利吉仑等。

（二）CCB

CCB 包括硝苯地平、氨氯地平、非洛地平、拉西地平和尼群地平等。

（三）交感神经阻断药

交感神经阻断药临床常用肾上腺素受体拮抗药。① β 受体阻滞剂：普萘洛尔、美托洛尔、拉贝洛尔和卡维地洛。② α_1 受体阻滞剂（α_1 receptor blocker）：哌唑嗪和特拉唑嗪。

（四）利尿药

利尿药包括氢氯噻嗪、吲达帕胺、呋塞米和螺内酯等。

（五）血管扩张药

1. 直接扩张血管药 肼屈嗪和硝普钠。

2. 钾通道开放药 二氮嗪、吡那地尔和米诺地尔。

三、临床常用抗高血压药

接下来一一讨论目前临床上常用的各种抗高血压药。

（一）肾素 - 血管紧张素系统抑制剂

1. ACEI ACEI 通过抑制无活性血管紧张素（angiotensin，Ang）I 转化为有活性的 Ang II，从而阻断肾素 - 血管紧张素系统的作用。与大多数血管扩张药不同，ACEI 降低血压的同时并不引起心率增加，还能逆转血管和心脏的不良重塑，恢复其结构和功能。ACEI 也抑制包括缓激肽在内的血管扩张药激肽类的代谢降解，导致这些物质在组织中浓度增高而扩张血管。ACEI 对糖脂代谢无不良影响，能改善胰岛素抵抗，预防或逆转肾小球基底膜的糖化，有效延缓胰岛素依赖型糖尿病患者特别是出现蛋白尿的患者的肾病发展进程，从而改善预后。单用 ACEI，降压作用明显，低盐或增加利尿剂的应用可增强 ACEI 的降压效应，尤其适用于伴有慢性心力衰竭、心肌梗死后伴心功能不全、糖尿病肾病、非糖尿病肾病、代谢综合征、蛋白尿或微量白蛋白尿的患者。禁忌证为双侧肾动脉狭窄、妊娠和高血钾患者。

卡 托 普 利

【体内过程】 卡托普利口服易吸收，空腹服用的生物利用度为 70%，餐后服用的生物利用度会减至 30% ～ 40%。服用 15min 即可进入血液循环。1h 血药浓度达峰值，血浆蛋白结合率为 30%，$t_{1/2}$ 约为 2h。本品部分在肝脏代谢，主要随尿液排出，其中 40% ～ 50% 为原型药，其余为代谢产物。肾病患者会出现药物蓄积，但能被透析，乳汁中也有少量分泌，但不透过血脑屏障。

【药理作用】 卡托普利可竞争性抑制血管紧张素转化酶（ACE）的活性，因此 Ang II 的生成减少。因为 ACE 与激肽酶 II 为同一种物质，所以本品可以减少缓激肽的失活。它可使前列腺素（prostaglandin，PG）E 或 E$_2$ 的代谢产物 PGE-M 增加，舒张小动脉而产生降压作用。由于 Ang Ⅱ 生成减少，循环中的醛固酮含量也相应降低，因而产生一定的排钠潴钾的作用。

【临床应用】 对绝大多数轻、中度高血压有效，特别对正常肾素型及高肾素型高血压疗效更佳。其降压作用具有 6 个方面的特点：①降压作用快而强；②可口服，短期或较长期应用均可产生较强的降压作用；③降压谱较广，除低肾素型高血压及原发性醛固酮增多症外，对其他类型或病因引起的高血压都有效；④能逆转心室肥厚；⑤副作用小；⑥能改善 CHF 患者的心脏功能，还能增加肾血流量。

【用法与用量】 起始量每次 12.5 ～ 25.0mg，每日 2 ～ 3 次，饭前 1h 服用。如降压不理想，1 ～ 2 周后可逐渐增加至每次 50mg，每日 2 ～ 3 次。如仍不能满意地控制血压，可加服其他降压药。但与其他降压药合用时应注意减少用量，一般为每次 6.25mg，每日 3 次或更少。

【不良反应】 本类药常见的不良反应是刺激性干咳，因为药物能使缓激肽降解受阻，造成缓激肽含量升高，并作用于呼吸道引起干咳；可见皮疹，呈斑丘疹样，发生率为 13% ～ 14%；还有味觉异常或丧失、眩晕、头痛、血压过低和胃肠道功能紊乱，停药后即可恢复；蛋白尿及肾损害等较少见，偶见低血压（在治疗 CHF 时）、严重血管性水肿及高血钾，罕见肝损害。本品亦可能加重老年 CHF 患者的肾衰竭。因引起血钾浓度升高，故应定期监测血钾和血肌酐水平。每日总用量低于 37.5mg 时很少发生严重不良反应。

【注意事项】 ①ACEI 有致畸性，因此患有妊娠高血压或慢性高血压的孕妇禁用，哺乳期妇女慎用。②肾损害者血肌酐升高和少尿者发生高钾血症时，需注意调整剂量。双侧肾动脉狭窄的患者禁用。③少数高肾素型高血压患者（尤其已使用利尿药者），应严格限制钠盐。④老年人对其降压作用敏感，应用中须加强观察。

依 那 普 利

【体内过程】 依那普利口服后吸收迅速，生物利用度约为 60%，且不受进食的影响。0.5 ～ 2h 血药浓度达峰值，4 ～ 5h 产生最大降压效应。本品在肝内去酯化形成有活性的依那普利拉（enalaprilat），5h 血药浓度达峰值，持续 24h。依那普利拉直接口服吸收很差。95% 依那普利或依那普利拉经肾脏排泄。高血压患者的依那普利拉消除 $t_{1/2}$ 为 4 ～ 5h，心力衰竭患者为 7 ～ 8h。多次用药后，依那普利拉的有效 $t_{1/2}$ 延长为 11h。

【药理作用】 依那普利为不含巯基的强效 ACEI，其活性代谢产物依那普利拉仍可发挥 ACEI 的作用，比卡托普利强 10 倍，且更持久。本品血流动力学作用与卡托普利相似，能降低总外周血管阻力和肾血管阻力，增加肾血流量。

【临床应用】 适用于各期原发性高血压、肾性高血压、肾血管性高血压、恶性高血压及 CHF。疗效与卡托普利相似，但降压作用强而持久。

【用法与用量】 口服，初剂量为每次 5 ～ 10mg，每日 1 次。根据血压严重程度，可调整剂量，最大剂量为每日 40mg。但肾功能不全患者应减少用量。

【不良反应】 因不含巯基，副作用小于卡托普利。不良反应中咳嗽、头晕、头痛较常见，还有低血压、直立性低血压、恶心、腹泻、肌肉痉挛、血管性水肿等，偶可引起血红蛋白减少、白细胞减少和氨基转移酶升高。

【注意事项】 ①禁用于对其过敏者。②慎用于有严重肾功能障碍、两侧肾动脉狭窄的患者。③偶见血压急剧下降，首次剂量宜从小剂量 2.5mg 开始逐渐增加，在调整剂量时应密切观察血压波动情况。④与保钾利尿药合用时应注意血钾浓度的升高。

2. ARB ARB 通过干扰心血管系统中 Ang Ⅱ 与其相应受体的偶联，引起血压的降低。Ang Ⅱ 受体有 AT$_1$ 和 AT$_2$ 亚型。目前用于临床的 AT$_1$ 受体拮抗药为非肽类，亦称沙坦类药物，具有明显的肾脏保护效应，能逆转糖尿病性肾病的恶化，还可逆转左心室肥厚和血管重塑的不良效应，改善心脏舒张功能，是一类重要的治疗心血管疾病的药物。依据结构不同，该类药物主要分为两大类：①联苯四氮唑类，如氯沙坦（losartan）、缬沙坦（valsartan）和厄贝沙坦（irbesartan）等；②非联苯四氮唑类，包括依普沙坦（eprosartan）和替米沙坦（telmisartan）。

氯 沙 坦

氯沙坦为 AT_1 受体拮抗药。

【体内过程】　口服易吸收，进食不影响其生物利用度，约 14% 的氯沙坦在肝脏内代谢为 5-羧酸代谢物 EXP-3174。氯沙坦与 EXP-3174 的 $t_{1/2}$ 分别为 1.5 ～ 2.5h 与 6 ～ 9h，两者均不易透过血脑屏障。大部分药物在体内被肝 CYP 系统代谢，仅少量氯沙坦与 EXP-3174 以原型随尿排泄。

【药理作用】　Ang Ⅱ 受体 AT_1 亚型主要位于血管和心肌组织，Ang Ⅱ 与细胞膜上的受体结合后，增加细胞质内 Ca^{2+} 可用度，引起血管收缩。该类药直接作用于 AT_1 受体，拮抗 Ang Ⅱ 的升压作用，可松弛血管平滑肌、扩张血管、增加肾脏水盐排泄、减少血浆容量。与 ACEI 相比，ARB 具备 ACEI 阻滞 Ang Ⅰ 转换成 Ang Ⅱ 及抑制 ACE 介导的降解缓激肽和 P 物质的作用，但不引起 ACEI 产生的血管性神经性水肿和咳嗽等副作用。

【临床应用】　适用于 1、2 级高血压，尤其对高血压合并左心室肥厚、糖尿病肾病患者有益。

【用法与用量】　口服起始剂量与维持剂量为每次 50mg，每日 1 次；治疗 3 ～ 6 周可达到最大降压效果。在部分患者，如剂量增加到每次 100mg，每日 1 次，可产生进一步的降压作用；血容量减少和肝损害的患者，应减少用量；老年人、肾衰竭或血液透析患者也都应调整给药剂量。与利尿药合用，肝功能不良患者的初始剂量须降至每次 25mg，每日 1 次。

【不良反应】　可产生如低血压、高血钾及单或双侧肾动脉狭窄所致的肾功能降低等副作用，但这些副作用和 Ang Ⅱ 作用的降低呈非相关依赖性，原因有待明确。孕妇和哺乳期妇女应停用该药。与 ACEI 的不同在于：本品不引起干咳，且引发血管神经性水肿的发生率较低。长期用药的安全性有待继续观察，伴妊娠或高血钾患者禁用。

替米沙坦

替米沙坦属于非联苯四氮唑类，以羧酸取代氯沙坦上四氮唑，以苯并咪唑代替咪唑，并以另外一个苯并咪唑取代了 2 位上的正丁基。口服给药后 0.5 ～ 1h 血药浓度达峰值。尽管存在吸收差异，但替米沙坦吸收迅速，绝对生物利用度平均值约为 50%。替米沙坦呈双指数衰减的动力学，终末清除 $t_{1/2}$ 约为 24h。口服替米沙坦，几乎完全以原型药经粪便排泄。65 岁以上老年人的药动学与小于 65 岁人群无差异。常用初始剂量为每次 40mg，每日 1 次。在 20 ～ 80mg 剂量范围内，降压疗效与剂量相关。轻、中度肾功能不全患者无须调整剂量，轻或中度肝功能不良的患者每日剂量不超过 40mg，与噻嗪类利尿药合用有协同降压作用。

3. 肾素抑制药　血管紧张素原在肾素（蛋白水解酶）的作用下转变为 Ang Ⅰ 是合成 Ang Ⅱ 的限速步骤，是抗高血压药新的作用靶点。肾素抑制药可减少 Ang Ⅰ 的转化，减少 Ang Ⅱ 的生成；具有抗交感作用，可避免血管扩张后反射性心动过速；对肾脏的保护作用强于 ACEI 和 ARB。此外，肾素抑制药还可以改善心力衰竭患者的血流动力学，预期不良反应也小。第一代肾素抑制药有依那吉仑（enalkiren）和瑞米吉仑（remikiren），但由于存在首过效应，生物利用度低，临床很少使用；第二代肾素抑制药为非肽类药物，如 A-72517 等，克服了第一代药物的缺点，有望成为新的抗高血压药。

（二）CCB

CCB 可选择性阻滞细胞膜上钙通道，干扰钙内流；也可作用于肌质网上的钙通道，使钙储存减少，从而使心肌或血管平滑肌 Ca^{2+} 浓度降低，兴奋性减弱，导致心肌收缩力降低、血管扩张。按化学结构不同，CCB 主要分为二氢吡啶类（硝苯地平类）和非二氢吡啶类两大类。其中二氢吡啶类化合物或其衍生物的代表药有硝苯地平（nifedipine）、尼群地平（nitrendipine）、尼卡地平（nicardipine）、尼索地平（nisoldipine）、非洛地平（felodipine）和氨氯地平（amlodipine）等，主要作用于血管平滑肌，其作用机制、临床应用及不良反应相似，但药动学过程各具特点。大量循证研究证实长效二氢吡啶类 CCB 无明确的禁忌证，降压作用强，对糖脂代谢无不良影响，适用于大多类型高血压，可单用或与其他多类抗高血压药联合使用。对老年患者也有较好的降压疗效，是目前老年患者首选的降压药。伴心力衰竭或心动过速者慎用，还应注意部分患者可出现踝部水肿的现象。非二氢吡啶类包括维拉帕米类 [如维拉帕米（verapamil）、加洛帕米（gallopamil）和噻帕米（tiapamil）]，地尔硫䓬类 [如地尔硫䓬（diltiazem）、克仑硫䓬（clentiazem）和苄普地尔（bepridil）等]，对心脏和血管均有作用。因为血管选择性差，对心脏有负性变时、负性传导及负性变力作用，更适于高血压合并心绞痛、室上性心动过速或颈动脉粥样硬化者等。

硝 苯 地 平

【体内过程】 口服和舌下含服硝苯地平 90% 以上可被吸收，生物利用度超出 65%，蛋白结合率高达 98%。其中舌下给药仅 5 ~ 10min 即开始出现降压作用。口服后 1 ~ 2h 血药浓度达高峰，作用持续 6 ~ 8h。主要经肾脏排泄，70% ~ 80% 随尿排出，10% ~ 15% 由粪便排泄。$t_{1/2}$ 为 4 ~ 5h。

【药理作用】 作用于血管平滑肌细胞膜 L 型钙通道，使周围血管扩张、引起血压下降。同时也因周围血管扩张，可导致反射性心率加快、传导加速。本品具有冠状动脉（以下简称冠脉）扩张作用，可增加冠脉流量，并解除冠脉痉挛。

【临床应用】 用于原发性或肾性高血压，对重症、恶性高血压或高血压脑病也有效，尚可用于治疗冠心病，尤对冠脉痉挛引起的心绞痛更佳。目前研制出的缓释或控释制剂，可每日 1 ~ 2 次，作用可持续 24h，如硝苯地平控释片口服后约 6h 达稳态，波动小。当硝苯地平与 β 受体阻滞剂合用，可加强疗效，并能减轻脸红、心悸和头痛等不良反应；与利尿药合用，能增强降压效果，还能消除硝苯地平导致的踝部水肿。

【用法与用量】 口服，每次 10mg，每日 3 ~ 4 次。

【不良反应】 颜面潮红、心悸、口干、头痛、眩晕，也可能出现低血压、踝部水肿、水钠潴留。严重主动脉瓣狭窄、低血压、肝肾功能不全者禁用，孕期 3 个月内孕妇慎用或禁用。

【注意事项】 国内外已有很多研究提示含服硝苯地平可以导致急性脑卒中、急性心肌梗死甚至猝死。我国《高血压基层诊疗指南（2019 年）》指出，高血压急症不可舌下含服短效硝苯地平。因此，不再推荐含服硝苯地平片治疗高血压，尤其是对于老年高血压患者。

非 洛 地 平

非洛地平口服，每次 10mg，每日 1 ~ 2 次，吸收良好，但肝首过效应强，生物利用度仅为 13% ~ 16%。口服后 45 ~ 120min 血药浓度达峰值，蛋白结合率为 99%，V_d 为 0.58 ~ 1.45L/kg；主要经肝代谢为无药理活性产物，经肾排出体外，$t_{1/2}$ 为 7 ~ 21h，但肝脏疾病患者和老年人消除能力会下降。

氨 氯 地 平

氨氯地平口服，起始剂量每次 5mg，每日 1 次，可根据需要逐渐增加用量至每日 10mg。口服 6 ~ 12h 血药浓度达峰值，吸收缓慢，生物利用度约为 63%。在肝脏代谢为无活性代谢产物，随后经肾排出，$t_{1/2}$ 为 35 ~ 48h，长期用药后可轻度延长。与硝苯地平相比，该药起效慢，作用持续时间较长。老年人及肾功能减退者或合并应用其他抗高血压药或抗心绞痛药时不必调整总用量，但每日 1 次，初始剂量应控制在每次 2.5mg。肝功能不全者禁用。

（三）交感神经阻断药

1. β 受体阻滞剂　属 β 受体阻滞剂的药物种类很多，降压机制、临床应用和不良反应相近，在高血压治疗中的强适应证为高血压合并心绞痛、心肌梗死、冠脉高危患者、心力衰竭、伴有窦性心动过速或心房颤动（简称房颤）等快速室性心律失常患者，也适用于交感神经兴奋性高的年轻患者。

根据与受体结合的亲和力，该类药物主要分为三大类：第一类以普萘洛尔（propranolol）为代表，属非选择性 β 受体阻滞剂；第二类以阿替洛尔（atenolol）、美托洛尔（metoprolol）为代表，属选择性 $β_1$ 受体阻滞剂；第三类如拉贝洛尔（labetalol）、卡维地洛（carvedilol）和阿罗洛尔（arotinolol），属 α、β 受体阻滞剂。

临床治疗高血压常选用选择性拮抗 $β_1$ 受体的美托洛尔或兼有 α、β 受体拮抗作用的卡维地洛，降压起效快而强，主要用于交感神经活性增强、静息心率较快的中、青年高血压或合并心绞痛的患者。该类药不仅能降低静息血压，而且能抑制应激和运动状态下血压的急剧升高。另外，α、β 受体阻滞剂阿罗洛尔阻断 α 与 β 受体的比例为 1∶8，拮抗 β 受体的选择性更高，而拮抗 α 受体的作用较弱。某些具有内在拟交感活性的药物可能出现激动药样作用，可引起心率加快等不良反应，如布新洛尔、吲哚洛尔、醋丁洛尔和氧烯洛尔等。故心率较快的患者应该避免选用该类药物。

【药理作用】　β 受体阻滞剂的降压作用强于噻嗪类利尿药，其中选择性 $β_1$ 受体拮抗药美托洛尔和阿替洛尔，因为对 $β_2$ 受体无明显拮抗作用，故收缩支气管和外周血管的作用较弱，适于长期使用。α、β 受体阻滞剂拉贝洛尔和卡维地洛对 α、β 受体均有拮抗作用，为有扩张血管特性的 β 受体阻滞剂。用药初期，β 受体阻滞剂可使心率减慢、心排血量减少，但外周血管阻力增加，结果血压不变或略为降低；长期用药时外周血管阻力降低，心排血量仍减少，因此收缩压及舒张压均下降。

本类药降压作用机制如下。①中枢性血压调节机制：已知下丘脑、延髓等部位有 β 受体，中枢给予微量普萘洛尔能降低血压，同量静脉注射却无效，提示药物可能透过血脑屏障拮抗 β 受体产生降压作用。②降低外周交感神经活性：通过拮抗外周去甲肾上腺素能神经末梢突触前膜的 $β_2$ 受体，抑制 $β_2$ 受体激活引起的正反馈作用，故可使交感神经末梢释放 NA 减少。③抑制肾素释放：通过抑制肾小球入球动脉上的 $β_1$ 受体，减少肾素释放，进而通过降低肾素 - 血管紧张素 - 醛固酮系统（renin-angiotensin-aldosterone system，RAAS）对血压的影响，发挥降压作用。④减少心排血量：通过拮抗心脏 $β_1$ 受体，抑制心肌收缩性，减慢心率，可使心排血量减少而降低血压。

【临床应用】　β 受体拮抗药为常用降压药之一，但因其降压强度有限，故常与其他降压药合用。对年轻高血压患者、心排血量及肾素活性偏高者疗效较好，尤其对心肌梗死患者、高血压伴心绞痛或心率偏快的 1、2 级高血压患者的疗效更佳。与其他降压药相比，本类药的优点有不引起直立性低血压。高血压患者应选用何种 β 受体阻滞剂为宜，主要取决于药物的作用效果和药动学特性，以及高血压患者对药物的敏感性差异。

【不良反应】　一般副作用常见的有眩晕、疲倦、嗜睡、胃肠紊乱（恶心、腹泻）等，还可引起严重的心动过缓、房室传导阻滞、诱发急性心力衰竭或支气管哮喘（非选择性 β 受体阻滞剂表现更明显）、四肢厥冷及雷诺现象等。长期、大量使用还可对脂代谢产生影响，降低血清高密度脂蛋白，使总胆固醇、甘油三酯水平升高。过量应用本类药产生的不良反应，可用异丙肾上腺素或阿托品拮抗。

【注意事项】 禁用于伴有严重左室心功能不全、窦性心动过缓、重度房室传导阻滞和支气管哮喘的患者，心肌梗死患者和肝功能不良者应慎用。

本类药物临床常用的有非选择性β受体阻滞剂普萘洛尔、选择性β_1受体阻滞剂美托洛尔、α、β受体阻滞剂拉贝洛尔和卡维地洛等。

普 萘 洛 尔

普萘洛尔对β_1和β_2受体无选择性，因此作用较为广泛，可治疗心律失常、心绞痛、高血压，亦可用于甲状腺功能亢进症（简称甲亢），是甲亢合并快速房性心律失常的首选药。本药口服吸收迅速而完全，但首过效应强，有40%～70%被肝脏破坏，故生物利用度不高。$t_{1/2}$为6h，但患者每天服药2次亦能有效控制高血压。不同个体口服同等剂量普萘洛尔，血药浓度差异较大（50～100ng/ml），因此须注意个体化用药。

【用法与用量】 常用剂量每次5mg，每日4次。用量应根据患者心率和血压等的变化及时调整，最大剂量可达100mg。

美 托 洛 尔

美托洛尔对β受体拮抗作用几乎与普萘洛尔相同，对β_1受体的选择性稍逊于阿替洛尔，而对血管和支气管平滑肌的收缩作用较普萘洛尔弱。口服吸收迅速完全，吸收率高于90%，但肝脏代谢率也可达到95%，故生物利用度仅为40%～75%。一般给药后1.5h血药浓度达峰值，在体内的代谢受遗传因素的影响，强代谢型患者$t_{1/2}$为3～4h，弱代谢型患者$t_{1/2}$可达7.5h。主要以代谢物经肾脏排泄，仅3%～10%以原型药排出。

【用法与用量】 常用剂量100mg/d，早晨顿服或分早、晚两次服用。如效果不满意可增加剂量或合用其他抗高血压药，中断治疗一般应在7～10日内逐渐撤药，若骤然停药则可使缺血性心脏病患者病情恶化。伴有低血压、显著心动过缓（心率＜45次/分）、心源性休克、重度或急性心力衰竭的患者禁用。

拉 贝 洛 尔

临床应用的拉贝洛尔是4种立体异构体的消旋混合物，兼有α和β受体的拮抗作用。其中对β_1受体的拮抗作用为普萘洛尔的1/4，对β_2受体的拮抗作用为普萘洛尔的1/17～1/11，而对β受体的拮抗作用为α受体拮抗作用的4～8倍。与普萘洛尔相比，拉贝洛尔等效剂量下对心率减慢的作用较弱，但可较快出现降压作用，源于其拮抗α受体致血管扩张。该药口服吸收迅速，其生物利用度约为70%，与血浆蛋白的结合率为50%，1～2h血药浓度达峰值。当血药浓度大于100ng/ml，即可抑制运动性心动过速；而大于500ng/ml时产生降压效应。约有95%在肝中代谢，$t_{1/2}$为1.5～3.5h，可引起肾血流量增加。

【用法与用量】 初始用量为每日口服2～3次，每次100mg。如疗效不佳，可增至每日3～4次，每次200mg；加用利尿药时可适当减量。静脉注射每次100～200mg，不能加入葡萄糖氯化钠注射液中静脉注射或滴注；发生高血压危象时可进行静脉内20～80mg重复性快速给药；儿童、孕妇及伴有支气管哮喘、脑出血的患者忌用静脉注射给药，其对哮喘患者仍可致支气管痉挛，尽管其引起支气管平滑肌收缩的作用并不强。

卡 维 地 洛

卡维地洛也是一种消旋混合物，与拉贝洛尔相似，非选择性拮抗β受体且无内在拟交感活性，较拉贝洛尔强3～5倍，但选择性拮抗α_1受体，作用约为拉贝洛尔的1/2。该药拮抗α_1和

β_1 受体的强度比为 $1:100 \sim 1:10$，表明其拮抗 α_1 受体的作用明显低于 β_1 和 β_2 受体。口服卡维地洛易于吸收，但首过效应明显，绝对生物利用度仅为 $25\% \sim 35\%$，$t_{1/2}$ 为 $7 \sim 10h$，主要是通过降低外周血管阻力引起血压的下降，而对心排血量及心率的影响较小。目前主要用于治疗轻、中度高血压，或伴有肾功能不全、糖尿病的高血压患者。

【用法与用量】　常用量为每日 $10 \sim 20mg$，分 $1 \sim 2$ 次口服，建议在医师的密切监测下调整剂量。

2. α_1 受体阻滞剂　用于抗高血压的 α 受体阻滞剂主要为选择性拮抗 α_1 受体而不影响 α_2 受体的 α_1 受体阻滞剂，临床常用的主要是哌唑嗪（prazosin）和特拉唑嗪（terazosin）。

哌 唑 嗪

【体内过程】　哌唑嗪口服吸收良好，生物利用度为 $50\% \sim 70\%$，$30min$ 起效。$1 \sim 3h$ 血药浓度达峰值，V_d 为 $1.5L/kg$，血浆蛋白结合率为 92%，不能透过血脑屏障。主要经肝脏代谢，约 10% 经尿排泄，$t_{1/2}$ 为 $3 \sim 6h$，作用可持续 $6 \sim 10h$。

【药理作用】　选择性拮抗突触后 α_1 受体，使容量血管和阻力血管扩张，从而降低心脏的前、后负荷，引起血压下降。对心率、心排血量、肾血流量和肾小球滤过率则均无明显影响。

【临床应用】　常用于高血压伴前列腺增生、嗜铬细胞瘤引起的高血压，以及难治性高血压患者的联合用药。长期口服不导致肾血流量及肾小球滤过率降低而发生肾损害，因此伴肾功能不全仍可使用该药。

【用法与用量】　口服，治疗开始应用剂量为每日 $2 \sim 3$ 次，每次 $0.5 \sim 1.0mg$（首剂量为 $0.5mg$，睡前服），依据血压变化调整剂量。一般治疗剂量为每日 $2 \sim 20mg$（分 $2 \sim 3$ 次服用），大多数患者即使用量超过 $20mg$，也不再相应增加疗效。对重度高血压患者，该药常与利尿药或 β 受体阻滞剂联合应用，以增强疗效。

【不良反应】　可发生严重直立性低血压，尤其在治疗开始或加大剂量时。本药单独长期服用易导致水钠潴留而降低疗效，因此临床上较少单独使用。长期应用可产生快速耐药性，如有必要可适当增加剂量予以缓解。

【注意事项】　①初始可有恶心、眩晕、头痛、嗜睡、心悸、直立性低血压（称为首剂效应），可于睡前服用或自小剂量（$5mg$）开始服用予以避免；②伴有活动性肝病、过敏的患者禁用，心绞痛、严重心脏病、精神病患者应慎用，孕妇及 12 岁以下儿童亦须慎用。

特 拉 唑 嗪

特拉唑嗪为新一代 α_1 受体阻滞剂的代表，克服了哌唑嗪的首剂效应这一缺点。

【体内过程】　特拉唑嗪口服吸收较哌唑嗪更完全，食物对吸收无明显影响，生物利用度约 90%，$1 \sim 2h$ 血药浓度达峰值。药物在肝内广泛代谢，胆管是其主要的排泄途径，$t_{1/2}$ 约为 $12h$，是哌唑嗪的 $2 \sim 3$ 倍。

【药理作用】　降压机制与哌唑嗪一致。

【临床应用】　适应证与哌唑嗪相同，但作用持续时间较长。

【用法与用量】　口服初始剂量 $0.5mg$，睡前服用，可每日服用 1 次，然后逐渐增量，最大剂量为每日 $20mg$。

【不良反应】　常见的不良反应有头昏、头痛、软弱无力和鼻塞等。禁忌证和注意事项均与哌唑嗪相近，但克服了哌唑嗪的首剂效应。

（四）利尿药

利尿药按作用部位主要分为高效利尿药（袢利尿药）、中效利尿药（噻嗪类利尿药）、低效利尿药（保钾利尿药）、碳酸酐酶抑制剂和渗透性利尿药五个类别。其中噻嗪类利尿药作为基础降压药应用最广。所有噻嗪类利尿药的疗效及副作用相似，但药物效价及体内 $t_{1/2}$ 各不相同。利尿作用强的利尿药，并不表明降压作用也更强，如高效利尿药呋塞米的降压作用强度较噻嗪类利尿药并无显著增加，因其降压作用并非单纯源自利尿的结果。

1. 噻嗪类（thiazides）利尿药 代表药为氢氯噻嗪（hydrochlorothiazide），吲达帕胺（indapamide）具有磺胺结构，虽无噻嗪环，但其利尿作用与噻嗪类利尿药相似，故在此一并介绍。

氢氯噻嗪

【体内过程】 氢氯噻嗪口服 1h 产生效应，生物利用度为 60% ～ 90%，1 ～ 3h 血药浓度达峰值。血浆蛋白结合率为 99%，可透过胎盘屏障。大多数噻嗪类药物作用持续时间为 12h，以原型自尿中排泄，$t_{1/2}$ 为 13h。

【降压机制】 早期降压是通过利尿排钠而导致血浆容量及心排血量减少；但长期服药，因排钠，降低动脉壁细胞内 Na^+ 的含量，因 Na^+-Ca^{2+} 交换使细胞内 Ca^{2+} 也减少，降低血管平滑肌对收缩血管物质的反应或诱导动脉壁产生扩张血管物质。

【临床应用】 降压作用明确，小剂量氢氯噻嗪（6.25 ～ 12.5mg/d）适用于 1、2 级高血压，尤其对老年高血压、伴心力衰竭患者有益。临床上根据降压效应调整剂量，注意每日最大剂量通常不超过 100mg，以免引起严重的不良反应（小于 25mg/d 时，对糖耐量与血脂代谢的影响较小）。长期应用，建议与保钾剂联合使用。如降压不够理想，常与其他抗高血压药合用。

【用法与用量】 ①服用期间，应定期检查血液电解质含量，如发现电解质紊乱的早期症状如口干、衰弱、嗜睡、肌痛、腱反射消失，应立即减量或停药。②长期服用可致低钠血症、低氯血症和低钾血症性碱血症。故宜隔日服药或服药 3 ～ 4 日、停药 3 ～ 4 日的间歇疗法，同时不应过分限制食盐的摄入。建议适当补钾（用药期间最好补钾 40mmol/d），防止血钾过低。肝病和正在接受洋地黄治疗的患者慎用。③伴糖尿病、痛风、肾功能低下的患者禁用。噻嗪类药物对于严重肾衰竭（肾小球滤过率＜ 30ml/min）的患者无效。

【不良反应】 ①可引起电解质紊乱：如低血氯性碱中毒、低血钾、低血镁、低血钠。②出现高尿酸血症和高钙血症等潴留现象。③产生高血糖和高脂血症等代谢性变化。④皮疹、光敏性和发热等高敏反应。⑤可增高血尿素氮，加重肾功能不良，偶可致弛缓性或麻痹性痴呆及低血钾性肾病。

吲达帕胺

吲达帕胺降压机制为增加尿钠排泄，减少血容量和心排血量，降低血管阻力和血管反应性而引起血压降低，还具有拮抗 Ca^{2+} 的作用。该药口服吸收迅速，30min 后血药浓度达峰值，生物利用度为 93%，血浆蛋白结合率约为 78%，$t_{1/2}$ 为 14 ～ 18h。吲达帕胺是目前应用比较广泛的降压药之一，适用于轻、中度高血压，单独服用降压效果显著。其不良反应发生率虽然不高，但应提高警惕。老年人同时伴有痛风、高脂血症及糖尿病的高血压患者应在专科医生指导下使用。为减少电解质平衡失调的出现，宜用较小的有效剂量，并应定期监测血钾、血钠及尿酸等，注意维持水与电解质平衡，注意及时补钾。严重肾功能不全、肝性脑病或严重肝功能不全、低钾血症，以及对本药及磺胺类药物过敏者禁用。

2. 袢利尿药 即高效利尿药，代表药是呋塞米（furosemide），其降血压作用并不比噻嗪类利尿药强，可能由于作用时间较短，1 次给药不足以使体内钠负平衡保持 24h；即使一日 2 次给药，抗高血压作用仍较弱，且产生强效利尿作用而致不良反应增加。因此袢利尿药主要用于高血压危象时，通过注射呋塞米以发挥快速降压效应，亦可用于具氮质血症的肾功能不全高血压患者。

3. 潴钾利尿药　常用螺内酯（spironolactone）和氨苯蝶啶（triamterene），降压作用强度与噻嗪类利尿药相似。优点是降压时不引起低血钾、高血糖与高尿酸血症，亦不影响血脂水平。但有可能致高钾血症，故肾功能受损者不宜应用，常用于对抗其他利尿药的失钾，以及协同发挥利尿作用。

四、抗高血压药的合理应用

首先应明确不同高血压患者的降压目标，并且应根据患者的耐受性，逐步控制血压。一般高血压患者降压治疗的血压目标为＜ 140/90mmHg；老年人的血压目标为＜ 150/90mmHg；慢性肾病的血压目标为＜ 130/80mmHg，终末期肾病为＜ 140/90mmHg；稳定性冠心病和糖尿病的血压目标均为＜ 130/80mmHg，但冠脉严重狭窄者适当放宽。有关高血压治疗的血压低限值尚未确定，但严重冠脉病变或高龄患者舒张压低于 60mmHg 者应当谨慎降压。

多年的抗高血压药物治疗研究和应用中归纳出抗高血压药物治疗应遵循 4 个基本原则，即小剂量用药，平稳降压，联合用药及个体化给药。

（一）小剂量用药

高血压治疗往往需要长时间用药。如何避免或减少药物长期使用带来的不良反应，保证疗效，是高血压治疗药物选择首先要考虑的问题。可以说，药物的安全性和患者的耐受性的重要性不亚于或甚至更胜过药物的疗效。初始治疗宜采用较低的有效剂量，以便于观察治疗效果和减少药物的不良反应，如疗效不满意，可逐步增加剂量或采取联合用药。多数抗高血压药在达到治疗剂量时，随着其剂量翻倍，其降压幅度仅增加约 20%，而药物的不良反应可能出现成倍增加，因此不建议降压效果控制欠佳时单纯依靠增加剂量来提高降压效果。

（二）平稳降压

人体血压在 24h 内存在自发性波动，即血压变异性（blood pressure variability，BPV）。血压变异性可以由自身的调节和病理生理改变，以及环境等因素引起，同时还可能由短效抗高血压药不合理应用所致。已有研究证明血压的波动性可导致器官损伤，在血压水平相同的高血压患者中，血压变异性高者靶器官损伤严重。多数高血压患者的血压波动曲线与正常血压者的昼夜波动曲线相似，但整体水平较高，波动幅度增大。为了有效地防止靶器官损害，要求每天 24h 内血压稳定于目标范围内，防止从夜间较低血压到清晨血压突然升高而致心血管事件的发作（50% 以上的缺血性心血管和脑血管意外发生在这段时间）。故最好使用一天 1 次给药且有持续 24h 作用的长效抗高血压药，其降压谷 / 峰值应＞ 50%。其优点是提高患者治疗的依从性、更平稳地控制血压、保护靶器官、减少心血管事件的危险性。如使用中短效制剂，每日需用 2 ~ 3 次，以达到平稳控制血压的目的。

（三）联合用药

联合用药的目的一是增加降压效果又不增加不良反应，在低剂量单药治疗疗效不满意时，可以采用两种或两种以上抗高血压药联合治疗；二是由于联合应用减少用药剂量可增加适应人群，同时可用于患者的初始治疗。抗高血压药联合应用已成为高血压降压治疗的最基本方案。联合用药的适应证：2 级高血压和（或）伴有危险因素、靶器官损害或临床并发症的特殊人群。《中国高血压防治指南（2018 年修订版）》推荐以下七种有效的联合降压治疗方案：噻嗪类利尿药加 ACEI 或 ARB；二氢吡啶类 CCB 加 ACEI 或 ARB；二氢吡啶类 CCB 加噻嗪类利尿药；二氢吡啶类 CCB 加 β 受体阻滞剂；利尿药加 β 受体阻滞剂；α 受体阻滞剂加 β 受体阻滞剂及噻嗪

类利尿药 / 保钾利尿药。经以上两种药物降压治疗后，如果仍然没有达到目标血压，则应该酌情联合应用三种降压药物，但是原则上应包括利尿药。

（四）个体化给药

所谓高血压的个体化用药是指根据患者具体情况和耐受性及个人意愿或长期承受能力选择适合该患者的抗高血压药。高血压个体化用药应该考虑以下五个方面：①评估危险因素及合并存在的靶器官受损状况，在指导强化改善生活方式的基础上，充分考虑各类药物适应证及禁忌证，选择指南推荐的降压药物；②通过基因筛查排除疗效差和不良反应多的药物，强调"基因导向"，提出患者所适合用药种类；③对于需要合并用药时，注重药物相互作用及加强药物不良反应的监测；④检测激素水平和血流动力学参数辅助评估推荐药物，进一步优化降压方案；⑤在全面搜集个体遗传和相关获得性因素的基础上，多因素综合预测药物疗效，以便方案的及时调整，兼顾合理用药和经济学效应。

五、特殊人群的降压治疗

（一）高血压合并心力衰竭

高血压是引起心力衰竭最常见的病因。积极控制高血压是预防心力衰竭发生和防止心力衰竭进展的重要措施。优先考虑应用 ACEI 或 ARB、β 受体阻滞剂和利尿药。这些药物也是心力衰竭的治疗药物，对于心力衰竭患者如有液体潴留，应首先应用利尿药，待达到干体重状态需尽早合用 ACEI（或 ARB）和 β 受体阻滞剂。

（二）高血压合并冠心病

高血压是冠心病的主要危险因素。高血压促进了 As 的发生和发展，并可导致系列心脑血管病并发症。优先考虑应用 β 受体阻滞剂、CCB，亦可选择 ACEI 或 ARB。

（三）高血压合并糖尿病

20% ～ 40% 高血压患者合并糖尿病，而糖尿病患者患高血压的概率约比非糖尿病者高 3 倍。优先考虑应用阻断 RAAS 的药物如 ARB 或 ACEI，也可应用利尿药或 CCB。但利尿药不宜单独应用，更不宜大剂量应用；CCB 也不宜单独应用，可以与 RAAS 阻断剂联合应用。

（四）高血压合并肾损害

高血压合并肾损害很常见，约 18% 的原发性高血压患者最终会发生肾功能障碍，并为影响高血压患者预后的主要相关疾病之一。优先考虑应用的药物为 ACEI、ARB 和 CCB，在同等降压条件下这些药物降低蛋白尿作用更为显著，临床证据更多。也可以用醛固酮拮抗剂如螺内酯，并可考虑两种药物的联合应用。

（五）老年高血压

临床试验已证实，降压治疗可降低老年高血压患者的致残率和病死率，对于高龄老年患者（≥ 75 岁）仍可降低其脑卒中和各种心血管事件的发生率与病死率，且绝对获益甚至超过中年高血压患者。优先选择的药物有 CCB、ACEI 或 ARB 及利尿药。应强调缓和降压，避免血压大幅度起伏波动。脉压大或单纯收缩压高的高血压患者，主要应使收缩压达标。

综上，个体化给药方案是抗高血压药物治疗的新方向。选择抗高血压药应该做到以循证医学和指南为基础，同时强调实施"量体裁衣，因人施药"的个体化治疗，包括基于药物基因组学和定量药理等个体治疗方案。

第 2 节　心绞痛的临床用药

心绞痛（angina pectoris）是冠状动脉粥样硬化性心脏病（简称冠心病）的常见症状，是冠脉供血不足，心肌急性暂时缺血、缺氧引起的临床综合征，其主要临床表现为胸骨后或左心前区的阵发性绞痛或闷痛，常放射至左上肢、颈部或下颌部，休息或含硝酸甘油后可以缓解。心绞痛分为稳定型心绞痛、变异型心绞痛和不稳定型心绞痛。

1. 稳定型心绞痛（stable angina pectoris）　或称劳力型心绞痛（exertional angina pectoris），多在劳累和情绪激动时发病，患者多数已形成 As 斑块，由于冠脉已经狭窄，当心肌需氧量增加时可发生心绞痛。

2. 变异型心绞痛（variant angina pectoris）　常在安静和清晨起来时发作，由冠脉痉挛引起，可采用冠脉扩张药物等治疗。

3. 不稳定型心绞痛（unstable angina pectoris）　被认为是稳定型心绞痛和心肌梗死之间的中间状态，可发展成为心肌梗死和猝死，也可恢复为稳定型心绞痛。不稳定型心绞痛的病理学变化基本上与心肌梗死相同，即由于冠脉 As 斑块破裂，导致血小板纤维蛋白血栓形成，但并未完全堵塞血管。治疗的目的是要防止心肌梗死的发生。

另外，血栓完全堵塞冠脉后，将发生心肌梗死。发生心肌梗死后，如不能得到及时治疗可能导致患者死亡，死亡原因通常是心力衰竭和心律失常。缺氧可造成心肌细胞凋亡和心肌细胞的坏死，预防冠脉血栓形成导致的不可逆的心肌损伤也是治疗心肌梗死的主要目的，此外，保护心肌细胞的治疗药物仍然在研究中。

一、心绞痛的病理生理学

当心肌的供氧量和需氧量出现矛盾时，冠脉血流量不能满足心肌代谢的需要，导致心肌急剧缺血缺氧，产生过多的代谢产物如乳酸和丙酮酸等，引起心绞痛的临床症状。

（一）影响心肌耗氧量的因素

心肌耗氧量主要由三个因素决定：心室壁张力（心室内压、心室容积、心壁厚度），心率和心肌收缩力。当心率加快、心肌收缩力增强、心室内压或心室容积增高时，心肌耗氧量增高。这些血流动力学改变通常发生在正常人运动和交感神经兴奋时，如果发生在阻塞性冠脉疾病的患者则可能诱发心绞痛。

临床上常用"二项乘积"，即"心率 × 收缩压"间接估计心肌耗氧量的改变。二项乘积的结果与张力 - 时间指数紧密相关，张力 - 时间指数为心肌做功和耗氧的损伤性测定方法。

（二）影响心肌供氧的因素

心肌供氧量的多少主要取决于冠脉血流量、冠脉灌注压、侧支循环和舒张时间，其中冠脉口径是冠脉血流量的决定性因素。冠脉口径一方面受冠脉平滑肌舒缩的调节，在心脏的收缩期口径小，阻力大，血流量少，而在心脏的舒张期，则口径大，阻力小，血流量多；另一方面，冠脉口径还受血管外心肌收缩的挤压作用，这是由于冠脉循环具有其独特的解剖学特点。心外膜冠脉逐渐分支为小动脉、微动脉，并呈直角垂直穿入心肌层，在心内膜下吻合成网，供应心肌和心内膜下的血液。冠脉血管的这种分支方式易受心肌收缩的挤压，使心内膜下区域易于发生缺血、缺氧。当心室内压增加，特别是左室舒张末压（LVEDP）增加时，其缺氧加重。

除了冠脉的血管外的机械压力外，一些内源性因子，包括代谢产物、自主神经兴奋性和某些药物等均可改变冠脉血管床的阻力，冠状血管内皮细胞的损伤可影响冠脉对正常刺激所产生的血管舒张反应。

（三）药物的作用环节和常用药物的分类

心绞痛的治疗原则是改善冠脉血供和减轻心肌耗氧量，同时积极治疗 As。药物可能通过下列途径松弛冠脉平滑肌，而增加心肌的血液供应。

1. 增加一氧化氮（NO）水平，升高环鸟苷酸（cGMP） NO 为水溶性物质，能激活鸟苷酸环化酶，升高 cGMP，促进肌球蛋白轻链的去磷酸化反应，阻止肌球蛋白和肌动蛋白的反应，引起血管平滑肌松弛。硝酸酯类是通过提供 NO 而对心绞痛产生治疗作用的药物。

2. 降低细胞内 Ca^{2+} 含量 细胞内 Ca^{2+} 是肌球蛋白轻链激酶活化的重要调节物，CCB 因减少细胞内 Ca^{2+} 含量而引起血管扩张。β 受体阻滞剂和某些 CCB 通过对心肌的直接作用，以及降低心肌的钙内流，减少心率和收缩力，从而降低心肌耗氧量。

3. 稳定血管平滑肌细胞膜并防止其去极化 增加细胞内钾通透性使可使细胞的膜电位稳定在一个接近静息膜电位的水平，降低血管平滑肌细胞收缩兴奋性。钾通道开放药可提高钾通道（可能是 ATP 依赖性钾通道）的通透性。某些新型抗心绞痛药，如尼可地尔（nicorandil），可能是通过这一机制发挥作用的。

4. 升高血管平滑肌细胞环磷酸腺苷（cAMP） cAMP 的增加可促进肌球蛋白轻链激酶的失活速度，在平滑肌细胞中，肌球蛋白轻链激酶激发肌动蛋白和肌球蛋白发生反应。这是 $β_2$ 受体激动药引起血管扩张的机制。但 $β_2$ 受体激动药目前不用于心绞痛的治疗。

现有的抗心绞痛药可以通过不同途径调整氧的供需失衡，它们或者通过减轻心脏的工作负荷，降低心肌耗氧量；或者通过扩张冠脉，促进侧支循环的形成，增加心肌的供氧量来治疗心绞痛。

目前临床上用于治疗心绞痛的药物主要有三类：硝酸酯类药物、β 受体阻滞剂和 CCB。这三类药物均可降低心肌耗氧量，其中硝酸酯类药物及 CCB 还能解除冠脉痉挛而增加心肌供氧。

二、硝酸酯类药物

硝酸酯类药物减轻心绞痛的作用是由著名的英国医生劳德·布伦顿（Lauder Brunton）于 1867 年发现的。他发现吸入亚硝酸异戊酯，能部分缓解心绞痛。现在硝酸甘油（nitroglycerin）已经取代了亚硝酸异戊酯。为了延长硝酸甘油的作用时间，后来又合成了许多硝酸酯类药物。

临床用于心绞痛治疗的硝酸酯类药物有硝酸甘油、硝酸异山梨酯（isosorbide dinitrate）、单硝酸异山梨酯（isosorbide mononitrate）和戊四硝酯（pentaerythritol tetranitrate）。本类药物作用相似，只是显效快慢和维持时间有所不同。

【体内过程】 硝酸酯类药物在体内经有机硝酸酯还原酶代谢。此代谢酶在人体肝脏内活性很高，因此口服的硝酸甘油和硝酸异山梨酯的生物利用度低于 10% ～ 20%，舌下给药可避免首过效应，能较快产生有效血药浓度，硝酸甘油和硝酸异山梨酯舌下给药时吸收很好，且能在数分钟内达到有效浓度。但为了避免产生过高的血药浓度，不能使用较大的剂量，因此作用时间也很短，只有 15 ～ 30min。口服制剂因含有较大剂量，足以使硝酸甘油及其有效代谢产物在血浆内形成持久的有效浓度，因此作用维持时间也较长。硝酸甘油还有经皮吸收和经颊吸收的缓释制剂。

吸收后未经代谢的硝酸酯化合物 $t_{1/2}$ 仅 2 ～ 8min，部分经脱硝酸的代谢产物具有较长的 $t_{1/2}$，可达 3h。硝酸甘油的代谢产物（两个二硝基甘油和两个硝基产物）中的二硝基代谢产物有显著的扩张血管作用，可能起主要治疗作用。硝酸异山梨酯的 5'- 硝酸酯代谢物单硝酸异山梨酯具有药理学活性，已作为抗心绞痛药在临床应用。单硝酸异山梨酯的生物利用度达 100%，主要以去硝酸代谢产物的葡糖醛酸结合物的形式经肾脏排泄。

【药理作用】　硝酸酯类药物的基本作用是松弛平滑肌，特别是松弛血管平滑肌，从而降低心肌耗氧量并增加心肌供氧。扩张这三种类型的血管，是其防治心绞痛的药理学基础。

硝酸酯类药物作用的分子机制涉及 NO 形成，硝酸酯类药物也被称为 NO 的供体。NO 在血管平滑肌细胞内与鸟苷酸环化酶发生反应而活化，从而促进细胞内 cGMP 的合成。cGMP 依赖性蛋白激酶被激活后导致平滑肌内一系列蛋白磷酸化反应，最终引起肌球蛋白轻链脱磷酸化，平滑肌松弛。

现已阐明 NO 的化学本质及功能与血管内皮细胞释放的血管内皮舒张因子（endothelium derived relaxing factor，EDRF）相同，但硝酸酯类药物无须通过血管内皮细胞即可产生扩张血管作用，因此对病变血管，如血管内皮细胞损伤或不完整仍可产生扩张作用。

硝酸酯类药物扩张三种类型血管而产生的抗心绞痛作用分述如下。

（1）扩张血管，降低心脏做功的前、后负荷：本类药物能松弛大多数血管平滑肌。低浓度的硝酸甘油扩张静脉的作用大于对动脉血管的扩张作用，它是唯一以松弛静脉血管平滑肌为主的血管扩张药物。硝酸酯类使左、右心室腔的容积和舒张末压降低，全身动脉压可能有轻微降低，心率无改变或有少许反射性增加，肺血管张力和心排血量均有轻微降低。

较大剂量的硝酸酯类药物可引起更明显的静脉扩张，同时降低小动脉血管阻力，降低收缩压和舒张压及心排血量，可能引起代偿性交感神经兴奋。由此产生的心动过速和外周小动脉收缩可恢复全身血管阻力。

（2）扩张较大的冠状血管，增加缺血区血液供应：在 As 性冠脉阻塞时，阻塞远端部位的血管因缺血而扩张。阻塞较严重时，这种扩张能力达到最大，但只能用于维持代偿部位静息状态时的供血。如果因运动或情绪激动出现耗氧量增加，则血管无法进一步扩张。硝酸酯类药物能使较大的心外膜冠状血管和侧支血管扩张，使到达缺血区特别是严重缺血的心内膜下区的血流量增加。硝酸酯类药物对正常非缺血区的小血管没有扩张作用，从而保证血液能更多地分流到缺血区。

对冠脉痉挛引起的心绞痛，硝酸酯类药物扩张心外膜冠脉，尤其是痉挛部分的冠脉，是解除这类心绞痛的主要机制。

（3）对心肌耗氧量的影响：硝酸酯类药物对心肌收缩力和频率没有直接作用，而是通过扩张静脉容量和扩张小动脉阻力血管，减低心脏做功的前、后负荷。

心肌耗氧量的主要决定因素是心室壁张力、心率和心肌收缩力。硝酸酯类药物扩张静脉，增加静脉血容量，从而减少静脉血液的回流，减少心室舒张末期容量和前负荷，降低心室壁张力，降低心肌耗氧量。降低心室壁张力还有利于心内膜下冠脉灌注。此外，硝酸酯类药物可降低外周小动脉阻力，减少后负荷，缩短射血时间，从而降低心脏做功和心肌耗氧量。

（4）硝酸甘油释放 NO：NO 可激活血小板的腺苷酸环化酶，增加 cAMP，抑制血小板聚集，不过这种作用较轻微。

硝酸酯类药物对心绞痛的治疗作用和产生的不良反应见图 3-1。

【临床应用】　硝酸酯类药物主要用于缓解急性心绞痛症状和预防心绞痛发生，与 β 受体阻滞剂和 CCB 比较，硝酸酯类药物无加重心力衰竭和诱发哮喘的危险。

（1）稳定型心绞痛：硝酸酯类药物主要的血流动力学作用是降低静脉回心血量，从而减少心室容积和心室内压，使室壁张力减少，心肌耗氧量降低。此外也可使动脉压降低，心脏射血阻力降低，也会降低心肌耗氧量。在极少情况时，由于过度降压，可能造成反射性心率加快和收缩力增强，增加心肌耗氧量。

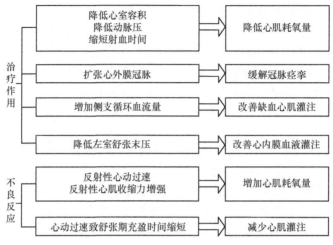

图 3-1　硝酸酯类药物对心绞痛的治疗作用和不良反应

（2）变异型心绞痛：硝酸酯类药物通过松弛心外膜冠脉和解除冠脉痉挛而治疗变异型心绞痛。

（3）不稳定型心绞痛：硝酸酯类药物通过扩张心外膜冠脉和同时减少心肌耗氧而发挥治疗作用。此外，硝酸甘油的抗血小板聚集作用对不稳定型心绞痛也有一定的治疗价值。

临床上，硝酸酯类药物主要用于缓解急性心绞痛症状和预防心绞痛发生。每 2 ～ 3h（或必要时）舌下含服硝酸甘油 0.3 ～ 0.6mg 或硝酸异山梨酯 5 ～ 10mg 可有效缓解心绞痛症状，可作为预防心绞痛的药物。个体对硝酸酯类药物的敏感性变异较大，开始应用硝酸酯类药物的患者应在无心绞痛发作时试服 1 ～ 2 片，以确定对药物的敏感性和可能引起的血压降低与头痛等不足。需要不断舌下含服硝酸酯类药物的患者可考虑口服制剂，也可使用硝酸甘油的透皮制剂（油膏或贴膜）。

常用的硝酸酯类药物：因舌下含硝酸甘油 1 ～ 3min 即可发生作用，故常作为立即控制心绞痛的治疗药，但因其作用时间很短，不超过 30min，故不能用于维持治疗。静脉注射的硝酸甘油虽然作用很快，数分钟即可有效，但其血流动力学作用在停药后即终止，故静脉给药只适用于严重的、反复发生的静息型心绞痛的治疗。缓慢吸收的硝酸甘油制剂有经颊吸收的缓释制剂和若干透皮制剂，它们能使血药浓度维持较长时间，但易发生耐受性。舌下或咀嚼型硝酸异山梨酯和其他硝酸酯类药物的血流动力学效应与硝酸甘油相似。虽然透皮制剂可维持 24h 或更长的血药浓度，但完全的血流动力学效应仅维持 6 ～ 8h。在维持治疗中缓释硝酸甘油的临床效应受到耐受性的限制，因此在给药间隙有一个 8h 的无硝酸甘油期，可减少或防止耐受性发生。

【用法与用量】用于发作时的治疗：硝酸甘油，0.3 ～ 0.6mg 片剂，舌下含服，1 ～ 2min 起效，约 30min 作用消失，也可使用喷雾剂。硝酸异山梨酯，5 ～ 10mg，舌下含服，2 ～ 5min 起效，作用可维持 2 ～ 3h，也可用喷雾剂，每次 1.25mg，1min 即可起效。

用于缓解期的治疗：硝酸异山梨酯，口服，每次 5 ～ 10mg，一日 3 次，服后 30min 起效，维持 3 ～ 5h。单硝酸异山梨酯，每次 20mg，每日 2 次。单硝酸异山梨酯缓释片，每次 60mg，一日 1 次，若必需，可增加至一日 2 次。戊四硝酯，每次 10 ～ 30mg，一日 3 ～ 4 次，1 ～ 1.5h 起效，维持 4 ～ 5h。戊四硝酯有口服的长效片剂，每次 2.5mg，每 8h 1 次，0.5h 起效，维持 8 ～ 12h；也可用 2% 软膏或膜片制剂（含硝酸甘油 5 ～ 10mg），涂或贴在胸前或上臂皮肤，作用可维持 12 ～ 24h。

【不良反应】

（1）急性不良反应：硝酸酯类药物的主要急性不良反应有直立性低血压、心动过速和头痛，这些都是其扩张血管作用延伸引起，通常在用药的头几天较明显。硝酸甘油可用于眼内压升高者，但颅内高压的患者禁用。

（2）耐受性：如果只是在心绞痛发作，或是在运动或应激前使用硝酸酯类药物，间歇性用药多不会减弱硝酸酯类药物的心血管作用。但如果频繁重复应用或不间断使用大剂量硝酸酯类药物则可产生耐受性。随着硝酸酯类药物大剂量口服、透皮吸收、静脉注射，以及缓释制剂的普遍应用，耐受现象更为常见。耐受性的大小与用药剂量和频率直接相关，而耐受性产生的机制与血管容量扩张、神经体液性代偿和细胞内巯基耗竭等多种因素有关。

每日中断 8 ～ 12h 的治疗，可减少或防止耐受性发生。对于稳定型心绞痛，夜间停药是最方便的方法（调整口服或舌下用药间隔时间，或是除去皮肤制剂）。但因左室充盈压升高（如端坐呼吸或阵发性夜间呼吸困难）诱发的心绞痛需夜间继续用药，这时可在一天的静息期停药。单硝酸异山梨酯也可产生耐受性，但临床重要性较小，且采用一日早（7：00 或 8：00）和晚（下午 2：00 或 3：00）2 次给药方案，仍然有效。

【注意事项】　可从小剂量开始应用此类药物，以避免和减轻不良反应。硝酸酯类药物可引起眼内和颅内血管扩张，导致眼内压和颅内压升高，故青光眼和颅内高压患者禁用。长期用药突然停止可能诱发心绞痛、心肌梗死，故应逐步停药。

【药物相互作用】　硝酸酯类药物和所用的抗高血压药合用可以使降血压作用显著增强。阿司匹林可降低硝酸甘油在肝脏内的清除率，合用时引起硝酸甘油血药浓度升高。静脉使用硝酸甘油可减弱肝素的抗凝作用。因硝酸酯类药物耐受性的产生与巯基消耗有关，而乙酰半胱氨酸为巯基供体，故可减少硝酸酯类药物的耐受性而提高其疗效。

三、CCB

细胞内 Ca^{2+} 储存部位可释放 Ca^{2+} 参与血管平滑肌的收缩，而细胞外钙内流是引起心肌收缩更为重要的因素，而且，血管外 Ca^{2+} 进入细胞可促发细胞内 Ca^{2+} 的释放，如一些激素和神经递质可通过受体调控的钙通道增加钙内流；细胞外高 K^+ 和去极化电刺激则通过电压调控通道使钙内流增加。

CCB 可与这两类钙通道的特异性受体或位点结合，阻滞钙内流，减弱血管和心脏平滑肌的收缩力。常用于心绞痛治疗的 CCB 有二氢吡啶类的硝苯地平、非洛地平、尼卡地平、尼索地平、尼群地平、氨氯地平和非二氢吡啶类的维拉帕米和地尔硫草等。

【体内过程】　口服吸收完全，但因首过效应明显，故生物利用度不高。除吸收缓慢和较长效的制剂氨氯地平和非洛地平外，口服 CCB 一般 30 ～ 60min 表现出明显效应。血浆蛋白结合率为 70% ～ 98%。消除 $t_{1/2}$ 为 1.3 ～ 64h，差异很大。如多次口服给药，$t_{1/2}$ 可因肝脏代谢被饱和而延长。二氢吡啶类 CCB 的代谢产物药理活性很低甚至没有，地尔硫草的主要代谢产物为去乙酰基地尔硫草，扩张血管的作用仅为地尔硫草的一半，维拉帕米的去甲基代谢产物去甲维拉帕米虽有生物学活性，但作用明显不如维拉帕米，$t_{1/2}$ 约为 10h。老年患者应用 CCB，$t_{1/2}$ 可能延长；肝硬化患者应用 CCB，$t_{1/2}$ 延长，生物利用度提高，故用药剂量须相应降低。

【药理作用】

（1）降低心肌耗氧量：CCB 阻滞心肌细胞钙内流，减弱心肌收缩力，降低自律性，减慢心率，从而降低心肌耗氧量。CCB 中对心脏的抑制作用，以维拉帕米最强，地尔硫草次之，硝苯地平较弱。

CCB 还阻滞血管平滑肌细胞钙内流，扩张外周血管，减轻心脏后负荷，从而降低心肌耗氧量。其中硝苯地平扩张血管作用较强，应用后可能出现反射性心率加快，反而会增加心肌耗氧量，维拉帕米和地尔硫䓬的扩血管作用则相对较弱。

（2）扩张冠状血管：CCB 是目前作用最强的冠脉扩张药，对较大的冠状血管（包括输送血管和侧支循环血管）和小阻力血管均有扩张作用，能改善缺血区血液供应。

（3）保护缺血心肌细胞：CCB 可通过阻滞钙内流减轻钙超载，而心肌缺血或再灌注时细胞内钙超载可造成心肌细胞尤其是线粒体功能严重受损。

【临床应用】 CCB 对冠脉痉挛所致的变异型心绞痛患者最为有效，也可用于稳定型心绞痛和心肌梗死。临床上应根据各种 CCB 的特点和不良反应适当选用。

硝苯地平：对冠脉和外周血管的扩张作用强，可解除冠脉痉挛，对变异型心绞痛效果好，尤其适用于伴有高血压的患者；对稳定型心绞痛也有效；能促进急性心肌梗死患者侧支循环的开放，缩小梗死区。由于不阻断房室传导，该药能用于房室传导障碍的患者。但因其降压作用强，可反射性加快心率，增加心肌耗氧量。故常与 β 受体阻滞剂合用，既能提高疗效，还可减轻不良反应。

维拉帕米：扩张冠脉的作用比硝苯地平弱，对变异型心绞痛患者不单用；扩张外周血管的作用比硝苯地平弱，故较少引起低血压；其对稳定型心绞痛的疗效似普萘洛尔；而且抗心律失常作用明显，所以特别适用于伴有心律失常的心绞痛患者。

地尔硫䓬：作用强度介于硝苯地平与维拉帕米之间，变异型、稳定型和不稳定型心绞痛患者均可使用。该药选择性扩张冠脉，对外周血管扩张作用较弱，应用时较少引起低血压；具有减慢心率、抑制传导和非特异性抗交感作用。对不稳定型心绞痛疗效好，并且可降低心肌梗死后心绞痛的发作频率。

【用法与用量】 ①维拉帕米：每日 3 次，每次 80 ～ 120mg；或每日 1 次，每次缓释剂 240 ～ 480mg。②硝苯地平：每日 3 次，每次 10 ～ 20mg，也可舌下含服；或每日 1 次，每次缓释剂 30 ～ 80mg。③地尔硫䓬：每日 3 次，每次 30 ～ 90mg；或每日 1 次，每次缓释剂 90 ～ 360mg。④尼卡地平：每日 3 次，每次 10 ～ 20mg。⑤尼索地平：每日 2 次，每次 20mg。⑥氨氯地平：每日 1 次，每次 5 ～ 10mg。⑦非洛地平：每日 1 次，每次 5 ～ 20mg。⑧苄普地尔：每日 1 次，每次 200 ～ 400mg。⑨尼群地平：每日 1 ～ 2 次，每次 20mg。

【不良反应】 CCB 的主要不良反应来源于它们治疗作用的延伸。过多抑制心肌细胞钙内流可引起严重的心脏抑制，导致心脏停搏、心动过缓、房室阻滞和 CHF。近有报道，速释硝苯地平可增加心肌梗死的发生率，可能因这种制剂使血压降低过快而引起交感神经兴奋所致，故在使用速释硝苯地平时应警惕这一严重不良反应的发生。CCB 在应用 β 受体阻滞剂的患者中更易引起心脏抑制。轻微的不良反应有脸红、水肿、头晕、恶心、便秘，但无须停药。苄普地尔持续延长动作电位，在敏感患者可引起扭转型阵发性室上性心动过速，有严重心律失常和 QT 延长综合征病史者禁用。

【注意事项】 因为 CCB 扩张外周血管，所以在起始用药时和长期应用中要监测血压，特别是已经使用降压药治疗的患者。与 β 受体阻滞剂合用，两者对心肌收缩力和传导系统都有抑制作用，故应特别注意观察心脏反应。伴有心力衰竭、窦房结功能低下或房室传导阻滞的心绞痛患者禁用维拉帕米。

临床证实，维拉帕米、地尔硫䓬和尼卡地平可抑制肝药酶，故地尔硫䓬和维拉帕米可降低卡马西平的代谢；尼卡地平、地尔硫䓬和维拉帕米还可降低环孢素的代谢，但硝苯地平无此作用。维拉帕米和其他 CCB 的代谢可被其他药物影响，如卡马西平和利福平均可促进 CCB 的代谢，西咪替丁则减慢 CCB 的代谢。

四、β 受体阻滞剂

可用于心绞痛治疗的 β 受体阻滞剂有普萘洛尔、美托洛尔、阿替洛尔、氧烯洛尔（oxprenolol）、阿普洛尔（alprenolol）、吲哚洛尔（pindolol）、索他洛尔（sotalol）、醋丁洛尔（acebutolol）、纳多洛尔（nadolol）、比索洛尔（bisoprolol）。

【体内过程】　普萘洛尔因脂溶性高，在胃肠道被迅速、完全吸收，血浆蛋白结合率高，首过效应明显，故生物利用度低于 30%。该药在肝内代谢呈饱和动力学特征，因此加大剂量可导致血药浓度不成比例地升高。普萘洛尔血浆 $t_{1/2}$ 为 4h，在肝内氧化后生成活性代谢产物 4- 羟普萘洛尔，其 $t_{1/2}$ 较母药普萘洛尔短。

【药理作用】　β 受体阻滞剂的作用广泛，对心绞痛的治疗作用主要来源于血流动力学作用如减慢心率、降低血压和减弱收缩力，从而降低静息和运动时的心肌耗氧。此外，在心率减慢的同时，舒张期灌注时间延长，使心肌灌注增多。β 受体阻滞剂对缺血和非缺血心肌冠脉段的作用不同，故可重新分布到达缺血心肌的冠脉流量。但因心率减慢和血压降低引起的心肌耗氧量减少是 β 受体阻滞剂缓解心绞痛和提高运动耐受量的最重要的机制。

【临床应用】

（1）心绞痛：本类药物对不同类型的心绞痛具有不同的作用特点。

1）稳定型心绞痛：疗效确定，特别适用于伴有心率快和高血压的心绞痛患者。β 受体阻滞剂可减少心绞痛的发作频率，改善心绞痛患者对运动的耐受能力。选择性和非选择性 β 受体阻滞剂的疗效无明显差别。与硝酸酯类药物合用可减少硝酸酯类药物的用量，减缓硝酸酯类药物耐受性的产生。

2）不稳定型心绞痛：可减少不稳定型心绞痛的发作频率，降低急性心肌梗死发生的危险，但尚未能证实可以降低死亡率。此外，若患者存在冠脉痉挛，则不应单独使用此类药。

3）变异型心绞痛：因药物阻断 β 受体，使 α 受体作用占优势，易致冠脉痉挛，从而加重心肌缺血症状，故不宜应用，特别是非选择性 β 受体阻滞剂。

（2）心肌梗死：无内在拟交感活性的 β 受体阻滞剂普萘洛尔、美托洛尔、噻吗洛尔和比索洛尔等可延长心肌梗死患者的存活时间，故心肌梗死的患者应及早使用此类药。

【用法与用量】　①普萘洛尔：每日 3 ～ 4 次，每次 10mg，逐步增加剂量至每日 100 ～ 200mg。②氧烯洛尔：每日 3 次，每次 20 ～ 40mg。③阿普洛尔：每日 3 次，每次 25 ～ 50mg。④吲哚洛尔：每日 3 次，每次 5mg，逐步增至每日 60mg。⑤索他洛尔：每日 3 次，每次 20mg，逐步增至每日 240mg。⑥美托洛尔：50 ～ 100mg，每日 2 次。⑦阿替洛尔：25 ～ 75mg，每日 2 次。⑧醋丁洛尔：每日 200 ～ 400mg。⑨纳多洛尔：40 ～ 80mg，每日 1 次。⑩比索洛尔：2.5 ～ 5.0mg，每日 1 次，根据个体情况调整，应特别注意脉搏和治疗效果。

【不良反应】　大多因为 β 受体被拮抗所引起，因 β 受体分布广泛，故不良反应较多，较严重的有心动过缓、CHF、房室传导阻滞、支气管痉挛、低血糖（特别是应用胰岛素的患者）、外周血管病恶化（因内源性 NA 兴奋 α 受体引起血管收缩的作用增强）。突然停用 β 受体阻滞剂，可引起严重的心律失常或心绞痛发作。应用 β 受体阻滞剂治疗心绞痛，伴随心率减慢和射血时间延长而发生舒张末期容积增加、心肌耗氧增加和左室舒张末期容积扩大，部分抵消了它的治疗效应，这种不足可以通过与硝酸酯类药物合用而被抵消。

【注意事项】　伴有哮喘的患者不宜使用 β 受体阻滞剂，可用 CCB 如维拉帕米取代；伴有心力衰竭的患者也不宜使用 β 受体阻滞剂，一般应用硝酸酯类药物；冠脉痉挛引起的心绞痛也不能使用 β 受体阻滞剂，而应采用 CCB 和硝酸酯类药物治疗。长期应用 β 受体阻滞剂的患者突然停药，可引起反跳性心绞痛，甚至心肌梗死，故须停药时应逐步减量。

此外，肝药酶抑制剂西咪替丁可抑制 β 受体阻滞剂普萘洛尔、美托洛尔和拉贝洛尔的代谢，使其生物利用度提高；维拉帕米可与普萘洛尔等 β 受体阻滞剂对房室结的抑制发挥协同作用，从而增强负性肌力作用；地高辛也有类似作用；吲哚美辛和水杨酸盐因抑制具有扩张血管作用的前列腺素合成而削弱 β 受体阻滞剂的降压作用；非选择性 β 受体阻滞剂还可增强和延长胰岛素的降血糖作用。

五、抗心绞痛药的临床治疗

（一）治疗原则

1. 消除引起冠脉硬化的吸烟、高血压和高脂血症等诱发因素。

2. 用药目的为降低心肌耗氧量和增加缺血心肌的冠脉血流量，以恢复供氧和耗氧间的平衡。

（二）不同类型心绞痛的治疗

1. 稳定型心绞痛的治疗　硝酸酯类药物、CCB 和 β 受体阻滞剂均可延迟心绞痛发作，运动时的 ST 段低平获得改善，两项乘积维持低值。虽然对运动的耐受能力提高，但心绞痛的阈值（引起症状的两项乘积）不变。

慢性稳定型心绞痛的维持治疗可选长效硝酸酯类药物、CCB 和 β 受体阻滞剂，最佳选药须根据患者对药物的反应而定。高血压患者选用一种缓释或长效 CCB 或 β 受体阻滞剂可能足以发挥作用；对于血压正常的患者，选择长效硝酸酯类药物较为合适。β 受体阻滞剂如普萘洛尔和 CCB（硝苯地平）或者两种不同类型的 CCB 合用（如硝苯地平和维拉帕米）比单用其中任何一种药更加有效。如果对单用一种药的反应不佳，应加用不同类别的药物以最大限度地降低心脏做功，使不良反应减少。有的患者可能需要硝酸酯类药物、β 受体阻滞剂和 CCB 三种药合用；对持续高血压、窦性心动过缓、房室结功能障碍者，可选缓释硝苯地平或长效二氢吡啶类 CCB。

不同 β 受体阻滞剂的治疗效应和耐受性相同。只要无禁忌证，β 受体阻滞剂应作为稳定型心绞痛的初始治疗药物。推荐使用无内在拟交感活性的选择性 β 受体阻滞剂。选用 β 受体阻滞剂如美托洛尔、阿替洛尔和比索洛尔应从较小剂量开始，选择个体化用药。同时拮抗 α 和 β 受体的药物，在慢性稳定型心绞痛的治疗中也有效。

2. 不稳定型心绞痛的治疗　在静息时反复发作心肌缺血的不稳定型心绞痛患者，常因 As 斑块破裂和血小板凝聚而发生冠脉复发性血栓栓塞。阿司匹林可减少这类患者的心脏意外。大多数患者可静脉注射肝素。除了阿司匹林和肝素治疗外，也可用硝酸甘油和 β 受体阻滞剂抗缺血治疗，顽固性患者应加用如维拉帕米或地尔硫䓬等非二氢吡啶类 CCB。

美国 2011 年不稳定型心绞痛和非 ST 段抬高心肌梗死治疗指南特别强调，尽管应用硝酸酯类药物可以有效缓解症状，但仍需早期使用 β 受体阻滞剂和 ACEI，以表明早期应用 β 受体阻滞剂和 ACEI 的重要性。

3. 变异型心绞痛的治疗　硝酸酯类药物和 CCB 比 β 受体阻滞剂能更有效缓解和消除变异型心绞痛患者的心肌缺血发作。硝酸酯类药物合并 CCB 可使约 70% 的患者完全消除心绞痛的发作，另 20% 的患者发作频率可被减少。不论有无 As 性冠脉病变，防止冠脉痉挛都是这些药物治疗的药理学基础。目前所用的 CCB 疗效相同，选药的依据是患者个体的反应。

（三）心绞痛药物的联合应用

1. 硝酸酯类药物和 β 受体阻滞剂　适用于稳定型心绞痛，除了两类药物潜在的作用相加外，β 受体阻滞剂可降低硝酸酯类药物引起的反射性心动过速和心肌收缩力增强；而硝酸酯类药物通过扩大静脉血容量而减弱 β 受体阻滞剂引起的左心室舒张末期容积增加，硝酸酯类药物还可减弱因拮抗 β 受体引起的冠状血管阻力增高。但应注意的是硝酸酯类药物和 β 受体阻滞剂合用时剂量应减小，尤其是起始剂量，以避免出现直立性低血压。β 受体阻滞剂应逐步减量直至停药，若突然停药可能诱发心肌梗死。

2. CCB 和 β 受体阻滞剂　若心绞痛不能用硝酸酯类药物和单一 β 受体阻滞剂控制，加入 CCB 可能有效，特别在发生冠脉痉挛时。如果患者已经应用过最大剂量的非二氢吡啶类 CCB 如维拉帕米或地尔硫䓬，再联合应用 β 受体阻滞剂则不产生疗效相加的作用，而且很可能导致心动过缓、心脏传导阻滞，甚至心力衰竭；但若用二氢吡啶类 CCB 如硝苯地平治疗，则因显著的反射性心动过速限制了这些药物的效应，此时加用 β 受体阻滞剂则可减慢心率、降低血压，联合应用可能有益。

3. CCB 和硝酸酯类药物　对严重的稳定型或变异型心绞痛，一种硝酸酯类药物与一种 CCB 合用会比单用其中任何一种有更好的疗效。因硝酸酯类药物主要降低前负荷，而 CCB 主要降低后负荷，合用可协同降低心肌耗氧量，但可能导致血管过度扩张和血压降低。对合并心力衰竭的稳定型心绞痛、病窦综合征和房室传导阻滞的劳累型心绞痛患者，可谨慎选择二者联合用药，而且最好选择作用缓和或新型长效的 CCB。

4. CCB、β 受体阻滞剂和硝酸酯类药物　二氢吡啶类 CCB 和硝酸酯类药物均可扩张心外膜冠状血管，其中二氢吡啶类 CCB 降低后负荷，而硝酸酯类药物降低前负荷，β 受体阻滞剂则减慢心率和减弱心肌收缩力，因此三药合用无论从理论上，还是临床实践方面都被证实是有益的。对于联合使用两种不同类别的抗心绞痛药而仍不能控制的稳定型心绞痛，可联合使用这三类抗心绞痛药，但这种合用引起的不良反应会显著增加。其中，二氢吡啶类 CCB 适合与 β 受体阻滞剂合用，而属非二氢吡啶类 CCB 的维拉帕米和地尔硫䓬并不合适。

第 3 节　心律失常的临床用药

心律失常（arrhythmia）是指心搏频率和节律的异常，是心血管系统常见的临床病征。其临床症状表现不一，轻者可无自觉症状，严重者可引起心脏泵血功能障碍，甚至危及生命。

一般按心律失常时心搏频率的快慢将心律失常分为两类，即缓慢心律失常和快速心律失常。缓慢心律失常包括窦性心动过缓、房室传导阻滞等，常用阿托品及异丙肾上腺素治疗，以提高心率、改善房室传导。快速心律失常包括窦性心动过速、房性期前收缩、房性心动过速、房颤、心房扑动（简称房扑）、室上性阵发性心动过速、室性期前收缩、室性心动过速（室速）及心室颤动（室颤）等，可用多种类型药物治疗，以期控制心律失常，维持机体正常的血流动力学状态。本章所述抗心律失常药主要用于临床快速心律失常的治疗。

一、心律失常的电生理学基础

心脏疾病、全身血液和电解质的紊乱及自主神经系统功能失调，都可能改变心肌的电生理状态，成为诱发心律失常的直接和间接原因。其发生机制可概括为以下两方面。

（一）冲动形成障碍

1. 自律性异常　正常时心肌受自律性较高的窦房结起搏细胞启动全心活动。自律细胞 4 相自发性去极化速率加快，或最大舒张电位变小，或阈电位变大均可使冲动形成增多而引起快速心律失常。当机体存在交感神经过度兴奋、心肌缺血缺氧、心肌代谢障碍、电解质紊乱及酸碱平衡失调等不同病理生理因素时，或因某药物中毒致使心脏的部分心肌细胞舒张期自动去极化加速，最大静息电位降低，均可引发快速心律失常。

2. 后去极化和触发性活动（triggered activity） 后去极化是在一个动作电位中继 0 相去极化后所发生的去极化，其频率较快，振幅较小，呈振荡性波动，容易引起异常波动，易引起触发性活动。根据后去极化发生的时间不同，可将其分为早后去极化（early after-depolarization，EAD）和迟后去极化（delayed after-depolarization，DAD）。EAD 发生在完全复极之前的 2 相或 3 相中，主要由钙内流增多所引起。低钾、酸中毒、心肌缺血缺氧和药物中毒等是引发 EAD 的重要因素，在心动频率缓慢时易被激发。其频率快，呈震荡性波动，当达到阈电位，易引起心肌触发性活动。DAD 是发生在动作电位完全复极或接近完全复极时的一种短暂的振荡性去极化，系 Ca^{2+} 过多而诱发钠短暂内流，强心苷中毒所致心律失常多与此有关。

在各种病理生理因素影响下，窦房结自律性的异常改变，引发窦性心动过速或窦性心动过缓，亦属冲动形成异常所致心律失常。

（二）冲动传导障碍

1. 单纯性传导障碍 包括传导减慢、传导阻滞，单向传导阻滞的发生可能与邻近细胞不应期长短不一或病变引起的传导递减有关。

2. 折返冲动 指一个冲动沿着曲线的环形通路返回其起源的部位，并可再次冲动而继续向前传播的现象。其发生取决于折返通路的长度、冲动传导速度及通路的不应期。在病理条件下环行通路发生单向传导阻滞，或因病变而传导减慢，都可诱发折返冲动。邻近心肌纤维有效不应期（effective refractory period，ERP）的不均一性亦是引起折返冲动的另一条件。单次折返引起一次期前收缩，连续折返则引起阵发性心动过速、扑动或颤动。

有的心律失常在冲动形成和传导障碍双重因素下发生，致使心脏受两个并存起搏点不同程度的支配，形成并行心律。

二、抗心律失常药的分类

根据沃恩·威廉斯（Vaughan Williams）分类法，将治疗快速心律失常的药物根据它们的电生理机制分成如下四类。

Ⅰ类：钠通道阻滞药，根据阻滞钠通道程度的不同，以及对钾通道和 APD 影响的差异又可将其分为三个亚类，分别如下。

Ⅰa 类：代表药有奎尼丁（quinidine）、普鲁卡因胺（procainamide）和丙吡胺（disopyramide）等。

Ⅰb 类：代表药有利多卡因（lidocaine）、苯妥英钠（phenytoin sodium）、美西律（mexiletine）和妥卡胺（tocainide）等。

Ⅰc 类：代表药有普罗帕酮（propafenone）、氟卡尼和莫雷西嗪等。

Ⅱ类：β 受体阻滞剂，代表药有普萘洛尔、阿替洛尔和美托洛尔等。

Ⅲ类：延长 APD 的药物，代表药有胺碘酮（amiodarone）和索他洛尔等。

Ⅳ类：CCB，代表药有维拉帕米和地尔硫草等。

其他未列入此分类法的抗心律失常药有用于室上性心动过速的腺苷（adenosine），以及用于治疗房颤和阵发性室上性心动过速的洋地黄类药物等。

三、临床常用抗心律失常药

（一）Ⅰ类

1. Ⅰa 类 对钠通道的阻滞作用强度介于 Ⅰb 和 Ⅰc 类之间，能适度阻滞心肌细胞膜钠通道、减慢传导、降低最大血流速度（V_{max}）；另外，该类药还能不同程度地降低心肌细胞膜对 K^+ 和 Ca^{2+} 的通透性，明显延长 APD 和 ERP，在心肌的作用部位广泛，用于治疗室上性及室性心律失常。

奎　尼　丁

奎尼丁是最早应用的抗心律失常药物，应用已近百年，因其不良反应明显，且有报道本药在维持窦性心律时使死亡率增加，近年已少用。

【体内过程】　口服经胃肠吸收迅速而完全，$1 \sim 2h$ 血药浓度达峰值，生物利用度为 $70\% \sim 80\%$。本品与血浆蛋白和组织亲和力高，血浆蛋白结合率约为 80%，组织中药物浓度较血药浓度高 $10 \sim 20$ 倍，心肌中药物浓度尤高，V_d 为 $2 \sim 4L/kg$。有效血药浓度为 $3 \sim 5\mu g/ml$，超过 $5\mu g/ml$ 易引起毒性反应。

本品主要经肝脏氧化代谢，其羟化代谢物仍有药理活性。其代谢物及原型药均经肾脏排泄，其中原型药仅占排泄量的 $10\% \sim 25\%$。

本品 $t_{1/2}$ 为 $5 \sim 8h$。老年患者，心力衰竭或肝、肾功能明显受损的患者，本品 $t_{1/2}$ 延长，故临床用量应酌情减少。

【药理作用】　奎尼丁可与心肌细胞膜激活型钠通道蛋白结合，低浓度（$< 1\mu mol$）即可抑制细胞膜钠通道，阻滞钠电流，并阻滞快速激活延迟整流钾电流（I_{kr}）。高浓度尚可阻滞缓慢激活延迟整流钾电流（I_{ks}）、内向整流钾电流及 L 型钙电流。由于对钠通道的阻滞，奎尼丁可降低心肌兴奋性、自律性和传导速度。通过对钾通道的阻滞，延长心肌 APD，心电图显示 QRS 综合波增宽及 Q—T 间期延长，在心率较慢时此作用尤为明显。奎尼丁还可阻滞外周血管 α 受体，静脉注射应用时，可引起外周血管扩张、血压下降和心率加速。此外，奎尼丁尚有一定的抗迷走神经作用，故可在一定程度上对抗药物本身对房室传导的抑制作用。

【临床应用】　主要用于房颤与房扑的复律、复律后窦性心律的维持和危及生命的室性心律失常，临床常用硫酸奎尼丁片剂。

【用法与用量】　对房颤或房扑复律时，首先给 0.1g 试服剂量，观察 2h 如无不良反应，可采用以下两种方式进行：①每次 0.2g，每 8h 一次，连服 3 日；②首日每次 0.2g，每 2h 1 次，共 5 次，次日每次 0.3g，每 2h 1 次，共 5 次，第三日每次 0.4g，每 2h 1 次，共 5 次。

每次给药前测血压和 Q—T 间期，一旦复律成功，以有效单剂量作为维持量，每 $6 \sim 8h$ 给药 1 次。在奎尼丁复律前，先用地高辛或 β 受体阻滞剂减缓房室结传导，给予奎尼丁后应停用地高辛。对新近发生的房颤，奎尼丁复律的成功率为 $70\% \sim 80\%$。

上述方法无效时改用电复律。复律前应纠正心力衰竭（心衰）、低血钾和低血镁，且不得存在 Q—T 间期延长。奎尼丁晕厥或诱发尖端扭转型室性心动过速（torsade de pointes，TDP）多发生在服药的最初 3 日内，因此复律宜在医院内进行。

【不良反应】　用药初期可见恶心、呕吐和腹泻等常见胃肠道反应。用药时间长，可引发"金鸡纳反应"，出现头痛、头晕、眩晕、失听、恶心和视物模糊等症状。

本品所致心脏毒性反应较为严重，治疗浓度可见室内传导阻滞，Q—T 间期延长，高浓度致房室传导阻滞。奎尼丁晕厥（quinidine syncope）是偶见的严重不良反应，其发生与用药量大小无关。发作时患者意识突然消失，伴有惊厥，出现阵发性心动过速甚至室速，发作前心电图示 Q—T 间期过度延长；发作时心电图示尖端扭转型室性心动过速，其后果严重，应迅速救治。

【药物相互作用】　本品与地高辛合用，使后者肾清除率降低，血药浓度升高，故应适当降低用量；本品与华法林合用，通过对血浆蛋白结合的竞争，使后者抗凝血作用时间延长；与普萘洛尔合用，存在协同作用，故应减少用量。

普鲁卡因胺

【体内过程】 普鲁卡因胺口服吸收迅速而完全,生物利用度为80%。$1 \sim 1.5h$ 血药浓度达峰值,消除 $t_{1/2}$ 为 $2 \sim 3h$。血浆蛋白结合率约为20%。本品主要经肝脏代谢,约一半在 N-乙酰转移酶作用下,代谢为仍具活性的乙酰卡尼即 N-乙酰普鲁卡因胺(N-acetylprocainamide,NAPA),其代谢呈遗传多态性,可分强代谢型和弱代谢型两类。在同等条件下,弱代谢型患者血浆普鲁卡因胺浓度较高,消除 $t_{1/2}$ 较长;强代谢型患者血浆普鲁卡因胺浓度相对较低,消除 $t_{1/2}$ 较短,而活性代谢物浓度则相对较高,且其清除 $t_{1/2}$ 较原型药长。本品原型药及活性代谢物均经肾脏排泄,其中原型药占30% $\sim$ 60%。

【药理作用】 其抗心律失常作用和临床应用与奎尼丁相似,但抗胆碱能神经作用较弱,且无明显 α 受体拮抗作用。

【临床应用】 为广谱抗心律失常药,有口服片剂和注射剂。用于室上性和室性心律失常的治疗,也用于预激综合征房颤合并快速心率,或鉴别不清室性或室上性来源的宽 QRS 心动过速。

【用法与用量】 口服用于治疗室性或房性期前收缩,或预防室上性心动过速或室速复发,用药为每次 $0.25 \sim 0.5g$,每 6h 1 次。

静脉注射给药用于抢救危急病例,以低于 $0.3mg/(kg \cdot min)$ 的速度静脉输注,直至心律失常得以控制。有效后以 $2 \sim 5mg/min$ 静脉输注,以维持疗效。每次用药总量不应超过 1.5g。治疗室速时应有心电图监测。负荷量时可产生 QRS 增宽,如超过用药前 50% 则提示已达最大耐受量,不可继续使用。

【不良反应】 长期口服应用可出现胃肠道反应,如恶心、呕吐、腹泻等。大量长期应用可致白细胞减少。亦有类似奎尼丁的致心律失常作用。少数患者可能出现红斑狼疮样综合征,其中弱代谢型患者尤易发生。鉴于本品口服剂型长期应用不良反应多,故目前临床已少用。本品静脉注射,血药浓度过高时,可因其神经阻滞作用,致外周血管扩张,引起低血压,故应控制静脉输注速度,静脉注射普鲁卡因胺应取平卧位。

丙 吡 胺

【体内过程】 丙吡胺口服应用生物利用度约为50%,其血浆蛋白结合率高。随着剂量增高,其血浆蛋白结合部位可达饱和,从而使游离血药浓度明显增高,药理作用明显增强。本品主要经肾脏排泄,$t_{1/2}$ 为 $6 \sim 8h$。

【药理作用】 心脏电生理作用与奎尼丁相似,但其心肌负性肌力作用较奎尼丁强且有显著的抗胆碱能神经作用。

【临床应用】 主要用于室性心律失常的治疗;治疗房扑、房颤疗效不如奎尼丁。此药尚能防止心肌梗死引起的猝死。

【用法与用量】 口服应用每次 $0.1 \sim 0.15g$,每日 3 次,一日总量不超过 0.8g。

【不良反应】 本品具有抗胆碱作用,可引起口干、便秘、视物模糊和尿潴留等不良反应。其较强的负性肌力作用可能诱发或加重患者心功能不全。青光眼、前列腺肥大及 Ⅱ、Ⅲ度房室传导阻滞患者禁用此药。

2. Ⅰb 类 轻度阻滞心肌细胞膜钠通道,与钠通道的亲和力在钠通道阻滞药中最小,易解离,能降低自律性,对传导的影响比较复杂。此外,该类药促进钾外流,缩短 APD,相对延长 ERP,主要作用于心室肌和房室束(又称希氏束)-浦肯野纤维系统,主要用于室性心律失常。

利 多 卡 因

【体内过程】 利多卡因首过效应明显,不宜口服,故须静脉注射给药。临床经静脉注射给药，作用迅速，但其分布 $t_{1/2}$ 仅约 8min，故一次静脉给药作用仅维持 20min 左右。血浆蛋白结合率约为 70%，体内分布广泛，V_d 为 1L/kg，心肌药物浓度为血药浓度 3 倍。消除 $t_{1/2}$ 为 1～2h，主要在肝内经脱乙基代谢；仅 10% 以原型药经肾排泄。

【药理作用】　迅速阻滞激活型和失活型钠通道。治疗量血药浓度（2～5μg/ml）即可降低浦肯野纤维和心室肌 4 相自动去极化速率，降低异位节律点自律性并提高阈电位。其对正常生理状况下希氏 - 浦肯野纤维系统传导速率无影响。在心肌缺血胞外 K^+ 浓度偏高时，则有明显减慢传导的作用。缩短浦肯野纤维及心室肌 APD 和 ERP，缩短 APD 现象更显著，故 ERP 显示相对延长。

【临床应用】　主要用于室性心律失常的治疗，是急性心肌梗死患者的室性期前收缩、室速及室颤的首选药。用于转复急性心肌梗死或强心苷中毒所致室速或室颤。器质性心脏病引起的室性心律失常，如洋地黄中毒、外科手术，特别是危急病例者。

【用法与用量】　负荷量 1.0mg/kg，3～5min 内静脉注射，继以 1～2mg/min 静脉滴注维持；如无效，5～10min 后可重复负荷量，但 1h 内用量最多不超过 200～300mg（4.5mg/kg），最大维持量为 4mg/min；连续应用 24～48h 后 $t_{1/2}$ 延长，则应减少维持量，应用过程中还应随时观察疗效和毒性反应。

急性心肌梗死患者，血浆 α_1 酸性糖蛋白浓度增高，与利多卡因结合增多，使其游离药物浓度降低，作用减弱，故宜提高本品静脉滴注速率，以相应提高利多卡因血药浓度；CHF 患者的利多卡因分布容积及清除率降低，故临床应适当降低本品的负荷量及维持量；肝功能不良患者本品清除率降低，V_d 增大，$t_{1/2}$ 明显延长，故其维持量应适当降低。维拉帕米和西咪替丁均可降低肝血流量，降低利多卡因的清除率，故合用时应适当降低本品维持量的静脉输注速度。

【不良反应】　不良反应较轻：①神经系统反应如头晕、嗜睡或激动不安，大剂量时致惊厥等；②心血管反应，大剂量致心率减慢、房室传导阻滞和血压下降等。

苯妥英钠　药理作用、临床用途和不良反应与利多卡因相近，但不抑制传导；能与强心苷竞争 Na^+，K^+-ATP 酶，抑制强心苷中毒所致的 DAD 及触发性活动；主要用于强心苷中毒所致的室性心律失常和伴有房室传导阻滞的室上性心动过速，以及其他原因引起的室性心律失常。

美 西 律

【体内过程】　口服吸收迅速而完全，生物利用度为 80%～90%，2～3h 血药浓度达峰值。血浆蛋白结合率为 70%，约 85% 在肝代谢成无活性的代谢物，$t_{1/2}$ 为 10～12h，在酸性尿中排泄加快。

【药理作用】　其结构及对心脏电生理特性的影响与利多卡因相似，故口服利多卡因有效者口服美西律亦有效。

【临床应用】　美西律主要用于治疗期前收缩和心动过速，尤其是强心苷中毒、心肌梗死或心脏手术引起的室性心律失常。

【用法与用量】　起始剂量为每次 100～150mg，每 8h 1 次，如需要，2～3 日后可增减 50mg。宜与食物同服，以减少消化道反应。在应用吗啡类镇痛药及影响胃排空的药物时，本药吸收缓慢且不完全；肝功能不良时，$t_{1/2}$ 亦延长。

【不良反应】　多见于静脉注射或口服剂量较大时，可有如眩晕、震颤、运动失调、语音不清、视物模糊等神经系统症状。口服者亦常见胃肠反应；静脉注射时还可出现低血压、心动过缓或传导阻滞等。长期应用可出现抗核抗体阳性。有效血药浓度与毒性血药浓度接近，因此剂量不宜过大。禁用于重度心功能不全、心源性休克、缓慢心律失常及室内传导阻滞者。

3. Ic 类　能重度阻滞心肌细胞膜钠通道，抑制 4 相钠内流，降低自律性；与钠通道的亲和力强于 I a 和 I b 类抗心律失常药，结合和解离均比较慢；显著降低动作电位 0 相上升速率和幅度，对传导的抑制作用最为明显。心电图可见 QRS 波加宽，但对复极过程影响小，适用于治疗室上性及室性心律失常。本类药安全范围窄，近年报道存在较明显的致心律失常作用，增高病死率，故应予注意。

普 罗 帕 酮

【体内过程】 口服吸收良好，服药初期因肝首过效应较强、生物利用度颇低，但连续给药后肝脏代谢呈饱和状态，生物利用度可达 20%。口服后 0.5h 起效，经 2 ～ 3h 作用达峰值。有效血药浓度为 0.5 ～ 1.8μg/mg。消除 $t_{1/2}$ 为 6 ～ 7h，主要经肝脏氧化代谢，氧化代谢物亦具有药理活性。其代谢具遗传多态性，弱代谢型者约占 7%。代谢物和原型药经肾脏排泄，其中原型药不足 1%。

【药理作用】 阻滞心肌细胞膜钠内流，抑制心肌及浦肯野纤维动作电位 0 相上升速率，降低窦房结、心房、心室房室结及希氏 - 浦肯野纤维系统的传导速度和自律性。其缩短心肌 APD 的作用大于 ERP，故相对延长 ERP。另有轻度拮抗 β 受体和拮抗 Ca^{2+} 的作用。

【临床应用】 适用于如室上性和室性期前收缩、室上性心动过速和室速、预激综合征伴心动过速和房颤等室上性和室性心律失常的治疗。

【用法与用量】 口服初始剂量每次 150mg，每 8h 1 次，如有必要，3 ～ 4 日后可加量到每次 200mg，每 8h 1 次；最高每次 200mg，每 6h 1 次；如遇到 QRS 波增宽者，每次剂量不得 > 150mg，每 8h 1 次。静脉注射剂量可按 1 ～ 2mg/kg 计算，以 10mg/min 速度注射，单次通常 70mg，最高剂量不超过 140mg。

【不良反应】 常见消化道反应如味觉改变和便秘等，剂量过大可致房室传导阻滞，或使患者心功能不全症状恶化。

（二）II 类

本类药主要通过拮抗 β 受体，减轻由 β 受体介导的心律失常。因为激动 β 受体可使 L 型钙电流、起搏电流增加，病理条件下可触发 EAD 和 DAD。所以 β 受体阻滞剂可通过减慢窦性心律，抑制自律性，减慢房室结传导等作用治疗心律失常，对病态窦房结综合征或房室传导障碍者作用特别明显。长期口服使病态心肌细胞的复极时间可能有所缩短，能降低缺血心肌的复极离散度，并能提高致颤阈值，由此降低冠心病的猝死率。但本类药对心室异位节律点的抑制作用较钠通道阻滞药弱，适用于室上性和室性心律失常，代表药有非选择性 β 受体阻滞剂中的普萘洛尔和纳多洛尔，以及选择性 $β_1$ 受体阻滞剂中的阿替洛尔、美托洛尔和艾司洛尔（esmolol）。具有内在拟交感活性的 $β_1$ 受体阻滞剂很少用于心律失常的治疗；无内在拟交感活性的美托洛尔有较弱的膜稳定作用，抗心律失常作用及应用与普萘洛尔相似，但较弱。内在拟交感活性较弱的艾司洛尔能被红细胞脂酶迅速代谢，因此消除 $t_{1/2}$ 短暂，仅约 9min，为超短时作用药；静脉给药可迅速减慢房颤和房扑患者的心室率，不良反应主要为低血压。

普 萘 洛 尔

【体内过程】 口服吸收完全，但首过效应强，生物利用度仅 30% ～ 40%。血浆蛋白结合率达 90% 以上，约 2h 血药浓度达峰值，有效血药浓度为 0.05 ～ 0.10μg/ml。由于首过效应个体差异明显，故其血药浓度存在较大个体差异。消除 $t_{1/2}$ 为 3 ～ 4h，肝功能受损时会明显延长，故临床用药需注意适当减量。本品几乎完全经肝代谢，主要代谢物 4- 羟普萘洛尔仍具有药理活性，且 $t_{1/2}$ 较长，在本品发挥 β 受体拮抗效应中具有重要作用。

【药理作用】 交感神经过度兴奋或儿茶酚胺释放增多时，心肌自律性增高，传导及心率加快，不应期缩短，易引起快速心律失常。普萘洛尔能抑制这些反应从而抗心律失常。它能抑制窦房结、心房、浦肯野纤维的自律性，运动及情绪激动时尤为明显；也能降低儿茶酚胺所致的 DAD 而防止触发性活动。在其应用浓度仅拮抗 β 受体时，并不影响传导速度；但当血药浓度超过 100ng/ml 时，则具有膜稳定作用，可降低 0 相上升速率，明显减慢房室结及浦肯野纤维的传导，还能明显延长房室结 ERP。

【临床应用】　主要用于室上性心律失常，包括窦性心动过速、房颤、房扑及阵发性室上性心动过速，对与交感神经兴奋性过高有关的窦性心动过速、甲状腺功能亢进症和嗜铬细胞瘤等所诱发的室性心律失常亦有效，对部分折返性室上性心动过速患者亦有效。对房颤、房扑者多数仅用该药，心室率不能转复，可单用或与强心苷合用以控制心室率。心肌梗死患者应用本品，可减少心律失常的发生，缩小心肌梗死范围，从而降低患者死亡率。

【用法与用量】　每日口服 3～4 次，从每次 10～20mg 片剂开始，根据疗效增加至最佳剂量。注射剂：每次静脉注射 1～3mg，5mg/5ml，一般约 0.5mg/min，密切注意心率、血压及心功能变化。

【不良反应】　可致窦性心动过缓、房室传导阻滞，并可能诱发心力衰竭和哮喘。本品长期应用对脂质代谢和糖代谢有不良影响，故高脂血症、糖尿病患者应慎用。

（三）Ⅲ类

本类药的共同特点是明显延长 APD 和 ERP，作用机制目前主要考虑为阻滞钾通道，延长心肌细胞 APD，延长复极时间，延长 ERP，终止折返，因此能有效地防颤、抗颤。此类药以阻滞外向延迟整流钾电流（I_K）为主，也可使 APD 延长。I_{Kr} 是心动过缓时的主要复极电流，故此类药在心率减慢时作用最大，易诱发尖端扭转型室性心动过速。

胺　碘　酮

【体内过程】　胺碘酮口服吸收缓慢，6～8h 血药浓度达峰值，生物利用度约为 50%，有效血药浓度为 0.5～2.5μg/ml。血浆蛋白结合率高达 95%，可迅速分布于各组织器官，主要在肝脏代谢，形成去乙基胺碘酮，具有与原型药相似的药理效应。代谢物随胆汁向肠道排泄，但排泄缓慢，随尿排出量甚少，故肾功能不全者无须减量。停药 1 个月后体内血药浓度仅降低 16%～34%。长期口服，其 $t_{1/2}$ 长达 19～40 日。

【药理作用】　本品通过阻滞心肌细胞膜钾通道，抑制复极过程，延长心肌细胞 APD 和 ERP。本品尚有阻滞钠通道和钙通道的作用，降低窦房结和浦肯野纤维自律性，延缓房室结及浦肯野纤维传导。此外，胺碘酮尚有轻度拮抗 α 和 β 受体的作用。

【临床应用】　适用于各种室上性和室性心律失常，可用于器质性心脏病、心功能不全者，能使阵发性房扑、房颤及室上性心动过速转复为窦性心律。小量胺碘酮治疗房颤能有效维持窦性心律，且不良反应较少，患者易耐受。对室性心律失常，如期前收缩、室速疗效可达约 80%，对预激综合征合并房颤或室速者，其疗效可高达 90% 以上。

【用法与用量】　本品每日口服 3 次，每次 200mg。两周后减至维持量，每日 100～400mg。对需迅速控制的房颤和室速，可静脉缓慢输注该药 3～5mg/kg，随后用 10mg/kg 以葡萄糖液稀释，维持滴注 24h。

【不良反应】　与剂量大小和用药时间长短有关。常见窦性心动过缓，一般治疗剂量时，心率可减少 10%，而且加用阿托品不能回升心率。静脉注射时可致心动过缓、房室传导阻滞、Q—T 间期延长及低血压，甚至心功能不全。有时需静脉滴注多巴胺以维持血压。促心律失常反应少，偶见尖端扭转型室性心动过速。若静脉注射剂量大、速度快，可致血压下降，甚至心力衰竭。伴有房室传导阻滞和 Q—T 间期延长综合征的患者应忌用本品。

本品长期口服，主要引起心脏外不良反应，如恶心、呕吐、畏食、便秘、肝功能异常、眼角膜微粒沉淀，一般不影响视力，停药后可自行恢复。还可引起震颤、皮肤对光敏感和面部色素沉着（低剂量可避免色素沉着）。最严重的是肺间质纤维化改变，一旦发现应立即停药，并用肾上腺皮质激素治疗。长期服用者应定期做胸部 X 线检查。此外，由于其含有高浓度碘，长期服用后，少数人可发生甲状腺功能亢进或减退，故对甲状腺疾病或碘过敏患者禁用。

索 他 洛 尔

【体内过程】 口服 2 ～ 3h 几乎完全吸收，因无肝脏首过效应，生物利用度接近 100%。血浆蛋白结合率非常低，不经肝代谢，主要以原型药经肾脏排泄。肾功能正常者，$t_{1/2}$ 为 12 ～ 15h。老年人、肾功能受损者，$t_{1/2}$ 明显延长，应适当减少用药量。药物可通过胎盘，亦可浓缩于乳汁中。

【药理作用】 抑制 3 期钾外流，延长 APD，同时具有非选择性 β 受体拮抗作用，明显延长浦肯野纤维和心室肌 APD 和 EPR，降低窦房结和希氏 - 浦肯野纤维系统自律性，减慢房室传导，并提高心室致颤阈值。临床治疗剂量下，即可见心电图 P—R 及 Q—T 间期延长。

【临床应用】 适用于室上性和室性心律失常，如治疗快速室性心律失常，也可用于转复和预防室上性心动过速、预激综合征伴发室上性心动过速、房扑或房颤及各种室速，对急性心肌梗死并发严重心律失常有良好的防治作用。

【不良反应】 发生率较低，主要与其拮抗 β 受体的作用有关，如出现心动过缓，低血压、支气管痉挛等。本品所致心电图 Q—T 间期延长与血药浓度相关。若所用剂量大，血药浓度高，可能诱发尖端扭转型室性心动过速。故应重视用药期间的心电监护，并避免与排钾利尿药合用。

（四）Ⅳ类

CCB 主要阻滞钙通道，作用于慢反应细胞，如窦房结和房室结，减慢心率、降低房室结传导速率，延长 ERP。CCB 中只有维拉帕米和地尔硫䓬在治疗浓度可以阻滞心肌细胞钙通道，治疗心律失常。与 β 受体阻滞剂不同，目前尚未证实 CCB 能降低心肌梗死恢复期患者的死亡率。

维 拉 帕 米

【体内过程】 口服吸收迅速而完全，首过效应明显，生物利用度仅为 10% ～ 20%。口服后 2h 起作用，3h 血药浓度达峰值，维持约 6h。静脉注射量为口服量的 1/10，注射后 0.5 ～ 1.0min 起效。约 90% 的药物与血浆蛋白结合，$t_{1/2}$ 为 6 ～ 8h，约 75% 经肾脏排泄。

【药理作用】 阻滞心肌细胞膜的钙通道，选择性抑制钙内流，延缓慢反应细胞如窦房结及房室结 4 相舒张期去极化速率而降低自律性，并抑制动作电位 0 相上升最大速率和振幅，减慢房室结传导速率，还能延长慢反应动作电位不应期。

【临床应用】 口服维拉帕米的主要适应证是预防阵发性室上性心动过速的发作及减慢房颤患者的心室率，静脉注射用于终止阵发性室上性心动过速（现已逐渐被更为安全的腺苷取代）。

【用法与用量】 每日口服 3 次，每次 40 ～ 80mg 片剂，可根据需要增至每日 240 ～ 320mg。每日口服缓释剂 240mg，分 1 ～ 2 次服用，或每次缓慢静脉注射 5 ～ 10mg。

【不良反应】 静脉给药的主要不良反应是低血压，特别是室速的患者误用该类药，更易发生低血压。如果注射速度过快还可引起心动过缓、房室传导阻滞及诱发心力衰竭，多见于与 β 受体阻滞剂合用或近期内用过此药的患者。

（五）其他

腺　苷

【体内过程】　起效快而作用短暂，在体内代谢迅速，$t_{1/2}$ 只有 10～20s，故该药的静脉注射速度要快，否则可能在其到达心脏前已被消除。

【药理作用】　本品为天然核苷酸，是机体代谢的中间产物，也是体内重要的活性成分之一（正常水平为 0.03～0.30mol/L）。其作用通过激活腺苷受体（A 受体）实现，A 受体包括 A1、A2a、A2b 和 A3 四个亚型。在心房、窦房结及房室结，腺苷通过结合 A 受体而激活与 G 蛋白偶联的钾通道，使钾外流增加，细胞膜超极化而降低自律性。它还能明显增加 cGMP 水平，延长房室结不应期、减慢传导，抑制交感神经兴奋或异丙肾上腺素所致的 EAD、DAD，发挥抗心律失常作用。

【临床应用】　适用于阵发性室上性心动过速，以及预激综合征伴室上性心动过速。

【不良反应】　少数患者于快速静脉注射后可能出现呼吸困难、颜面潮红和头痛等症状，偶见胸痛或心动过缓。因其消除迅速，不良反应持续时间短暂。

洋地黄类药物　适用于控制室上性心动过速或快速房颤的心室率。毛花苷 C 0.4～0.8mg 稀释后静脉注射，可以再追加 0.2～0.4mg，24h 内 ≤ 1.2mg；或每日口服 1 次地高辛 0.125～0.250mg，用于控制房颤的心室率。洋地黄类药物适用于心功能不全患者，不足之处为起效慢，对体力活动等交感神经兴奋时的心室率控制效果不满意。必要时与 β 受体阻滞剂或 CCB 同用，但要注意调整地高辛剂量，避免过量中毒。

四、抗心律失常药的临床应用原则

不同类型的抗心律失常药其临床适应证各不相同，又易引发不同类型的不良反应，甚至产生致心律失常作用。因此这是一类临床安全范围较窄的药物，务必十分重视临床合理应用的问题。需根据心律失常的类别、患者不同的病理生理状态及年龄等选药。最佳的治疗效果是恢复并维持窦性心律，其次是取消异位心律，争取恢复窦性心律，再就是控制心室频率，维持一定的循环功能。

心律失常的治疗策略包括药物治疗和非药物治疗两大类。近年来，随着心脏起搏与心肌电生理的迅速发展，已经有很多效果显著的非药物治疗方法（如射频导管消融可以根治房室结折返性心动过速、房室折返性心动过速、房扑和心脏结构正常的室速）；埋藏式自动复律除颤器（implantable automatic cardiovertor-defibrillator，AICD）可显著改善恶性室性心律失常的预后，但由于其适应证、并发症或不同地方的医疗条件及昂贵的医疗费用等原因只能使部分患者受益，大多数心律失常患者仍需要药物治疗。近年来一系列关于抗心律失常药的循证医学研究对心律失常的药物治疗也产生了重要影响。

抗心律失常药的合理应用，应注意以下原则。

1. 一般用药原则　①先单独用药然后联合用药；②以最小剂量或最小副作用取得满意的临床效果；③先考虑降低危险性，再考虑缓解症状；④充分注意药物的副作用及致心律失常特性；⑤初期用药、增加剂量或联合用药时应进行心电监测。

2. 认识并消除各种心律失常的促发因素　患者体内电解质紊乱（如低钾血症）、心肌缺血缺氧、各种药物（如强心苷、抗心律失常药、茶碱类药物、抗组胺药、红霉素等）和各种病理状态（如甲状腺功能亢进）都是临床促发心律失常的常见因素，应通过病史和体格检查及早发现，采取有效措施及时纠正或消除，有助于在未使用抗心律失常药治疗条件下，及时控制心律失常的发生。

3. 明确诊断，按临床适应证合理选药 不同类型抗心律失常药电生理作用存在差异，故临床适应证各有不同。例如，窦性心动过速宜用 β 受体阻滞剂；心房纤颤的纠正和窦性心律的维持应选用胺碘酮、索他洛尔或奎尼丁；控制阵发性室上性心动过速，可选用腺苷快速静脉注射或 CCB 维拉帕米静脉注射；持续性室速，选用利多卡因、索他洛尔、胺碘酮静脉注射治疗。

明确心律失常的类型是合理选药的基础。在诊断不明时，选用不当抗心律失常药，会引起严重后果。例如，将室速误诊为室上性心动过速时，选用维拉帕米，可导致血压下降，甚至心脏停搏等严重后果。

4. 掌握患者情况，实施个体化治疗方案 抗心律失常药的多数不良反应与药物用量过大或血药浓度偏高有关。临床上患者受不同病理因素的影响，可能改变药物体内过程，以致在常规剂量下，亦可能发生血药浓度偏高的现象，故必须强调个体化的用药方案。患者的年龄、体质状况、心脏功能、肝肾功能及电解质平衡状况，都会影响对药物的反应，在确定用药方案时，均应予以重视。适时进行血药浓度监测，有利于及时调整临床用药方案。

5. 注意用药禁忌，减少危险因素 不同抗心律失常药的药理作用差异，决定它们有着各不相同的临床用药禁忌，为防止发生严重不良反应，需十分重视临床用药禁忌。例如，丙吡胺负性肌力作用较强，心功能不全患者勿用；强心苷、CCB、β 受体阻滞剂延缓房室传导的作用显著，有房室传导阻滞的患者勿用；奎尼丁、索他洛尔延长 APD 作用明显，则 Q—T 间期延长综合征患者禁用。此外，一些非心血管疾病亦可能影响抗心律失常药的选择。例如，前列腺增生患者勿用丙吡胺，以免加重尿潴留；慢性类风湿性关节炎患者勿用普鲁卡因胺，以减少发生红斑狼疮样综合征的可能性；有慢性肺部疾病的患者勿用胺碘酮，以避免药物所致肺纤维改变而加重病情。

第 4 节 心力衰竭的临床用药

心力衰竭（heart failure，HF）是一种复杂的临床综合征，为各种心脏病的严重阶段。针对其病理生理过程的不同环节使用不同类型药物，以期消除心力衰竭的临床症状，并控制其发展。ACEI 和 ARB 可逆转心肌肥厚，防止心室重塑、降低心力衰竭死亡率；利尿药促进钠、水排泄，减轻心力衰竭症状；β 受体阻滞剂拮抗亢奋的交感神经活性，改善心肌功能，发挥治疗作用；强心苷改善心肌收缩性能；血管扩张药减轻心脏负荷。根据具体病情实施的个体化综合治疗方案对心力衰竭的临床用药至关重要。

一、概　述

心力衰竭是一种进行性病变，一旦起始，病情便不断进展，主要表现是呼吸困难、无力和液体潴留。心力衰竭早期因外周器官血流灌注不足，导致反射性交感神经张力增高，外周血管收缩，心脏后负荷增加。RAAS 激活，机体水钠潴留，血容量增加，左室充盈压增加，前负荷升高，以维持足够心排血量。心房负荷增加，心房组织心钠素释放增加，参与维持机体正常血流动力学状态和水钠平衡，这一阶段心脏功能尚处于代偿期。随着病情发展，交感神经张力及RAAS 进一步激活，以致机体水钠潴留过多，心脏前、后负荷进一步加重，心室扩大、心肌肥厚，呈现病理性重构，心脏舒缩功能进一步受损，心排血量更趋减少，导致静脉系统血液淤滞，组织间液潴留，出现水肿，心脏功能进入失代偿阶段，形成 CHF。

根据欧洲心脏病学会（European Society of Cardiology，ESC）《2021 ESC 急慢性心力衰竭诊断和治疗指南》，治疗心力衰竭的药物主要分为以下六类。

1. RAAS 抑制药，包括 ACEI、ARB 和醛固酮受体拮抗药。

2. 利尿药。

3. β 受体阻滞剂。

4. 强心苷。

5. 血管扩张药。

6. 其他治疗心力衰竭的药物。

在初始的心肌损伤后，交感神经系统和 RAAS 兴奋性增高，多种内源性神经内分泌和细胞因子被激活，促进心肌重构，加重心肌损伤和心功能恶化，又进一步激活这些细胞因子，形成恶性循环。因此，治疗心力衰竭的关键是阻断神经内分泌的过度激活，阻断心肌重构。临床上分别使用降低心脏负荷的血管扩张药和抑制 RAAS 的 ACEI，消除水钠潴留的利尿药，降低心肌耗氧量、改善心脏功能的 β 受体阻滞剂，增强心肌收缩功能的强心苷治疗心力衰竭，均能控制 CHF 病理生理过程、消除临床症状、改善生活质量。有些药物经长期临床应用还被证明可有效降低 CHF 患者的病死率。鉴于 CHF 的病理生理过程复杂，影响药物治疗效果的因素甚多，故强调遵循临床药理学原则、实施个体化综合治疗方案是提高 CHF 治疗效果、改善患者预后的重要措施。

接下来将对 RAAS 抑制药、利尿药、β 受体阻滞剂、强心苷和血管扩张药的临床药理学特点及合理用药原则分别予以讨论。

二、RAAS 抑制药

ACEI 和 ARB 用于治疗 CHF 是心力衰竭药物治疗最重要的进展之一。ACE 除具有扩张血管作用，缓解心力衰竭症状，降低死亡率外，还能逆转心肌肥厚防止心室重塑（ventricular remodeling）。这类药物现已广泛用于临床。

（一）ACEI

ACEI 如卡托普利、依那普利和培哚普利（perindopril）等，在 CHF 治疗中均呈现良好效果。

【体内过程】 卡托普利口服吸收快，生物利用度为 75%，给药后 1h 血药浓度达峰值，血浆蛋白结合率约为 30%。食物能影响本品吸收，因此宜在餐前 1h 服用。本品体内分布较少，消除较快，$t_{1/2}$ 为 2h。40% ～ 50% 的药物以原型药自肾脏排泄，其余部分则以代谢物形式排泄。

依那普利口服后 4 ～ 6h 血药浓度达峰值，作用持续时间长达 24h 以上，故可每日给药 1 次。本品吸收后在肝内水解，生成二羧酸活性代谢物依那普利拉。本品体内分布较广，$t_{1/2}$ 约为 11h，主要经肾排泄。

【药理作用】

（1）改善心功能

1）ACEI 竞争性阻断 Ang Ⅰ 转化为 Ang Ⅱ，从而降低循环和组织的 Ang 及醛固酮水平，扩张血管，降低外周血管阻力，减轻水钠潴留，增加心排血量；同时扩张冠状血管，增加缺血心肌血液灌注，改善受损心功能。

2）作用于激肽酶 Ⅱ，抑制缓激肽降解，提高缓激肽水平，通过缓激肽 - 前列腺素 -NO 通路发挥更强的扩张血管作用，有利于 CHF 的治疗。

（2）对血流动力学的作用：ACEI 能降低全身血管阻力、平均动脉压、肺楔压和右房压，增加心排血量；降低左室充盈压、左室舒张末期压力和肾血管阻力，增加肾血流量。

（3）抑制心肌及血管壁重构和增厚：Ang Ⅱ 通过与受体结合，由信号转导系统诱导相关基因转录，促进 CHF 患者心肌细胞的生长、增殖、重构和肥厚。应用 ACEI 后，能有效地阻止或逆转心肌重构、肥厚与血管壁的增厚。这是 ACEI 改善 CHF 患者临床预后的药理学基础。

（4）保护血管内皮。

【临床应用】 本类药可用于治疗临床症状严重程度不等的各类 CHF 患者，包括无症状左室功能不全及重度 CHF 患者。ACEI 可以改善严重 CHF 患者的预后，已被随机双盲对照临床试验所证实。临床上轻、中度心力衰竭应首选利尿药治疗。若疗效不佳时，则加用 ACEI。存在水钠潴留的患者需与利尿剂合用，严重 CHF 患者可首选 ACEI 并加用强效利尿药如呋塞米和地高辛。

应用 ACEI 的症状改善往往出现于药物治疗后的数周至数月；即使症状改善不显著，ACEI 仍可降低疾病进展的危险。ACEI 被证实为降低心力衰竭患者死亡率的第一类药，一直被公认为治疗心力衰竭的基石，与 β 受体拮抗药合用可发挥协同作用。

【用法与用量】 ACEI 应用的基本原则是从小剂量开始，逐渐递增，直至达到目标剂量；一旦调整到合适剂量，应终身维持使用。例如，卡托普利：起始用量为每次 6.25mg，每日口服 3 次；目标剂量为每次 50mg，每日 2 ～ 3 次。依那普利：初始量每次 2.5mg，每日口服 2 次；目标剂量每次 10 ～ 20mg，每日 2 次。培哚普利：初始量每次 2mg，每日口服 1 次；目标剂量每次 4 ～ 8mg，每日 1 次。用药初期应减少强效利尿药的剂量。突然撤药可能导致病情恶化，应予避免。

【不良反应】 常见不良反应为低血压，多见于用药初期，但一般不会影响其长期应用。治疗从小剂量开始，逐渐增量，可减少初期低血压的发生。CHF 合并肾功能不全的患者，易引起高钾血症，故需监测血压、血钾和肾功能水平，并应避免使用保钾利尿药的同时补充钾盐。

（二）ARB

可直接阻断 Ang Ⅱ 与 AT₁ 受体结合，对于 ACE 途径和非 ACE 途径产生的 Ang Ⅱ 都有拮抗作用；同时也具有预防及逆转心血管重构的作用。此类药物常用的有氯沙坦、缬沙坦和厄贝沙坦等，因不易引起咳嗽和血管神经性水肿等不良反应，故对 ACEI 不能耐受者，可替代 ACEI 作为 CHF 的一线治疗药，以降低死亡率和合并症发生率。ARB 的应用从小剂量开始，逐步增至推荐剂量或可耐受的最大剂量。氯沙坦：起始剂量每次 25 ～ 50mg，每日口服 1 次；目标剂量每次 50 ～ 100mg，每日 1 次。开始应用和改变剂量的 1 ～ 2 周内，应监测血压、肾功能和血钾变化。不良反应与 ACEI 相似，可能引起低血压、肾功能不全和高血钾等。

（三）醛固酮受体拮抗药

醛固酮（aldosterone，ALD）是 RAAS 的组成部分，传统认为 ALD 仅作用于肾盐皮质激素受体发挥保钠排钾、排镁作用。ALD 可引起心肌纤维化，诱发心律失常和猝死。因此，CHF 时在 ACEI 基础上加用醛固酮受体拮抗药，以抑制醛固酮的有害作用。常用的有螺内酯，起始剂量为每日 10mg，最大剂量为每日 20mg，也可隔日给予。选择性醛固酮受体拮抗药依普利酮（eplerenone）推荐起始剂量为每日 25mg，逐渐加量至每日 50mg。本类药适用于轻、中、重度心力衰竭患者，急性心肌梗死后合并心力衰竭的患者亦可应用，应用的主要危险是高钾血症和肾功能异常，故用药期间要监测血钾和肾功能。

三、利 尿 药

【药理作用】 心力衰竭传统治疗药之一，可以促进钠、水排泄，降低心脏前、后负荷，消除或缓解静脉淤血及其引发的肺水肿和外周水肿。如图 3-2 所示，正常心功能曲线 1 表明，随 LVEDP 增高，左室排血量增加，以满足机体组织对供氧的需求。CHF 时，心排血量不足，心脏射血分数减少，导致 LVEDP 增高，心排血量不能达到正常水平，如心功能曲线 2 所示，其与正常人心功能曲线 1 比较，明显向右下偏移。应用利尿药（D）则可提高射血分数和心排血量，在一定程度上有效改善 CHF 的临床症状。

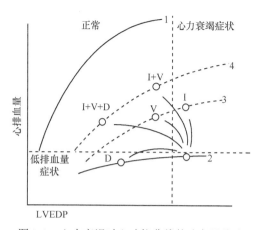

图 3-2　心力衰竭时心功能曲线的改变及治疗
药物的影响

I. 强心药；D. 利尿药；V. 血管扩张药

【临床应用】　轻度 CHF 者应用噻嗪类利尿药效果良好；中度 CHF 者可口服袢利尿药或与噻嗪类利尿药和保钾利尿药合用；对严重 CHF、慢性 CHF 急性发作、急性肺水肿或全身水肿者，噻嗪类利尿药常无效，宜静脉注射呋塞米。利尿剂一般不作为 CHF 的单一治疗药物，应与 ACEI 和 β 受体阻滞剂联合应用。

对存在液体潴留的心力衰竭患者，利尿药是唯一能充分控制心力衰竭患者液体潴留的药物，是标准治疗中必不可少的组成部分。合理使用利尿药是其他治疗心力衰竭药物取得成功的关键因素之一。一方面，利尿药用量不足可能造成液体潴留，会降低对 ACEI 的反应，增加使用 β 受体阻滞剂的风险；另一方面，不恰当地大剂量使用利尿药则会导致血容量不足，增加 ACEI 和血管扩张药发生低血压的危险，增加 ACEI 出现肾功能不全的风险。因此，恰当使用利尿药是各种有效治疗心力衰竭措施的基础。

【用法与用量】　通常从小剂量开始，如呋塞米每日 20mg，或托塞米每日 10mg，氢氯噻嗪每日 25mg，并逐渐增加剂量直至尿量增加、体重每日减轻 0.5 ～ 1.0kg。一旦病情控制（肺部啰音消失、水肿消退、体重稳定），即以最小有效剂量长期维持。

【不良反应】

（1）电解质紊乱：可引起低钾、低镁、低钠血症，诱发心律失常。合用 ACEI 或给予保钾利尿药常能预防钾、镁的丢失。

（2）神经内分泌激活：可激活内源性神经内分泌系统，特别是 RAAS；长期激活会促进疾病的发展。故应与 ACEI 及 β 受体阻滞剂联合应用。

（3）低血压和氮质血症：噻嗪类及袢利尿药主要通过肾小管分泌机制到达小管腔后才能发挥利尿作用。因此任何影响肾小管分泌过程的因素均会影响利尿药进入小管腔而影响其作用的发挥。大剂量利尿药可减少有效循环血量，进而降低心排血量，降低血压，损伤肾功能，加重心力衰竭。所以需要注意区别低血压和氮质血症是容量减少引起，还是心力衰竭恶化的表现。

四、β 受体阻滞剂

CHF 病理生理过程中，交感神经活性代偿性增强，血中儿茶酚胺水平持续升高，对心血管系统所造成的损害，早已引起人们的重视。20 世纪 70 年代初，有人对扩张型心肌病并发 CHF 者，使用 β 受体阻滞剂美托洛尔，发现可使患者心率减慢、肺淤血症状减轻、呼吸困难得到改善，运动耐力得以提高。由此 β 受体阻滞剂治疗 CHF 的观念和实践在医药界受到广泛重视，并在 CHF 临床治疗中得到应用。治疗 CHF 可选用的 β 受体阻滞剂有卡维地洛、拉贝洛尔和比索洛尔。

【药理作用】　β 受体阻滞剂可拮抗过高的交感神经活性。

（1）CHF 病理过程中，由于高水平儿茶酚胺对心肌 β 受体的持续影响，导致心肌 β 受体数目减少，即 β 受体"下调"现象。应用 β 受体阻滞剂，保护心肌 β 受体不被儿茶酚胺持续兴奋，

有利于 β 受体数目"上调",恢复心脏对神经系统调节的正常反应。

（2）通过拮抗 β 受体，减慢心率、降低心肌耗氧量，延长心脏舒张期冠脉灌注时间，有利于增加心肌有效血流量，从而改善心脏舒缩功能。

（3）抑制 RAAS 系统的过度兴奋，降低体内肾素、血管紧张素水平，减少肾上腺皮质醛固酮分泌，进而降低衰竭心脏的前、后负荷。

（4）拮抗 β 受体，抑制心肌异位节律，延缓心内传导，可防止 CHF 时并发的室性和室上性心律失常，从而减少 CHF 时心脏猝死的发生。

（5）通过拮抗 β 受体，有利于遏制 CHF 病理过程中高水平儿茶酚胺对 β 受体的持续兴奋，进而阻抑心肌细胞凋亡和心肌重构。

（6）卡维地洛兼有拮抗 α 受体、抑制 Ang Ⅱ、内皮细胞生长因子和血小板生长因子等产生的有丝分裂刺激物，并减轻颈动脉血管形成术后的再增生，以及抗氧自由基等作用，长期应用可降低死亡率，提高生存率。

【临床应用】

（1）适应证：适用于扩张型心肌病伴 CHF，冠心病心绞痛伴 CHF，风湿性心脏病 CHF 伴交感神经亢进者，舒张功能障碍所致 CHF。

（2）禁忌证：包括严重 CHF 患者，严重窦性心动过缓者，伴有病窦综合征者，伴发高度房室传导阻滞者，伴有支气管哮喘者。

【用法与用量】

（1）β 受体阻滞剂治疗 CHF 初期，临床用药采用小剂量起始、逐步递增的方法，以达预期疗效，并避免严重不良反应。

（2）CHF 患者使用 β 受体阻滞剂治疗有可能出现低血压反应，应密切观察血流动力学状态，及时调整临床用药剂量。

（3）心功能改善的平均奏效时间为 2～3 个月。观察疗效时间较长，故应注意随访，根据病情及时调整用药量。

（4）利尿药、ACEI 和强心苷地高辛是迄今用于 CHF 的基础治疗药。如应用 β 受体阻滞剂时，撤除原有的基础治疗或基础治疗力度不够，都可导致 β 受体阻滞剂的治疗失败。故在应用 β 受体阻滞剂治疗 CHF 的同时，应合并使用基础治疗药。

五、强 心 苷

强心苷是从不同植物中提取，由特异苷元和糖结合而成的苷类药。临床常用的强心苷有地高辛（digoxin）、洋地黄毒苷（digitoxin）、去乙酰毛花苷（deslanoside）和毒毛花苷 K（strophanthin K），具有选择性加强心肌收缩力和影响心肌电生理特性的作用。长期以来，普遍认为强心苷对心力衰竭的治疗主要基于正性肌力作用，即强心苷通过抑制衰竭心肌细胞膜 Na^+，K^+-ATP 酶，使细胞内 Na^+ 水平升高，促进 Na^+-Ca^{2+} 交换，提高细胞内 Ca^{2+} 浓度，从而发挥正性肌力作用。强心苷还可抑制非心肌组织 Na^+，K^+-ATP 酶，提高主动脉弓和颈动脉窦压力感受器的敏感性，使中枢神经系统下达的交感兴奋减弱。此外，肾脏 Na^+，K^+-ATP 酶受抑，可减少肾小管对 Na^+ 的重吸收，肾脏分泌肾素减少。

【体内过程】 不同的药动学差异，决定不同强心苷作用发生的快慢及持续时间的长短。

（1）慢效强心苷：洋地黄毒苷，口服后 4h 显效，6～12h 效应达到峰值。

（2）中效强心苷：地高辛，口服后 1～2h 显效，4～6h 效应达到峰值。

（3）速效强心苷：去乙酰毛花苷，静脉注射后 10～30min 显效，1～2h 效应达到峰值；毒毛花苷 K，静脉给药后 5～10min 显效，0.5～2h 效应达到峰值。其中地高辛应用最广，其药动学特征如下。①吸收：口服地高辛片剂主要经小肠吸收，个体差异明显，生物利用度为 40% ～ 90%。约 10% 的人群肠内存在可将地高辛分解为无活性代谢产物的特殊菌群，这些个体若按常规量使用地高辛，往往临床疗效不足，需及时调整剂量。②分布：地高辛由血液向组织分布缓慢，口服后 6 ～ 8h 或静脉注射后 4h，血浆和组织的药物分布趋向平衡，此时心肌地高辛浓度为血浆浓度的 10 ～ 30 倍，而骨骼肌地高辛浓度仅为心肌浓度的一半。但体内骨骼肌容量大，故地高辛大部分在骨骼肌中，成为地高辛在体内的重要储备库。地高辛血浆蛋白结合率为 25%，V_d 为 2.5 ～ 11.5L/kg，可见其在体内分布甚广。本品用于孕妇，则易透过胎盘进入胎体，并在乳汁中也有分布。③代谢与排泄：地高辛主要以原型药经肾脏排泄，每日排泄量约为体内药量的 1/3。仅少量地高辛经肝代谢失活，故肝功能不良患者仍可使用常规剂量。地高辛 $t_{1/2}$ 为 36 ～ 48h，其排泄速度受肾功能影响大，研究表明地高辛清除率的改变与肌酐清除率变化呈线性相关。当肾功能受损、肌酐清除率下降时，地高辛清除率亦降低，$t_{1/2}$ 则相应延长，故临床用药剂量应根据肾功能情况适当调整。

【药理作用】　强心苷增强心肌收缩性的直接作用和调节交感神经系统功能、减慢心率的间接作用，以及降低衰竭心脏心肌耗氧量的综合效应，是其治疗 CHF 的药理学基础。而对心电生理的影响则在其治疗心律失常中发挥重要作用。

（1）正性肌力作用：强心苷直接增强心肌收缩性的作用，在离体心肌实验中已得到证实。临床上，强心苷增强 CHF 患者心肌收缩性的作用，则可通过观察其对心功能曲线的影响予以确认（图 3-2）。强心苷（I）可使心脏在同一 LVEDP 水平上，射血分数和心排血量增加，此时可见心功能曲线 3 向左上偏移，表明衰竭心脏的心肌收缩性能得以增强。

（2）对交感神经功能的影响：CHF 病理过程中交感神经系统和 RAAS 亢进，心率加快，外周血管阻力增高，并伴有水钠潴留。强心苷通过其正性肌力作用，改善机体血流动力学状态，增高动脉系统压力感受器敏感性，减轻交感神经系统反射性张力过强，相应提高迷走神经张力，从而使窦性心律减慢，房室结不应期延长。另有实验表明，强心苷亦可对交感神经中枢产生直接影响，降低交感神经系统及 RAAS 活性，从而消除 CHF 的临床症状。

（3）对衰竭心脏心肌耗氧量的影响：强心苷增强心肌收缩性，提高心脏做功，故增加正常心脏的心肌耗氧量。然而衰竭心脏的心室舒张末期容积增大，心室壁张力增加，并伴有心率加快，心脏前后负荷增加，故心肌耗氧量明显增高。强心苷通过增强心肌收缩性，减慢心率，降低心脏前、后负荷，使心肌耗氧量降低程度远超过因心肌收缩力增强所致心肌耗氧量的增加，故强心苷适用于 CHF 的治疗，可获得降低心肌耗氧量的综合效应。

（4）心脏电生理作用：强心苷对心脏电生理的影响取决于其对心肌电活动的直接作用及通过自主神经系统的间接影响。心脏各部位如心房、心室肌、起搏点和传导系统对强心苷作用的敏感性存在差异，而且强心苷治疗量和中毒量的影响亦各不同。例如，地高辛低于有效血药浓度（0.5 ～ 1.5ng/ml），即可降低交感神经张力、提高迷走神经张力，降低心房和房室结的自律性，提高动作电位 4 相最大静息电位，延长房室结 ERP，并减慢房室传导速率。较高浓度可引起窦性心动过缓、房室传导延缓和阻滞；中毒浓度则增强交感神经张力，并直接影响心肌自律性，从而引发心律失常。强心苷所致心肌细胞内 Ca^{2+} 负荷增加、心肌细胞内向钾电流增强，引发 DAD，产生触发性活动。强心苷所致 APD 及 ERP 缩短，以及对希氏 - 浦肯野纤维系统和心室肌传导功能的抑制是导致室性心律失常的电生理基础。

（5）对神经内分泌的影响：CHF 的发生、发展与神经内分泌失调关系密切。强心苷能促进心房钠尿肽（atrial natriuretic peptide，ANP）分泌，恢复 ANP 受体的敏感性，从而对抗 RAAS，产生利尿作用。地高辛通过对 RAAS 的影响，降低血浆肾素活性，进而减少 Ang II 及醛固酮的分泌，保护心脏。

（6）利尿作用：强心苷对 CHF 患者有显著的利尿作用，主要由于心功能改善后，肾血流量增加，间接产生利尿作用。此外，强心苷可直接抑制肾小管 Na^+，K^+-ATP 酶，减少肾小管对 Na^+ 的重吸收，促进水钠排出，发挥利尿作用。

（7）对血管的作用：强心苷可直接收缩血管平滑肌，增加外周阻力。但对于 CHF 患者，强心苷降低交感神经活性的作用超过直接收缩血管的效应，外周阻力下降，组织灌流增加。

【临床应用】 强心苷用于治疗 CHF 历史悠久，其中地高辛是唯一经过安慰剂对照临床试验评估的洋地黄制剂，也是唯一被 FDA 确认能有效治疗 CHF 的正性肌力药，目前应用最为广泛。地高辛治疗 CHF 的长期临床疗效已被肯定，特别是对重症患者。应用地高辛的主要目的是改善慢性收缩性心力衰竭的临床状况，适用于已应用 ACEI（或 ARB）、β 受体阻滞剂和利尿剂治疗而仍持续有症状的慢性收缩性心力衰竭患者。重症患者可将地高辛与 ACEI（或 ARB）、β 受体阻滞剂和利尿剂同时应用。强心苷主要用于治疗 CHF 和某些类型的心律失常。

（1）适用于不同病因所致 CHF

1）疗效较好的 CHF：高血压、心脏瓣膜病和先天性心脏病等导致心脏长期负荷过重、心肌收缩性受损、心排血量降低，形成低心排血量型 CHF。强心苷通过改善心肌收缩性，降低心脏前、后负荷，增加心排血量，而呈现较好的治疗效果。

2）疗效较差的 CHF：甲状腺功能亢进、严重贫血所继发的高心排血量型 CHF，应用强心苷治疗疗效较差，临床治疗应以根除病因为主。肺源性心脏病所致 CHF，存在肺动脉高压、心肌低氧和能量代谢障碍，尤易引发毒性反应。

3）不宜使用强心苷的 CHF：心肌外机械因素如心脏压塞、缩窄性心包炎、严重二尖瓣狭窄所致 CHF。这些病理因素均使左心室舒张期血液充盈度严重受损，强心苷虽加强心肌收缩，却难以改善心脏功能。肥厚型心肌病伴左心室流出道狭窄，亦应避免使用强心苷。急性心肌梗死所致左心衰竭，强心苷单独使用可能增加心肌氧耗量，导致心肌梗死范围扩大，应与降低前负荷的血管扩张药配伍应用。

（2）心律失常：房颤的主要危险在于心房的过多冲动经房室传导到心室，使心室率过快、泵血功能受损，甚至诱发心力衰竭，房颤是强心苷临床应用的主要适应证。强心苷延缓房室传导，有效减慢心室率，使心脏泵血功能得到保护；还用于房扑，可减慢心室率，并促使房扑转为窦性心律。阵发性室上性心动过速，用速效静脉注射制剂如去乙酰毛花苷，通过延长房室结不应期，达到中断折返冲动、终止心动过速的目的。

【用法与用量】 强心苷的传统用法分为两个步骤，即首先在短期内使用足量强心苷，以基本控制 CHF 临床症状，即"洋地黄化"过程；继而用维持量使血药浓度稳定于有效治疗浓度范围，以保持和巩固疗效。地高辛口服制剂的洋地黄化剂量为每日 1.25～1.5mg，维持量为每日 0.125～0.25mg。CHF 病情紧急的病例，宜应用速给法，地高辛片首剂量 0.25～0.5mg，继后每 8h 服用 0.5～0.75mg，可于 1 日内达到洋地黄化。对一般 CHF 患者，可用地高辛维持量逐日给药法，每日口服 0.125～0.25mg，约 1 周（4～5 个 $t_{1/2}$）达到有效稳态血药浓度，获得治疗效果。这种给药方法明显降低地高辛中毒发生率。

去乙酰毛花苷注射剂和毒毛花苷 K 注射剂仅用于 CHF 病情紧急且体内无强心苷蓄积的患者。去乙酰毛花苷首剂量 0.4～0.8mg 或毒毛花苷首剂量 0.125～0.25mg 以葡萄糖注射液稀释后缓慢静脉注射，经 2h 后再次静注用药，以实现洋地黄化，可迅速消除急性心力衰竭的严重症状。

【不良反应】 主要见于大剂量时，改用维持量疗法，不良反应可大大减少。

（1）主要不良反应

1）心律失常：强心苷中毒可表现为各种不同类型心律失常，包括快速心律失常如室性期前收缩、二联律，房性、房室结性或室性心动过速，甚至室颤，以及缓慢心律失常如不同程度的房室传导阻滞和窦性心动过缓。

2）胃肠道症状：为强心苷不良反应的早发症状，表现为厌食、恶心、呕吐和腹泻等，其恶心、呕吐的发生与强心苷兴奋延髓催吐化学感受区有关。作为强心苷中毒反应的先兆症状，应注意与 CHF 的消化道症状相鉴别。

3）神经精神症状：常见头痛、头晕、疲倦和嗜睡，还可能出现视觉及色觉障碍（黄视或绿视症），为强心苷中毒反应的先兆症状。

（2）不良反应的促发因素

1）电解质紊乱：低钾血症时，心肌细胞 Na^+，K^+-ATP 酶受到抑制，易促发强心苷毒性反应。

2）疾病：心肌缺血时，对强心苷引发的心肌 DAD 及触发性活动尤为敏感，易致心律失常。

3）年龄：老年人身体肌肉渐趋消瘦，地高辛 V_d 缩小，又可能伴肾排泄功能减退，致地高辛消除延缓，体内潴留增多，易诱发毒性反应。

4）药物的相互作用：如前所述，一些药物或延缓地高辛消除，或增加其生物利用度，或使心肌敏感性增高，都是促发强心苷中毒不可忽视的因素。

（3）诊断和防治

1）诊断：对 CHF 患者使用强心苷前后的症状、体征和心电图变化作动态观察，有利于早发现强心苷毒性反应。对强心苷血药浓度监测，可提供有价值的诊断依据。当血浆地高辛浓度＞3ng/ml 时结合症状和体征，即可诊断强心苷中毒。

2）预防：根据患者年龄、体重、心肾功能状态及临床合并症，制订个体化用药方案是预防强心苷中毒的关键。及早发现并消除中毒促发因素，并根据实测血药浓度合理调整用药剂量，是有效的预防措施。

3）治疗：根据中毒症状的类型和严重程度，及时采取相应措施，如停用强心苷及排钾利尿药，补充钾盐、及时纠正低钾血症，选用抗心律失常药苯妥英钠等有效控制强心苷所致快速心律失常，使用地高辛特异抗体片段救治危及生命的强心苷严重中毒病例。

【药物相互作用】 其他药物与强心苷合用，可通过影响强心苷的药动学过程和药效强度改变其临床疗效与毒性。

抗心律失常药奎尼丁、维拉帕米、胺碘酮和普罗帕酮与地高辛合用，可使地高辛的肾清除率下降、V_d 降低，血浆地高辛浓度增高 50% 以上。此时应调整地高辛的剂量，监测血药浓度，以保证其临床用药安全。卡托普利和 CCB 地尔硫䓬等与地高辛合用，亦可降低地高辛消除率，增高其血药浓度。降血脂药考来烯胺和考来替泊与地高辛合用，可在肠腔内吸附地高辛，使其经肠道吸收减少，血浆地高辛浓度降低 30%。抗生素如红霉素、四环素等可抑制肠腔菌群，减少地高辛降解，提高其生物利用度，血药浓度可增高 40% 以上。噻嗪类和袢利尿药使用不当，可致低钾血症，心肌对强心苷敏感性增加，出现强心苷中毒性心律失常。

六、血管扩张药

血管扩张药（vasodilator）通过扩张外周血管，减少静脉回心血量，降低心脏前负荷；扩张小动脉，降低外周阻力，减轻心脏后负荷，进而消除 CHF 的临床症状，改善患者生活质量。

（一）硝基血管扩张药

硝基血管扩张药释放 NO、激活鸟苷酸环化酶（GC），增加 cGMP 合成而松弛血管平滑肌，发挥扩血管作用的药物。常用治疗 CHF 的硝酸酯类药物为硝酸异山梨酯和硝酸甘油。

【药理作用】 一方面通过扩张容量血管和肺血管，降低中心静脉压，降低心脏前负荷；并且通过降低肺动脉及外周血管阻力，降低心脏后负荷，增加心排血量。故心脏前、后负荷均降低，减少心肌耗氧量，减轻 CHF 的临床症状，提高患者运动耐力，有利于心功能的改善与提高，使衰竭心脏的心功能曲线向左上偏移。

【临床应用】 双盲安慰剂对照临床试验证明，口服硝酸异山梨酯片剂40mg，每 6h 1 次，连续用药 12 周，其消除 CHF 症状、提高患者运动耐力的临床疗效得以维持，降低肺动脉压和肺毛细血管楔压的作用亦可维持，而动脉压及外周血管阻力则可能恢复至用药前水平，表明硝酸酯类药舒张静脉容量血管的作用较突出。由于临床长期应用本类药物可产生耐受性，故不宜单独用于 CHF 治疗。硝酸异山梨酯与其他血管扩张药如肼屈嗪合用，可增强其临床疗效，并使改善血流动力学的作用得以维持。以地高辛和利尿药为基础治疗的 CHF 患者，加用硝酸异山梨酯和肼屈嗪进行长期维持治疗的患者，总死亡率较加用安慰剂或哌唑嗪的患者总死亡率亦有所降低。

【用法与用量】 硝酸异山梨酯片剂每次口服 10 ～ 40mg，每 6h 1 次。剂量过大，并不相应提高疗效，反易致耐受性。硝酸甘油注射剂静脉输注的初始速度为 5μg/min，在血流动力学监护下，可每 5 ～ 10min 提高速度 5μg/min，直至临床症状缓解。静脉输注维持速度一般为 10 ～ 100μg/min，收缩压应维持在 90mmHg 以上。长时间连续应用本类药物易产生耐受性，故可采用间歇给药法。

（二）肼屈嗪

肼屈嗪（hydralazine）主要扩张小动脉，降低外周血管阻力，减轻后负荷，增加心排血量，也可以明显增加肾血流量。因长期使用可致肾素和醛固酮分泌增加，引起水钠潴留，故主要短期用于肾功能不全或不能耐受 ACEI 的 CHF 患者。

七、其他治疗心力衰竭的药物

（一）非强心苷类正性肌力作用药

1. 儿茶酚胺类药物 不宜作 CHF 治疗的常规用药。在 CHF 全过程中，由于交感神经都处于激活状态，并且是后期病情恶化的主要因素。因此，对慢性心力衰竭患者即使在进行性加重阶段，也不主张长期间歇静脉滴注正性肌力药。只对难治性终末期心力衰竭患者、心脏移植前终末期心力衰竭、心脏术后心肌抑制所致的急性心力衰竭，可短期应用（3 ～ 5 日）对心肌 β_1 受体有相对选择性作用的多巴酚丁胺（dobutamine），剂量为 2.5 ～ 10μg/（kg·min）；或采用多巴胺激动多巴胺受体，扩张肾、肠系膜及冠状血管；稍大剂量激动 β_1 受体，加强心肌收缩性，静脉滴注剂量为 1.5 ～ 10μg/（kg·min）。

2. 磷酸二酯酶抑制剂（phosphodiesterase inhibitor，PDEI） 强心双吡啶类药物（cardiac bipyridine）是化学结构与作用机制不同于强心苷和儿茶酚胺类药物的正性肌力作用药，而且能特异性抑制磷酸二酯酶，从而增加心肌和血管平滑肌细胞内 cAMP 的浓度，进而使 Ca^{2+} 进入心肌细胞，产生正性肌力作用；血管平滑肌细胞内 cAMP，可促进肌质网对 Ca^{2+} 的摄取，使平滑肌细胞内 Ca^{2+} 浓度降低，产生外周血管扩张效应。目前临床应用的有氨力农（amrinone）及其衍生物米力农（milrinone）的静脉注射制剂。

3. 钙增敏剂 如左西孟旦（levosimendan）通过结合于心肌细胞上的肌钙蛋白 C 促进心肌收缩，也能介导 ATP 敏感钾通道，发挥血管扩张和轻度抑制磷酸二酯酶的作用。急性心力衰竭患者应用该药可增加心排血量、降低肺毛细血管楔压等，适用于利尿剂、ACEI 和洋地黄类药物治疗效果不佳，且需增加心肌收缩力的急性心力衰竭的短期治疗。

（二）CCB

CCB 具有扩张全身血管特别是冠脉的作用。第一代二氢吡啶类 CCB 如硝苯地平和具有负性肌力作用的非二氢吡啶类 CCB 如地尔硫草与维拉帕米等反可使 CHF 患者病情恶化，可能与其负性肌力作用或激活神经、体液反应有关，但其确切的机制及临床意义仍不明确。第二代二氢吡啶类 CCB 如氨氯地平和非洛地平的血管选择性较高，负性肌力作用较弱，长期治疗对 CHF 患者总病死率并无影响，可用于伴有心绞痛或高血压的 CHF。

八、心力衰竭的药物治疗原则

CHF 的临床治疗应遵循如下合理用药原则。

1. 采取综合措施，减轻心脏负荷　减少患者体力活动和精神应激是减轻衰竭心脏负荷的基本措施。严重 CHF 患者应卧床休息，待心功能改善后，适当下床活动，以逐步增强体质。高血压并发 CHF 患者，使用抗高血压药有效控制血压，亦是减轻心脏负荷的有效措施。

2. 限制钠盐摄入　适当限制日常饮食中钠盐摄入量，是进一步减轻心脏负荷的有效措施。

3. β受体阻滞剂的应用　对扩张型心肌病、冠心病心绞痛伴 CHF 的患者，可在强心、利尿和扩血管药物综合治疗基础上，加用小剂量 β 受体拮抗药。根据患者的耐受情况及心率、血压的变化调整剂量，以期长期应用。经 2～3 个月连续用药可获心功能明显改善的效果。急性心肌梗死合并 CHF 者，亦可按此法应用 β 受体阻滞剂治疗。

4. 利尿药的应用　CHF 出现水肿时，应首选噻嗪类利尿药。重度 CHF 或伴肾功能不全患者可选用袢利尿药如呋塞米等，以增强利尿效应。利尿排钠的同时，有可能导致血钾水平降低。低钾血症易诱发强心苷的毒性反应，故应进行血钾水平监测，必要时口服钾盐。噻嗪类利尿药与留钾利尿药如螺内酯合用，可加强利尿作用并预防低钾血症。

5. ACEI 的应用　上述治疗尚不能有效控制 CHF 症状时，应加用 ACEI，以期进一步降低心脏前后负荷，消除心力衰竭临床症状。而无症状左心功能不全患者，可首选 ACEI 治疗，能明显推迟和减少此类 CHF 患者临床症状的发生。

6. 强心苷的应用　CHF 患者，经前述综合措施治疗，仍不能有效控制临床症状时，可加用强心苷。此类药物尤适用于 CHF 伴发心房纤颤的患者。地高辛片剂为最常用制剂，其用法可依心力衰竭严重程度而定。轻度患者可用地高辛维持量逐日给药法；重度患者则可按地高辛速给法用药。

7. 硝酸酯类血管扩张药的应用　硝酸酯类血管扩张药的作用以扩张静脉容量血管为主要特征，尤适用于治疗肺循环淤血的左心衰竭患者。

随着对 CHF 病理生理过程认识的不断提高，现代 CHF 的药物治疗从观念到临床试验，都取得了长足进步，有望通过综合性药物治疗措施，提高患者生活质量，降低近期死亡率，以期达到进一步改善 CHF 患者临床预后的目的。

第 5 节　动脉粥样硬化的临床用药

As 引起的冠心病、脑卒中的发病率和死亡率逐年上升，因此抗 As 药物的研究和应用日益受到重视。As 的发生与血脂异常有直接关系，故调血脂药可防止血脂异常者发展为 As 性疾病，并能对已有 As 性疾病的患者进行治疗。

一、调 血 脂 药

血脂是血浆中脂类的总称，包括胆固醇（cholesterol，Ch）、甘油三酯（triglyceride，TG）、磷脂（phospholipid，PL）和游离脂肪酸（free fatty acid，FFA）等。胆固醇又分为胆固醇酯和游离胆固醇，两者合称为总胆固醇（total cholesterol，TC）。脂蛋白为大分子复合物，可分为乳糜微粒（chylomicron，CM）、极低密度脂蛋白（very low density lipoprotein，VLDL）、中间密度脂蛋白（intermediate density lipoprotein，IDL）、低密度脂蛋白（low density lipoprotein，LDL）和高密度脂蛋白（high density lipoprotein，HDL）。血脂代谢异常，特别是血清 TC 和 LDL- 胆固醇的升高、HDL- 胆固醇的降低是冠心病发病的主要危险因素，也是冠心病患者冠状血管意外的促发因素。

（一）主要降低 TC 和 LDL

1. 羟甲基戊二酰辅酶 A（HMG-CoA）还原酶抑制剂（他汀类）　HMG-CoA 还原酶是胆固醇合成的限速酶，HMG-CoA 还原酶抑制剂是该酶的结构类似物，能有效降低 TC 和 LDL-胆固醇，目前国内临床应用的有洛伐他汀（lovastatin）、辛伐他汀（simvastatin）、普伐他汀（pravastatin）、氟伐他汀（fluvastatin）和阿托伐他汀（atorvastatin）。

【体内过程】　洛伐他汀和辛伐他汀为前体药，必须经代谢生成活性代谢产物才能产生作用；而普伐他汀和氟伐他汀连续 3 次经体内代谢成无活性或活性很低的代谢产物。这四种药口服吸收完全，但首过效应明显，因而生物利用度低，洛伐他汀仅为 5%，氟伐他汀为 25%。考来烯胺和洛伐他汀、普伐他汀、辛伐他汀联合用药有相加作用，但考来烯胺可与氟伐他汀结合，若给药间隔时间 < 4h，氟伐他汀的生物利用度降低，因此考来烯胺和氟伐他汀的给药间隔时间至少 ≥ 4h 才可产生相加作用。

【药理作用】　通过多种途径发挥作用：①主要作用机制是竞争性抑制 HMG-CoA 还原酶活性，阻断肝脏内胆固醇合成。②使细胞内胆固醇库耗竭。③促进 LDL 受体的转录，使肝脏内 LDL 受体增多，促进血液内 LDL 向肝内转移，导致 LDL 及其前体 IDL 从血液内的清除增加。LDL 受体、HMG-CoA 还原酶和 HMG-CoA 合成酶的启动子区均具有类固醇反应元件（sterol-response element，SRE），所以这些基因的转录在某种类固醇蓄积时会被抑制，而由 HMG-CoA 还原酶抑制剂引起的类固醇量的减少可解除这种抑制，故可导致 HMG-CoA 还原酶和 LDL 受体数量的增加。HMG-CoA 还原酶抑制剂引起的 HMG-CoA 还原酶合成量的增加是长期使用这类药物的不利方面。④改变 VLDL 的组成，并使其生成减少，同时 LDL 从血液内的清除增多。⑤由于胆固醇合成被抑制，肝脏内载脂蛋白 ApoB-100 的合成也被抑制，并因此引起 LDL 合成减少和随后的 LDL 产生减少。⑥改善血管内皮对扩血管物质的反应性，抑制血管平滑肌细胞增殖和迁移。⑦减轻动脉壁巨噬细胞及泡沫细胞的形成，降低血浆 C 反应蛋白，延缓 As 过程。⑧抑制单核细胞巨噬细胞的黏附和分泌功能，抑制血小板聚集和提高纤溶活性。

【临床应用】　主要用于Ⅱa 和Ⅱb 型高脂蛋白血症的治疗，包括杂合子家族性高胆固醇血症和其他原发性高胆固醇血症（如多基因高胆固醇血症），也可用于遗传性家族性高脂血症引起的混合性高胆固醇血症和高甘油三酯血症。单独使用或与胆汁酸结合树脂或烟酸合用能有效降低血浆 LDL。洛伐他汀的治疗与剂量有关，每日给药 10mg 或 20mg 可使 LDL 分别降低 20% 或 40%。辛伐他汀和普伐他汀可产生相似的最大效应，但氟伐他汀较弱。孕妇和哺乳期妇女应禁用，儿童应限制在还有少许受体活性的纯合子和杂合子家族性高胆固醇血症者。由于胆固醇合成的昼夜特点，本类药如每日给药一次，则应睡前服用。由于作用部位不同，洛伐他汀等 HMG-CoA 还原酶抑制剂与考来替泊或考来烯胺合用有协同作用。

【用法与用量】　洛伐他汀一般从每日 20mg 开始，睡前服用，视病情轻重调整。辛伐他汀从每日 5 ～ 10mg 开始，睡前服用。普伐他汀每日 10 ～ 40mg，氟伐他汀每日 20 ～ 40mg，睡前服用。阿托伐他汀每日 1 次，每次 10mg。本品 $t_{1/2}$ 较长，可在一日的任何时间服用，且不受食物影响，但最好在晚餐后服用。

【不良反应】　副作用通常较轻且短暂，包括头痛、失眠、抑郁及消化不良、腹泻、腹痛和恶心等消化道症状，0.5% ～ 2.0% 的患者发生氨基转移酶升高、胆汁淤积和活动性肝病。他汀类药物可引起肌病，包括肌痛、肌炎和横纹肌溶解，最常发生于合并多种疾病和（或）使用多种药物治疗的患者。单用标准剂量的他汀类药物治疗很少发生肌炎，但当使用大剂量或与其他药物合用时，肌炎的发生率增加。

【药物相互作用】　多数他汀类药物由 CYP 进行代谢，因此和与其他 CYP 药物代谢系统有关联的药物同时使用可发生不利的药物相互作用。联合使用他汀类和贝特类药物有可能增加发生肌病的危险，故必须合用时应采取谨慎、合理的方法。

2. 胆汁酸结合树脂　属于本类药物的有考来烯胺（colestyramine，消胆胺、降胆敏）和考来替泊（colestipol，降胆宁），为大分子碱性阴离子交换树脂聚合物。

【体内过程】　不溶于水，不被消化酶水解，也不被胃肠道吸收。

【药理作用】　胆汁酸结合树脂在肠道内和胆汁酸结合，阻止胆汁酸重吸收。应用胆汁酸结合树脂后，胆汁酸的排泄率可提高 10 倍。胆汁酸的清除率增高可促进胆固醇在肝脏内经 7α-羟化酶代谢生成胆汁酸，这一代谢途径在正常时由胆汁酸负反馈控制。胆固醇水平降低，导致 LDL 受体增多和 HMG-CoA 还原酶活性增高，LDL 受体数量的增多使 LDL 从血浆内清除加快而致 LDL 浓度降低。纯合子的患者因 LDL 受体具有遗传性缺陷，对这类药物没有反应；但杂合子患者具有受体的一个正常基因，仍可有反应。而 HMG-CoA 还原酶活性反馈性增高，可使胆固醇合成增加，因此本类药与 HMG-CoA 还原酶抑制剂合用，作用显著增强。

【临床应用】　主要适用于 IIa 型高脂蛋白血症的治疗，以降低 TC 和 LDL- 胆固醇，用药两周可达最大效应的 90%。对 LDL 的作用与剂量相关，当胆汁酸结合树脂用到最大剂量时，血液内 LDL 可降低 20% ～ 35%；VLDL 在用药第一周内可降低 5% ～ 20%，然后药物作用逐渐减低；大约 4 周，VLDL 和 TG 可恢复到用药前水平。但 VLDL 和 IDL 较低者，开始应用胆汁酸结合树脂时，可明显增加 TG，而且维持时间较长。因此，胆汁酸结合树脂多适用于仅有 LDL 升高的患者，如家族性高胆固醇血症和多基因高胆固醇血症，不影响 HDL。

【用法与用量】　考来烯胺和考来替泊可从每日 20g 开始，逐步增加到每日 30g。本品粉剂与 120 ～ 180ml 水或其他液体混合成混悬液，分 3 ～ 4 次服用。应从小剂量开始，逐步增加剂量，以达到在胃肠道不良反应最小的情况下产生最理想的血脂调节作用的目的。

【不良反应】　常见副作用有恶心、腹胀、消化不良和便秘，因为胆汁酸结合树脂和胆汁酸结合，也能同时降低食物内脂肪的吸收，大剂量应用时可引起脂肪痢。

【药物相互作用】　与酸性化合物有很高的亲和力，可和酸性药物结合而阻滞其吸收，如华法林和其他相关抗凝血药、氯噻嗪、保泰松、巴比妥类、甲状腺素、强心苷、四环素、万古霉素、甲状腺素、铁盐、普伐他汀、氟伐他汀、叶酸、保泰松、维生素 C 等，如与这些药物合用，应在用胆汁酸结合树脂前 1h 或其后 2h 使用。

（二）主要降低 TG 和 VLDL

苯氧酸类（贝特类）降脂药

自 1962 年报告氯贝丁酯（clofibrate）有血脂调节作用，吉非贝齐（gemfibrozil）、苯扎贝特（bezafibrate）、非诺贝特（fenofibrate）、环丙贝特（ciprofibrate）和利贝特（lifibrate）等同类药物陆续进入临床应用。

【体内过程】　口服吸收快而完全，如避开空腹与食物同服，吸收率可达 90% 以上。2 ～ 4h

血药浓度达峰值，血浆蛋白结合率≥95%，肝脏、肾脏和小肠细胞的药物浓度均高于血药浓度；在体内经肝微粒体 CYP3A 氧化，最终主要以葡糖醛酸结合代谢产物通过尿液排泄，少量经消化道排泄。肾功能不全时血药浓度可升高而导致不良反应发生。氯贝丁酯的 $t_{1/2}$ 为 12～15h，吉非贝齐为 2～7h。非诺贝特为前药，口服后在体内迅速水解成活性代谢产物非诺贝酸（fenofibric acid），其 $t_{1/2}$ 为 19～26h，主要经肾脏排泄。非诺贝特和吉非贝齐一样，肾功能不全时，血药浓度升高，不良反应可增多。环丙贝特 1h 血药浓度达峰值，$t_{1/2}$ 为 80h，故可每日给药 1 次。苯扎贝特的 $t_{1/2}$ 为 2h。

【作用与应用】 调整血脂的作用机制如下。①主要通过增强脂蛋白酯酶活性，促进 VLDL 分解和其中 TG 水解，导致血浆 VLDL 减少。同时由于 VLDL 降解增多，可引起 HDL 增多，其具体机制是 VLDL 浓度较高时，所含的 TG 可和 HDL 的胆固醇酯进行交换，HDL 富含 TG；而当 VLDL 浓度降低，可供交换的 TG 减少，故 HDL 浓度升高。②通过降低肝脏内 ApoCⅢ（脂蛋白酯酶的抑制因子）的产生而改变 VLDL 的组成。③使过氧化物酶体增生，抑制脂肪酸合成和促进脂肪酸氧化，减少肝脏内 VLDL 甘油三酯的合成。④由于胆固醇转移蛋白活性改变，导致 LDL-胆固醇和 TG 含量改变，与 LDL 受体的亲和力也随之改变，最终引起 LDL 降低。⑤由于胆固醇合成减少，LDL 受体表达增强使受体对血浆内 LDL 的胞吞作用增强。⑥大多数可降低血小板的反应性和聚集作用。特别适用于 VLDL 和血浆 TG 升高（伴 HDL 降低）为特征的脂蛋白异常。

【不良反应】 发生率为 5%～10%，通常能被患者耐受而无须停药。最常见的是胃肠道反应，发生率为 5%；其他有皮疹、荨麻疹、脱发、肌痛、疲倦、头痛、阳痿和贫血等，还可能发生轻微的肝功能生化改变，可能促进胆结石的发生。氯贝丁酯可使胆石症发生率提高 2～4 倍。氯贝丁酯和苯扎贝特可增强口服抗凝血药的作用，部分原因是它们能竞争性置换抗凝血药结合的血浆蛋白。肝肾功能障碍、孕妇和哺乳期妇女应禁用。

烟 酸

【体内过程】 口服吸收迅速，30～60min 血浆药物浓度达峰值，$t_{1/2}$ 短，仅 20～45min，约 90% 的药物以原型药和主要代谢产物烟酰甘氨酸经肾脏排泄。

【药理作用】 烟酸即维生素 B_3，属水溶性维生素，为脂肪组织细胞内酯酶系统的强抑制剂，可减少游离脂肪酸向肝内转移，降低 VLDL 的产生和分泌，进而降低血浆内 IDL 和 LDL 水平；还可通过脂蛋白酯酶途径增加 VLDL 的清除率，引起 TG 降低；不影响胆汁酸的产生，引起 HDL 分解代谢减少，血浆内 HDL 和 ApoA I 升高；抑制血栓烷 A_2（TXA_2）、增加前列环素（PGI_2）合成，可抑制血小板聚集和产生扩张血管的作用；可减少血液内纤维蛋白原，影响动脉硬化和血栓形成过程；还可降低血浆 Lp（a）浓度，但机制不明。

【临床应用】 可用于 Ⅱ、Ⅲ、Ⅳ、Ⅴ 型高脂蛋白血症，能有效回降升高的 LDL 和 VLDL，从而使血清胆固醇和 TG 降低。大剂量烟酸可以降低 VLDL 约 50%，也可相应降低 TG，但降低 LDL 速度较慢。单独使用可降低 LDL 达 15%；但若与胆汁酸结合树脂合用，可使 HDL 轻微升高，降低 40%～60% 的 LDL，使大多数杂合子家族性高胆固醇血症患者的 LDL 恢复正常。烟酸是目前唯一可降低 Lp（a）的调节血脂药。

【用法与用量】 口服给药，最好和食物同服，可减轻胃肠道刺激症状。应用时必须根据患者的反应和耐受程度谨慎调整剂量。每日 1.5～6g，分 2～4 次服用。可从每日 3 次，每次 0.1g 开始，然后每 4～7 增加 0.3g。某些患者可能需用到每日 9g，才能将胆固醇和 TG 控制在理想水平。治疗中应定期检查血脂水平，通常在烟酸治疗头 2 周内，血清胆固醇和 TG 可以降低，只要血脂不降低到正常水平以下，应继续用药。如果用药后 1～2 个月胆固醇或 TG 仍不降低，即应停药。

【不良反应】　治疗剂量的烟酸可产生显著的副作用，多数患者可发生血管扩张，导致皮肤潮红和瘙痒，这种作用由前列腺素引起，可用阿司匹林缓解。烟酸可引起低血压和血管性头痛。抗高血压药引起的直立性低血压可因合用烟酸而加重；也可发生胃肠道反应，如胃溃疡；即使在非糖尿病患者中也可发生肝功能障碍、高血糖、葡萄糖耐受异常；有时可见心律失常。与 HMG-COA 还原酶抑制剂合用发生肌炎的可能性增高（氟伐他汀较少引起）。烟酸慎用于伴有胆囊疾病或存在黄疸、肝脏疾病、糖尿病、痛风、消化性溃疡和对药物过敏等病史的患者，禁用于有动脉出血、重症低血压、肝脏疾病和活动性消化性溃疡的患者。

二、抗氧化药

氧自由基（oxygen free radical，OFR）是体内氧化代谢的产物，具有极强的氧化性。当血管内皮和白细胞受刺激或损伤时可产生大量氧自由基，损伤生物膜，导致细胞功能障碍，同时氧化修饰 IDL 促进 As 病变过程。近年发现普罗布考（probucol）抗氧化作用较强，对 As 有良好的防治效果。

普罗布考

【体内过程】　口服仅吸收 2% ～ 8%，如与食物同服，血浆药物峰浓度可升高，个体差异缩小。作为脂溶性药物，普罗布考主要集中在脂肪组织，消除缓慢，$t_{1/2}$ 达 20 ～ 50 日。治疗开始后血药浓度缓慢上升，需经 3 ～ 4 个月才能达到稳态浓度，药动学的个体差异很大。

【药理作用】　降低升高的血清 LDL- 胆固醇浓度，可降低 LDL 10% ～ 15%，也可使 HDL 同时降低，而且 HDL 降低的程度有时会超过 LDL。普罗布考降低 TC 的最大效应发生于用药后 1 ～ 3 个月内，但降低 VLDL 和 TG 的作用甚微。普罗布考可能通过以下机制发挥作用。①降低 LDL：与 LDL 从血浆中清除增高有关，在正常人和纯合子家族性高胆固醇血症患者，这种清除率的增高是通过 LDL 受体途径产生的。因为纯合子家族性高胆固醇血症患者缺乏 LDL 受体活性，表明普罗布考促进 LDL 的清除是通过非 LDL 受体途径产生的。已有证据表明普罗布考是通过改变 LDL 的组成而使它易于从血液中清除。②降低 HDL：可能与它减少 ApoA I 产生有关，但如何减少 ApoA I 产生仍然不明。③增加胆固醇酯转移酶的量和活性，因而加速胆固醇酯向其他脂蛋白的转移和被具有脂蛋白受体活性的细胞吸收。

【临床应用】　主要用于 II 型，特别是 IIa 型高脂蛋白血症的治疗，也可用于降低某些III型高脂蛋白血症患者的胆固醇浓度。普罗布考主要降低胆固醇，对 TG 无明显影响。因普罗布考还可降低 HDL，故 LDL 和 HDL 的比值已经很高的患者不应使用，也正是由于它能引起 HDL 显著而持久的降低，因此，只作为二三线治疗药使用。

【用法与用量】　每日口服给药 2 次，每次 500mg，与早、晚餐同服；每日剂量不应超过 1g。因普罗布考可降低 HDL，故在长期治疗过程中要密切观察 HDL 的变化，并根据患者的情况衡量 LDL 和 HDL 变化的利弊。若经普罗布考治疗 3 个月后未见胆固醇显著降低，应停止使用。为避免严重的心脏毒性发生，治疗前后应仔细检查心电图（ECG），若发现 Q—T 间期延长，应审慎确定是否继续用药。

【不良反应】　常见的不良反应为胃肠道刺激症状、腹泻、粪便松散，可在约 10% 的患者中发生。某些患者可能存在 Q—T 间期延长，故有心肌损害的患者慎用。

三、多烯脂肪酸

多烯脂肪酸又称多不饱和脂肪酸，根据不饱和键在脂肪链中开始出现位置，分为 n-3（或

ω-3）型及 n-6（或 ω-6）型。

（一）n-3 型多烯脂肪酸

【体内过程】 经环氧化酶和脂氧化酶的代谢作用可生成一系列类二十烷酸，是很多生化过程的重要调节剂。

【药理作用】 二十五碳烯酸（eicosapentaenoic acid，EPA）和二十二碳六烯酸（docosahexaenoic acid，DHA）主要来自海洋生物的油脂，能直接或间接产生抗 As 作用。

（1）调血脂作用：降低 TG 及 VLDL，升高 HDL。EPA 和 DHA 的调血脂作用可能与促进胆固醇自粪便排出，抑制肝内脂质与脂蛋白合成有关。

（2）非调血脂作用：①参与花生四烯酸代谢，取代原有代谢产物 PGI_2 和 TXA_2，生成 PGI_3 和 TXA_3。PGI_2 可舒张血管、抗血小板聚集和防止血栓形成；TXA_2 则可使血管痉挛、促进血小板聚集和血栓形成。PGI_3 与 PGI_2 的作用相同，但 TXA_3 却不具有 TXA_2 的作用。因此 EPA 和 DHA 具有舒张血管、抗血小板聚集和抗血栓作用。②抑制血小板生长因子释放，从而抑制平滑肌细胞增殖和迁移，防止 As 发生。③增加红细胞的可塑性，改善微循环。④对 As 早期白细胞 - 内皮细胞炎性反应的多种细胞因子表达呈明显的抑制作用。

【临床应用】 用于高脂血症、As 和冠心病。

【用法与用量】 多烯康胶丸：每丸 300mg（含 EPA 和 DHA 甲酯或乙酯 210mg）；或 450mg（含 EPA 和 DHA 甲酯或乙酯 315mg）。每日口服 3 次，每次 0.9～1.8g。

【不良反应】 少，大剂量时可有消化道不适等。伴有出血性疾病的患者禁用。

（二）n-6 型多烯脂肪酸

n-6 型多烯脂肪酸主要来源于植物油，包括月见草油和亚油酸等，共同特点是具有降低 TC、LDL 和升高 HDL 等调血脂作用，临床用于防止 As 及相关疾病。

四、保护动脉内皮药

在 As 的发病过程中，受损血管内皮通透性改变，引起白细胞和血小板黏附，并释放各种活性因子加剧内皮损伤，最终促使 As 斑块形成。故保护血管内皮免受各因子损伤是抗 As 的重要措施之一。目前应用的主要为黏多糖，含由氨基己糖或其衍生物与糖醛酸构成的糖单位多次重复组成的长链，典型代表为肝素。肝素具有降低 TC、LDL、TG、VLDL，升高 HDL 的作用，具有中和多种血管活性物质，保护动脉内皮的功能，并可以阻止平滑肌细胞的增殖和迁移，抗血栓形成，从多方面发挥抗 As 效应。由于其抗凝血作用强、口服无效等，故无法广泛应用。为此，人们研究出低分子量肝素和类肝素，既类似肝素发挥抗 As 作用，又没有不利于 As 的副作用。

五、治疗高脂蛋白血症的合并用药

高脂蛋白血症治疗中需要合并用药的指征：①使用胆汁酸结合树脂治疗高胆固醇血症过程中，VLDL 显著升高；②LDL 和 VLDL 同时升高；③用一种药物治疗不能使 LDL 和 VLDL 降至正常；④Lp（a）升高和其他高脂血症同时存在。

药物的合用方式有以下几种。

（1）吉非贝齐与胆汁酸结合树脂合用，对烟酸无效的家族性混合性高脂血症有效，但可能促进胆石症发生。

（2）HMG-CoA 还原酶抑制剂与胆汁酸结合树脂合用有协同作用，能有效治疗家族性高胆固醇血症，但对于家族性混合性高脂血症，有时不能控制 VLDL。普伐他汀和氟伐他汀应在胆汁酸结合树脂用药前至少 1h 或 2h 给药，以确保其吸收。

（3）烟酸与胆汁酸结合树脂合用，能有效控制高脂血症者特别是 VLDL 和 LDL 同时升高的家族性混合性高脂血症者的 VLDL 水平。如烟酸和考来替泊合用，治疗杂合子家族性高胆固醇血症特别有效，原因：①胆汁酸结合树脂使 LDL 分解代谢增强；②烟酸引起其前体 VLDL 的合成；③烟酸抑制胆固醇在肝脏内的合成。此外，烟酸也可提高 HDL 和降低 Lp（a）的水平。这两种药的合用作用持续，除了单独使用的不良反应外，不会发生新的不良反应。因为胆汁酸结合树脂具有中和作用，可缓解烟酸引起的胃部刺激。胆汁酸结合树脂不和烟酸结合，故可同时使用。

（4）烟酸与 HMG-CoA 还原酶抑制剂合用，在治疗家族性高胆固醇血症方面，比单独应用其中任何一种药更为有效。临床对照研究证明，这种联合用药是治疗家族性混合性高脂血症最有效且实用的治疗方案。

（5）胆汁酸结合树脂、烟酸和 HMG-CoA 还原酶抑制剂三者合用，能使 LDL 升高的严重高脂血症患者的血清胆固醇降至正常范围。作用持续，很少有毒性作用，合用时各药的剂量均可低于任何一种药单独使用时的剂量，如 1 ～ 2g 烟酸可增强与之合用的另外两种药的治疗作用。

参 考 文 献

陈健 . 2021. 心力衰竭合并室性心律失常的治疗现状 [J]. 医学信息，34（11）：60-62.

郑刚 . 2020. 稳定和消退冠状动脉粥样硬化斑块的药物治疗研究进展 [J]. 世界临床药物，41（8）：639-643.

中国高血压防治指南修订委员会 . 2019. 中国高血压防治指南（2018 年修订版）[J]. 中国心血管杂志，24（1）：24-56.

（王姝之　谢伟全　王　睿　周志刚）

第4章 神经系统疾病的药物治疗

神经系统疾病是指发生于中枢神经系统、周围神经系统和自主神经系统，以感觉、运动、意识和自主神经功能障碍为主要表现的疾病，又称神经病，包括脑血管病、脑血栓和脑栓塞、癫痫、帕金森病和阿尔茨海默病等。其中脑血管病分为缺血性脑血管病和出血性脑血管病两类，缺血性脑血管病常见的有短暂性脑缺血发作（transient ischemic attack，TIA）和脑梗死；出血性脑血管病如脑出血和蛛网膜下腔出血（subarachnoid hemorrhage，SAH），具有发病率、致残率和死亡率均高的特点，严重危害人们的身心健康。针对这些疾病，临床上主要通过去除病因，结合相应的药物和神经保护等方式开展治疗。

第1节 脑血管病的药物治疗

脑血管病是各种病因引起的脑血管病变的总称，已经与心脏病和恶性肿瘤并称"三大致死杀手"，严重威胁着人们的健康。As、原发性高血压、心脏病，血液病、脑动脉瘤、动静脉畸形、肿瘤、外伤及各种脑动脉炎等均可引起脑血管病，其中 As 和原发性高血压最为常见。脑血管病按发病缓急可分为急性和慢性两种，其中急性脑血管病根据病因主要分为缺血性和出血性两种。缺血性和出血性脑血管病均会引起局部脑血流障碍，进而引起脑缺血、缺氧。脑细胞是对机体缺血、缺氧最敏感的细胞。血流完全阻断 6s 后神经元代谢即受影响，2min 后脑电活动停止，5min 后能量代谢和离子平衡即遭破坏，5～10min 神经元发生不可逆损害。因此，在不可逆损害发生前，分秒必争地恢复血流供应是脑缺血治疗中的关键。而慢性脑血管病发病及进展均较缓慢，其涉及的主要疾病包括脑动脉硬化症和血管性痴呆等。故接下来重点介绍 TIA、动脉粥样硬化性血栓性脑梗死、脑栓塞，以及出血性脑血管病的药物治疗。

一、TIA 的药物治疗

TIA 是指短暂的、反复发作性脑局部组织的血液供应不足，使该动脉所支配的脑组织发生缺血，临床表现为相应部位短暂的神经功能障碍，占急性脑血管病的 10%，男性患病率高于女性，约 50% 的脑梗死患者在发病前曾有过 TIA 的病史。因此，TIA 被公认为脑梗死最重要的危险因素，为脑梗死的最严重先兆，及时给予有效的药物治疗对 TIA 非常重要。

（一）疾病表现

临床症状和体征一般持续 10～15min，多在 1h 内症状完全消失，不超过 24h，不遗留神经功能缺损症状和体征，头颅 CT 和 MRI 检查常无责任病灶，具体表现如下。①颈内动脉系统 TIA：病变侧一过性黑矇、各种失语、对侧单肢或偏身不同程度瘫痪或感觉异常。②椎 - 基底动脉系统 TIA：眩晕、平衡失调、跌倒发作、短暂性全面性遗忘症、双眼视力障碍、小脑性共济失调和脑神经损害等。

（二）选药原则

（1）TIA 患者首选抗血小板药物，可用针剂或口服用药，单一或联合用药。首选阿司匹林每日 100mg 或静脉用奥扎格雷每日 40mg，单用或加用氯吡格雷每日 75mg。

（2）频繁发作的颈内动脉系统、无房颤的 TIA 患者，可选择巴曲酶降解纤维蛋白。

（3）TIA 患者经抗血小板治疗，症状仍频繁发作，可考虑加用低分子肝素等抗凝治疗，房颤患者伴频繁发作 TIA 或椎 - 基底动脉 TIA（感染性心内膜炎除外）首先考虑华法林长期口服抗凝，以预防发作。

（4）对存在危险因素的 TIA 患者，尤其已经出现过脑梗死的，应该长期应用抑制血小板聚集的制剂预防性治疗。

（5）可加用 CCB 或改善脑供氧的药物。

二、动脉粥样硬化性血栓性脑梗死的药物治疗

动脉粥样硬化性血栓性脑梗死是指在 As 的基础上形成血栓，造成脑动脉管隙狭窄、闭塞，导致局部脑组织缺血、缺氧性坏死。

（一）疾病表现

本病多发生于中老年人，常伴有高血压和 As 病史。起病突然，但症状、体征进展较缓慢，常需数小时，甚至 1～2 日达高峰。不少患者在睡眠中发病，清晨醒来时发现偏瘫或单瘫及失语等。多数患者意识清醒，如果起病时就意识不清，要考虑椎 - 基底动脉系统脑梗死的可能，部分患者发病前有 TIA 病史。大脑半球较大区域梗死、缺血和水肿，影响间脑和脑干功能，可于起病后不久出现意识障碍。

（二）选药原则

应根据不同的病因、发病机制、临床类型和发病时间等确定针对性较强的治疗方案，实施以分型和分期为核心的个体化治疗。在一般内科支持治疗基础上，酌情选用改善脑循环、抗脑水肿、降颅内压和脑保护等措施。通常按病程分为急性期（≤1 个月）、恢复期（2～6 个月）和后遗症期（≥6 个月），重点是急性期的分型治疗。腔隙性脑梗死不宜脱水，主要是改善循环；大、中面积梗死应积极抗脑水肿和降颅内压，防止脑疝形成；<6h 的时间窗内有适应证者可行溶栓治疗。

三、脑栓塞的药物治疗

脑栓塞（cerebral embolism）是指固体、气体或液体栓子通过血液循环进入脑动脉，阻塞管隙，引起血流中断，导致脑组织缺血、坏死。根据栓子的来源可分为心源性、非心源性及不明原因的脑栓塞，其中心源性脑栓塞最为常见。脑栓塞急性期的治疗与动脉粥样硬化性血栓性脑梗死基本相同，除了要治疗脑部病变，还需控制原发病，预防复发。具体用药：①抗凝血药常用的有低分子肝素、肝素及华法林，为预防和治疗脑栓塞的首选；②降颅内压、脱水及利尿药，如 20% 甘露醇、10% 甘油氯化钠或甘油果糖注射液。因脑栓塞患者常伴有心脏病和心功能异常，因此多主张采用小剂量多次静脉滴注，并注意控制滴速，可适当加用利尿药及糖皮质激素。溶栓药需慎用，目前对脑栓塞患者是否能进行溶栓治疗尚存在争议。

四、出血性脑血管病的药物治疗

出血性脑血管病是最常见的脑血管病之一，常见于中老年人群，主要诱因为高血压、动静脉畸形、动脉瘤、血液病、淀粉样血管病、梗死后出血、溶栓治疗后出血、抗凝后出血和脑肿瘤出血，其他较少见的原因还有脑动脉炎和烟雾病等。

（一）疾病表现

脑出血对脑组织的损伤主要是血肿压迫脑组织引起不同程度的神经损伤造成相应的症状，如头痛、恶心、呕吐、偏瘫、偏侧感觉障碍、失语和意识障碍等，严重出血压迫重要生命中枢

可导致呼吸及心脏功能异常或停止。出血量较大者应及时采取手术或微创清除血肿，生命体征平稳及无意识障碍者需药物保守治疗。

（二）选药原则

基本原则：脱水、降颅内压，减轻脑水肿；调整血压，防止继续出血；减轻血肿造成的继发性损害，促进神经功能恢复；防治并发症。

（1）少量脑出血时不需要使用甘露醇，但当脑出血量较大或脑水肿比较明显时，可以适时应用。

（2）小到中量脑出血可单独采用甘油果糖；但对于出血量较大或脑水肿较为严重者，单独应用甘油果糖脱水效果远远不如甘露醇。因为甘露醇在用药间期往往出现颅内压反跳作用，对较重的脑出血患者应用甘露醇间期配合甘油果糖则会收到良好的效果。肾功能不全的患者也可考虑用甘油果糖。

（3）对大量脑出血、脑水肿非常严重或由于严重心功能不全不能应用甘露醇时，可以考虑应用白蛋白。

（4）一般在较重的患者应用呋塞米，能加强甘露醇的降颅内压效果；或能减少已有一定程度的心、肾功能不全患者甘露醇的用量。

（5）脑室出血和蛛网膜下腔出血可应用乙酰唑胺，因为脑室内血肿可以刺激脉络膜分泌脑脊液增多，加重脑水肿。

（6）β- 七叶皂苷钠只能静脉注射，纳洛酮可以皮下、肌内和静脉注射。

（三）蛛网膜下腔出血的用药

蛛网膜下腔出血是指脑底部、脑表面或脊髓表面血管破裂，血液流入蛛网膜下腔，引起相应临床症状的一种脑卒中，又称为原发性蛛网膜下腔出血，约占急性脑卒中的 10%，出血性脑卒中的 20%。

1. 病因和机制　病因：①颅内动脉瘤最常见，占 26% ～ 85%；②脑血管畸形，主要是动静脉畸形，青少年多见，约占 2%；③颅底异常血管网病，约占 1%；④其他原因包括夹层动脉瘤、血管炎、颅内静脉血栓形成、结缔组织病、血液病、颅内肿瘤和凝血障碍性疾病等。病变血管可自发破裂，或因血压突然升高或其他不明诱因导致血液进入蛛网膜下腔，围绕脑和脊髓周围的脑脊液扩散，刺激脑膜引起脑膜刺激征。颅内容量增加引起颅内压增高，甚至脑疝；脑室和脑底的凝血可阻塞脑脊液循环通路引起梗阻性脑积水，或导致蛛网膜粘连。后交通动脉瘤的扩张或破裂出血可压迫邻近的动眼神经，产生不同程度的动眼神经麻痹。血细胞释放的血管活性物质可引起血管痉挛，严重者发生脑梗死。血液刺激下丘脑还可引起血糖升高、发热等内分泌和自主神经功能紊乱。

2. 疾病表现　临床起病突然，剧烈运动或情绪激动是常见的诱因。临床表现主要是突发的剧烈头痛，呈胀痛或爆裂样疼痛，难以忍受；疼痛持续不能缓解或进行性加重；多伴有恶心、呕吐；可有意识障碍、烦躁或幻觉等精神症状；少数出现部分性或全身性癫痫发作。一些老年患者头痛、脑膜刺激征等临床表现常不典型，主要表现为精神症状，并发症有再出血、脑血管痉挛、脑积水、癫痫发作和低钠血症，少数严重患者因丘脑下部损伤可出现神经源性心功能障碍和肺水肿。

3. 选药原则

（1）出血急性期使用 6- 氨基己酸，或与氨甲苯酸联用 1 ～ 2 周。

（2）维生素 K 注射液可用于新生儿出血及长期应用广谱抗生素所致的体内维生素 K 缺乏，以及凝血因子合成障碍或异常引起的脑出血与蛛网膜下腔出血。

（3）酚磺乙胺可用于血小板减少性紫癜、过敏性紫癜及其他原因引起的出血，可与氨甲苯酸和维生素 K 等止血药合用。

（4）凝血酶原用于各种出血，其中缺乏血小板或凝血因子（如纤维蛋白原等）的出血患者宜在补充疗法的基础上应用，原发性纤维蛋白溶解亢进的出血患者宜配合应用抗纤维蛋白溶解药，新生儿出血宜配合应用维生素 K_1。

（5）苯巴比妥用于蛛网膜下腔出血合并镇静催眠及癫痫大发作与局限性发作。

（6）四氢巴马丁用于蛛网膜下腔出血合并头痛较轻的患者，蛛网膜下腔出血合并头痛剧烈的患者应用布桂嗪，但不宜连续用药。

第 2 节　脑血栓形成和脑栓塞的药物治疗

脑血栓形成和脑栓塞的治疗包括药物治疗的个体化方案、加强护理、防治并发症、康复治疗，以及根据病因及病情采取针对性治疗等综合措施。例如，对昏迷患者注意保持呼吸道通畅，防治肺内感染，控制危险因素，恢复期进行认知功能、语言训练和肢体运动功能的恢复治疗等。其治疗应用的药物包括血液稀释和扩血容剂、抗凝血药和纤维蛋白溶解药、脑血管扩张药和防治缺血性脑水肿药物等。

一、血液稀释和扩血容剂

血液稀释和扩血容剂通过降低血细胞比容，增加脑脊液、提高氧释放而改善脑循环，常用药物为低分子右旋糖酐。

低分子右旋糖酐为一种高渗胶体溶液，输注后通过胶体的渗透作用，使血管外一定量水分转移到血管内，产生稀释血液和扩充血容量的效果。它可降低血浆黏度，增加血流速度，减轻微血管中红细胞的聚集现象，改善组织灌流，抑制血栓形成和改善微循环。低分子右旋糖酐可使血液中红细胞和血小板的负电荷增加，降低它们对血管壁的附着性，从而保持血管内壁的完整性和平滑性，使血流通畅，起到抗血栓形成的作用，用于治疗缺血性脑血管病。在治疗脑血栓形成方面，每日 1 次，每次 500ml，14 日为一个疗程，疗效比较显著，可降低死亡率，必要时可重复。不良反应包括可能出现热原反应和过敏反应，表现为发热、寒战、荨麻疹、恶心、低血压、心律失常和呼吸困难等。由此而引起过敏性休克也屡见报道，一般发生于输注初期。故首次输注时应密切观察，有过敏史者应慎用，脑出血患者、严重血小板减少和凝血功能障碍的患者禁用。

二、抗凝血药和纤维蛋白溶解药

血栓形成过程包括血浆中的纤维蛋白原在凝血酶作用下形成纤维蛋白，然后血液中的有形成分聚集于其中。因此，针对血栓形成的药物包括抗凝血药（常用药有肝素或类肝素）和纤维蛋白溶解药。

三、脑血管扩张药治疗

脑血管扩张药适用于 TIA 和不完全性脑梗死，完全性脑梗死能否应用尚存在争议，但脑梗死并发低血压或脑水肿应慎用脑血管扩张药。

（一）CCB

CCB 不仅改善脑血管疾病引起的脑缺血，而且对神经元有直接保护作用，能减轻缺血性脑损伤。CCB 用于防治血栓形成和蛛网膜下腔出血引起的脑血管痉挛，主要通过以下多个环节发挥作用：①抑制细胞外钙内流和细胞内贮钙释放，松弛血管平滑肌，扩张脑血管，增加脑血流量，改善脑循环及脑代谢；②抑制血小板凝集，增强红细胞变形能力，降低血液黏度；③对抗钙超载造成的脑细胞损伤。常用于治疗缺血性脑血管疾病的 CCB 有尼莫地平（nimodipine）、尼卡地平和氟桂利嗪（flunarizine）等。

尼 莫 地 平

尼莫地平是第一个作为细胞保护药治疗脑卒中进行临床评价的 CCB，能阻滞血管平滑肌和神经元电压依赖性钙通道，有显著降低神经细胞内钙浓度的作用，对神经元二氢吡啶受体的亲和力明显高于硝苯地平和尼群地平。通过观察应用尼莫地平不同时间对脑缺血和蛛网膜下腔出血的作用，发现该药能增加缺血区脑血流量，缩小梗死体积，改善神经功能，减轻缺血性脑损伤程度，并能明显降低死亡率，而对血压无明显影响。对脑缺血、脑损伤和老年性记忆功能障碍的保护作用除了扩张血管功能外，还具有对神经元的直接保护作用。尼莫地平还用于治疗蛛网膜下腔出血、偏头痛、突发性耳聋、阿尔茨海默病、脑外伤恢复期、冠心病、心绞痛，以及各种类型的轻、中度高血压等，对高血压合并脑血管病患者可优先选用。目前，尼莫地平已作为预防蛛网膜下腔出血引起血管痉挛产生神经功能缺损的标准治疗。

每日口服 4 次尼莫地平，每次 60mg，能明显降低蛛网膜下腔出血发作后脑缺血和脑梗死发生率。但较大剂量如每次 90mg，每日 4 次往往效果不佳，可能由于大剂量尼莫地平降低血压，抑制脑血管自动调节，并诱发脑血管缺血有关。

尼莫地平可引起血压下降，发生率为 4.7% ～ 8.0%。少数患者出现头晕、嗜睡、皮疹和胃肠道反应等，反应轻微，一般不须停药。使用该药时应尽可能避免与其他 CCB 或受体拮抗药合用，联合应用时必须对患者进行仔细观察。严重脑水肿及颅内压增高患者慎用。

氟 桂 利 嗪

氟桂利嗪是双氟哌嗪类衍生物，具有亲脂性，口服易吸收，2 ～ 4h 达血药浓度峰值，连续服用 5 ～ 6 周达稳态。血药浓度存在明显个体差异，组织浓度高于血药浓度，服药 2 ～ 4h 后乳汁药物浓度可达到血药浓度的 20 ～ 30 倍。氟桂利嗪与血浆蛋白结合率为 90%，主要经肝脏排泄，40% ～ 80% 原型药及其代谢产物经胆汁从粪便排出。用法为每次口服 5mg，每日 1 ～ 2 次或睡前 10mg，一次服用，连续服用 7 日后停药，平均 $t_{1/2}$ 为 19 日。

氟桂利嗪可对血管收缩物质引起的持续性收缩的血管产生持久的扩张作用，改善脑循环，具有脑保护作用。临床用于治疗急性脑梗死、外周血管疾病、眩晕、癫痫和预防偏头痛等，最常见的副作用为嗜睡、乏力、头痛、失眠、抑郁、恶心、胃痛和皮疹等。长期用药可出现锥体外系症状，老年患者发生率较高，出现中 / 重度帕金森综合征、迟发性运动障碍、震颤和静坐不能，应用左旋多巴治疗无效，可能与氟桂利嗪拮抗多巴胺受体有关。氟桂利嗪有升高颅内压的作用，故颅内高压者慎用或禁用。

（二）其他血管扩张药

罂 粟 碱

罂粟碱（papaverine）是阿片中异喹啉类生物碱之一，含量约占总生物碱的 1%。除了从阿片中提取外，目前亦可人工合成。罂粟碱是非特异性平滑肌松弛剂，对血管、支气管、胃肠道、胆管等平滑肌都有松弛作用，能解除内源性或外源性物质引起的平滑肌痉挛。通过松弛血管平滑肌、扩张冠脉、降低外周血管及脑血管阻力，而增加血流量。罂粟碱松弛平滑肌的作用与其抑制多种组织中磷酸二酯酶、提高 cAMP 水平有关，对大血管和小动脉平滑肌均有松弛作用，能降低脑血管和外周血管阻力。该药主要用于脑血栓形成、肺栓塞、肢端动脉痉挛及动脉栓塞性疼痛等，还可用于急性脑血管病的不完全性脑栓塞或短暂性脑缺血发作。用法为每次口服 30～60mg，每日 3 次；肌内注射或静脉滴注每次 30～60mg，一日量不宜超过 300mg。

罂粟碱的不良反应有恶心、厌食、便秘、腹部不适、腹泻、眩晕、头痛、心率加快、呼吸加深、轻度血压上升、面红、皮疹和多汗等，还可因过敏引起黄疸和肝功能异常等。静脉注射过量或过快可引起房室传导阻滞和室颤，甚至死亡，故用药时应充分稀释后缓慢静脉滴注。

川 芎 嗪

川芎嗪（ligustrazine）是川芎的主要成分，化学结构为四甲基吡嗪，其主要药理作用为扩张脑血管、改善微循环、抑制环核苷磷酸二酯酶活性、提高血小板中 cAMP 含量、抑制 TXA_2 的生物合成、降低血小板表面活性和抗血小板聚集等，对已经聚集的血小板有解聚作用。川芎嗪易从消化道吸收，给药后 1～3h 达血药浓度峰值。静脉注射后迅速向各组织分布，易通过血脑屏障，在脑中分布较多，仅次于肝和肾。与罂粟碱相比，川芎嗪具有起效快、疗效好等优点，对缺血性脑血管病的疗效显著，临床用于脑供血不足、脑血栓形成和脑栓塞等。一般以 40～120mg 川芎嗪加入 5%～10% 葡萄糖液或生理盐水 250～500ml 中缓慢静脉滴注，每日 1 次，10～15 日为一个疗程。川芎嗪一般无明显不良反应，偶有胃部不适、口干和嗜睡等，脑出血或有出血倾向者忌用。

四、防治缺血性脑水肿药物

缺血性脑血管病所致脑水肿多属细胞毒性和血管源性脑水肿的混合型。脑水肿多始于脑梗死发病后 6h，3～4 日达高峰，2～3 周后逐渐消退。脑水肿若得不到及时妥善的处理，可发生脑疝，使脑干、丘脑下部受压而致死。药物治疗是控制脑水肿抢救脑疝的重要的治疗方法，甘露醇、山梨醇、甘油、高渗葡萄糖及尿素等高渗脱水剂能提高血浆渗透压，使脑水肿区脑组织水分转入血浆中，脑组织体积缩小，颅内压降低。同时，血浆渗透压升高又可通过血管的反射功能抑制脉络丛的滤过和分泌功能，使脑脊液产生减少，脑水肿减轻，颅内压降低。给药后几小时血浆高渗状态消失，很快出现反跳现象。临床反复应用这些药，还会导致电解质紊乱，因此脱水剂仅用于严重病例。另外，高渗葡萄糖在急性期无氧糖代谢会加重酸中毒，所以不宜应用。

第 3 节　抗癫痫药

癫痫是一种中枢神经系统疾病，特点为突然、短暂、反复发作，表现出意识、运动精神及脑电图异常，按病因可分为原发性癫痫及继发于外伤、肿瘤、感染、发育异常或脑血管病等的继发性或症状性癫痫。目前癫痫的治疗仍以药物为主，可控制临床发作，减轻因癫痫发作造成的意外伤害、死亡及社会心理功能损害等。

一、抗癫痫药的作用机制

抗癫痫药通过两种作用方式减弱或控制发作，一是通过药物对病灶神经元的作用，减弱或防止异常放电；二是作用于病灶周围正常脑组织，防止异常放电的扩散。大多数药物是通过第二种作用方式改变脑对引起癫痫发作的各种刺激的反应性。这些药物都有不同的电生理作用，特别是作用于抑制性系统（包括 GABA 能神经）。并不是所有抑制中枢神经系统的药物都具有抗癫痫作用，如麻醉药乙醚和戊巴比妥等仅麻醉浓度或用药开始能控制癫痫发作；有镇静作用的抗精神病药还可诱发癫痫，如抗癫痫药苯妥英会引起中枢兴奋，所以有效的抗癫痫药具有特异性。

二、癫痫治疗的总体原则

1. 发作类型与选药 不同发作类型的患者应选不同的抗癫痫药，如表 4-1 所示。

表 4-1 癫痫的主要类型与可供选择的药物

癫痫的类型	可供选择的药物
单纯性和复杂性部分发作	卡马西平、苯妥英钠、苯巴比妥、扑米酮、丙戊酸钠、苯二氮䓬类
强直阵挛性发作（大发作）	卡马西平、苯妥英钠、苯巴比妥、扑米酮、丙戊酸钠、苯二氮䓬类
失神发作（小发作）	苯二氮䓬类、乙琥胺、丙戊酸钠
肌阵挛发作、失张力发作	丙戊酸钠、苯二氮䓬类
婴儿痉挛	促肾上腺皮质激素、糖皮质激素类、苯二氮䓬类、丙戊酸钠
癫痫持续状态	地西泮、异戊巴比妥钠、苯妥英钠、苯巴比妥、硫喷妥钠、水合氯醛、乙醚

2. 用药方案的制订和执行 常用抗癫痫药都有一定不良反应甚至毒性。为了减轻不良反应，一般尽量采用单一药物治疗，从小剂量开始，逐渐增量，最好能监测所用药物的血药浓度，结合疗效及副作用，分析并调整用药方案。当药物已用到通常的最大剂量或血药浓度已达高值，但疗效仍不佳者，应考虑换药。换药时应先加用新药，而原用药物则应逐步减量撤出，不可突然停用。只有在多种药物单用均无疗效时，或者在为了拮抗原用药物的重要不良反应时，才考虑联合用药。要避免选用作用机制相同或者不良反应相似的两种药物，合用两种或更多药物时务必注意药物的相互作用。如果疗效满意，则继续治疗数年，然后根据症状及脑电图检查结果，慎重考虑是否停药。如决定停药，则须逐渐减量。病程越长，用药剂量越大，用药时间越长，则减量应越慢。停药时间不应少于 3 个月。青少年患者最好在青春期以后再考虑停药。

3. 密切注意不良反应 抗癫痫药大都有不良反应，有的还比较严重，在剂量不当或因药物相互作用而致血药浓度过高时尤易发生。因此，整个治疗期内宜高度警惕。治疗前须先做血、尿常规和肝肾功能检查，治疗中宜每月复查血常规，每季作生化检查，结合血药浓度监测结果随时调整剂量。

4. 孕妇用药 患癫痫孕妇的处理应特别慎重。抗癫痫药可导致死胎、畸胎，或新生儿死亡率增高。临床认为，已有 2 年未发作者妊娠时可慎重停药；对仍有发作的孕妇不能停药，只能酌情减量，尽量采用单一用药，选用不良反应较小的药物，加强血药浓度的监测；对于发作难以控制或多药合用者，不宜继续妊娠。

三、常用抗癫痫药

（一）乙内酰脲类

苯妥英钠（phenytoin sodium）是二苯乙内酰脲的钠盐，碱性强，刺激性大，除对小发作无效外，对其他各种类型癫痫均有效，是治疗大发作的首选药。

【体内过程】 强碱性，pK_a 为 8.3，其水溶性受限制，肌内注射吸收慢且不规则，故不宜采用。口服吸收缓慢而不规则，餐时服用可改善吸收。3～12h 血药浓度达峰值，连续服用治疗剂量，需 6～10 日方能达到稳态。吸收后很快分布于全身各组织，血浆蛋白结合率约为 90%，主要与白蛋白结合。新生儿、低白蛋白血症及尿毒症患者游离药物浓度明显增高，组织结合浓度同血浆浓度。V_d 为 0.6L/kg，脑脊液药物浓度与血浆游离药物浓度相同。主要经肝药酶代谢为无活性的对羟苯衍生物，再与葡糖醛酸结合排出，另有约 5% 原型药自尿排泄。血药浓度低于 10μg/ml 时属一级动力学消除，$t_{1/2}$ 为 16 ～ 24h；当血药浓度增高时转为零级动力学消除，随剂量增加，$t_{1/2}$ 可延长至 20 ～ 60h，可能是由于羟化反应接近饱和或受代谢产物的抑制，并测出限制苯妥英钠代谢的基因。本品静脉注射后能很快通过血脑屏障，可用于治疗癫痫持续状态。

【药理作用】　能抑制突触传递的强直后增强现象、阻止癫痫病灶异常放电向周围扩散，还有膜稳定作用，减少动作电位期间的钠、钙内流，大剂量时还能延迟钾外流。这些作用都有使用依赖性，高频异常放电的神经元受到明显抑制，而正常的低频放电的神经元受影响则甚小。此外，本品还能增强脑内 GABA 的作用，能明显对抗最大电休克惊厥模型，完全阻断强直相，但阵挛性发作可能加剧或延长。苯妥英钠及其他抗癫痫药能防止电休克所致的惊厥及用印防己毒素及戊四氮引起的实验动物最大惊厥，这种作用性质使药物能有效控制全身性强直 - 阵挛性发作。苯妥英钠能减少病灶周围正常细胞的后放电时间，抑制冲动的传播，因此，影响刺激阈更为明显。点燃效应模型试验，苯妥英钠呈剂量依赖性提高局限性发作（杏仁核）的惊厥阈，且耐受性不明显。苯妥英钠对脑外伤后癫痫的预防作用也有效应。

【临床应用】

（1）抗癫痫：苯妥英钠是治疗癫痫大发作的首选药，静脉注射可缓解癫痫大发作；对复杂局限性发作及单纯局限性发作疗效次之；对小发作无效，甚至还可能使病情恶化。

（2）治疗外周神经痛：适用于三叉神经、舌咽神经和坐骨神经等神经性疼痛，其中对三叉神经痛疗效较好，可明显减轻疼痛，减少发作次数。

（3）抗心律失常：适用于室性心律失常，如强心苷中毒所致室性心律失常。

【用法与用量】

（1）苯妥英钠的胶囊和片剂可供口服，每次 50 ～ 100mg，每日 2 ～ 3 次；溶液则供静脉注射，用于癫痫持续状态，不超过 50mg/min，随后应注射生理盐水减少碱性溶液对静脉的刺激。各种制剂存在不同的吸收率和生物利用度，因此患者要用同一药厂的制剂。

（2）本药呈剂量依赖型消除动力学，选择与调整剂量必须从小剂量（50mg/d）开始，逐渐增加剂量。成人的起始剂量为 3 ～ 5μg/（kg·d），每日 300mg，随后剂量的调整应按能控制发作及最小毒性的血药浓度，间隔一周增加剂量。当每日剂量超过 300mg 时，则应间隔 2 周。由于 $t_{1/2}$ 较长，吸收慢，因此，可每晚一次顿服；若胃不能耐受或应用吸收快的制剂则须分次服。

（3）本品抗癫痫作用较强，而中枢抑制作用甚微，用后一般不影响白天工作，但不良反应较多，且治疗浓度与中毒浓度相近，易出现毒性反应，尤其小儿不宜使用，因为中毒症状不易发现。

（4）苯妥英钠对全身性发作中的失神发作（小发作）和肌阵挛发作不仅无效，反而会增加发作频率，故禁用。

【不良反应】

（1）神经系统反应：多因用药过量或药物相互作用影响本品代谢，致血药浓度过高所引起。超过 20μg/ml 为中毒浓度；当血药浓度 ≥ 20μg/ml 时首先出现眼球震颤，继之出现眩晕、复视、共济失调等小脑功能障碍；≥ 40μg/ml 则出现谵妄、幻觉等精神症状，也可导致癫痫大发作；浓度更大可致昏迷。发现早期症状后应减量或停药，症状即可消退。如长期处于高血药浓度，则可致神经细胞损害，表现为认知功能、情绪和行为异常，记忆力减退，甚至小脑萎缩。故采用苯妥英钠治疗应监测血药浓度。

（2）血液系统反应：由于苯妥英钠有抗叶酸作用，可致全血细胞减少和巨幼红细胞贫血，用叶酸制剂和维生素 B_{12} 可有效改善。

（3）过敏反应与自身免疫病：常见各种皮疹，偶见剥脱性皮炎，也可见粒细胞减少、再生障碍性贫血、血小板减少，或过敏性肝损害，甚至发生狼疮样综合征。

（4）牙龈增生：多见于儿童和青少年，为长期服用本药影响胶原组织增生所致，故应注意口腔卫生，牙龈按摩可减轻此反应。轻者不必停药，但重者常伴发面部皮肤粗厚及多毛症等，则须换药。

（5）局部刺激：本品为强碱性，口服可见胃肠刺激症状；肌内注射局部刺激大，且吸收不佳，故不采用该给药方式；静脉注射可导致静脉炎。注射速度宜慢（＜30mg/min），因注射过快可引起心律失常、血压下降和心脏抑制。

（6）其他不良反应：可加速维生素 D 代谢，儿童久用可致佝偻病；也可引起肾上腺皮质及甲状腺功能低下、胰岛素分泌减少等内分泌功能紊乱；孕妇用本品可致畸胎。此外，久用本品如果骤然停用，可致发作加剧，甚至诱发癫痫持续状态。

【药物相互作用】

（1）保泰松、磺胺类和水杨酸类等可与苯妥英钠竞争血浆蛋白的结合部位，使后者药效增强。

（2）通过诱导肝药酶加速多种药物如避孕药的代谢，故可降低其药效。

（3）苯巴比妥通过诱导肝药酶，加速苯妥英钠的代谢，降低后者的血药浓度和药效；而苯妥英钠与氯霉素等肝药酶抑制剂合用，则会提高苯妥英钠的血药浓度。

（二）巴比妥类

巴 比 妥 类

苯巴比妥（phenobarbital）是最先应用的有效抗癫痫药，毒性较低，现仍是治疗大发作的首选药。

【体内过程】　口服吸收慢，但较完全。在体内 40% ～ 60% 的药物与血浆蛋白结合，其 pK_a 为 7.3。一次口服 1 ～ 6h 后血药浓度可达峰值，有效血药浓度约为 10μg/ml。为了预防发作，尤其是一些顽固发作病例，血药浓度需维持在 10 ～ 35μg/ml。其 $t_{1/2}$ 平均为 90 ～ 100h。苯巴比妥在脑脊液中的浓度与血中游离的药物浓度近似，在唾液内也有少量分布。本品约 30% 由肾脏以原型药排出，取决于尿 pH，呈碱性时其重吸收减少，排出量增加；其余部分被肝药酶代谢为对羟苯衍生物，如对羟苯巴比妥，与硫酸根结合后随尿排出。

【药理作用】　一般镇静剂量的苯巴比妥即可对大多数的实验癫痫模型有效，不仅能提高癫痫病灶周围细胞的兴奋阈，阻止癫痫病灶异常放电的扩散及提高惊厥阈，也能降低病灶细胞的兴奋性，抑制其异常放电。苯巴比妥有 GABA 样作用，增加细胞膜对 Cl⁻ 的通透性及减少 Ca^{2+} 依赖的神经递质释放，治疗浓度能抑制谷氨酸的兴奋性及增强 GABA 的抑制作用，可能是其重要的抗癫痫基础。

【临床应用】　属广谱抗癫痫药，对大发作及癫痫持续状态的效果最好，既可防止惊厥症状的发生，又可消除癫痫的先兆症状，对局限性发作及精神运动性发作也有一定疗效，对小发作效果差。对癫痫持续状态虽有效，但因透过血脑屏障缓慢，静脉注射在十几分钟后才能起效。

【用法与用量】

（1）长期应用剂量为 1mg/（kg·d），平均血药浓度为 10 ～ 35μg/ml 可控制癫痫发作，15μg/ml 可预防高热惊厥。在长期应用时，30μg/ml 以下一般不会出现镇静、眼球震颤和共济失调，但治疗开始或增加剂量时，低血药浓度可在数日出现不良反应，如镇静药对于耐受性差的患者，镇静药浓度在 60μg/ml 以上可出现明显中毒反应。

（2）维持治疗特别是儿童，需要耐受较大剂量苯巴比妥，此时虽不出现毒性症状，但可出现明显的行为障碍，血药浓度低于 30 ～ 40μg/ml 时可耐受，适于控制癫痫发作。

（3）一般成人每日 3 次，每次 30mg，最高剂量每日 500mg，每次 250mg；儿童每日 3 ～ 5mg/kg，分次服或睡前顿服。口服需 3 ～ 4 周才达最大疗效。因此，用药后应观察 1 ～ 2 周后方可确认是否疗效不佳需继续增量或换用其他药物。本品可通过胎盘和进入乳汁，故孕妇和哺乳期妇女慎用。本品久用有一定依赖性。停用本品或以其他药物代替本品时应逐渐减量，以免诱发癫痫发作或发生癫痫持续状态。

【不良反应】　副作用较少。常见一过性嗜睡、困倦，可逐渐耐受，小脑功能障碍很少见。小儿则可能出现兴奋不安、活动过多等反常症状，此种现象似与血药浓度无明显关系。儿童应用是否影响智力发育尚有争论。

【药物相互作用】　属肝药酶诱导剂，能提高肝药酶活性，加速自身代谢的同时，还可加速如双香豆素、性激素、皮质激素类、口服避孕药、强心苷及四环素等药经肝代谢，故合用可加速上述药的代谢速度，缩短作用时间，减弱作用效果，需加大剂量才能奏效。而停用此药，则必须适当减少这些药的剂量，防止出现中毒反应。

（三）亚酰芪类

卡马西平

卡马西平（carbamazepine）早在 50 年前已开始用于治疗三叉神经痛，20 年前在欧美等国广泛用于治疗癫痫。经过多年临床应用证明，卡马西平除对失神性发作无效外，对于其他类型癫痫均有不同疗效，是一种很有效的抗癫痫药。

【体内过程】　胃肠道吸收较慢而不规则，个体差异大。吸收后很快分布于各组织，但分布不均匀，以肝、肾和脑浓度较高。本品 70% ～ 80% 与血浆蛋白结合，唾液中药物浓度与血浆游离药物浓度相等，故唾液可作为本品血药浓度监测的标本。一次口服 4 ～ 8h 后血药浓度可达峰值，个别人迟至 24h。每日用药 1 次不能使血中药物浓度达到稳定水平；每日 2 次，需 5 ～ 10 日后血药浓度才能达到稳态。有效血药浓度为 6 ～ 8μg/ml，超过 9μg/ml 时可出现中枢方面的不良反应。$t_{1/2}$ 在一次用药时为 20 ～ 50h，在慢性用药成人为 10 ～ 30h，在儿童为 8 ～ 20h。本品主要在肝脏中被单胺氧化酶代谢，代谢物具有抗惊厥活性，与其不良反应有关。其血浆和脑内浓度可达卡马西平的 50%，$t_{1/2}$ 为 5 ～ 8h，代谢物与葡糖醛酸结合由肾排出。部分也可被羟化和结合灭活，约 3% 以原型药或环氧化物由尿排出。

【药理作用】　与苯妥英钠有相似的膜稳定作用，降低细胞膜对 Na^+ 和 K^+ 的通透性，降低其兴奋性，抑制异位放电的扩散。治疗浓度（4 ～ 12μg/ml）能降低神经细胞膜对 Na^+ 和 Ca^{2+} 的通透性，提高其兴奋阈，故可抑制癫痫灶异常放电，并阻抑其扩散。它能提高脑内 GABA 浓度，增强其抑制作用。本品的作用机制目前尚未完全阐明，其抗惊厥的主要机制可能是延长钠通道恢复期。

【临床应用】　本品是一种高效的广谱抗癫痫药，对复杂部分发作（精神运动型发作）疗效最好，为目前的首选药。对强直阵挛性发作、单纯部分发作和混合型发作的疗效与苯妥英钠相当，对癫痫并发的精神症状也有效；但对失神发作与肌阵挛性发作疗效不佳。治疗三叉神经痛和舌咽神经痛效果优于苯妥英钠，治疗躁狂症的疗效优于锂盐而且副作用少。它还能刺激抗利尿激素的合成与分泌，有效治疗尿崩症，但此作用在用于抗癫痫时则属不良反应。

【用法与用量】

（1）有效血药浓度为 4 ～ 12μg/ml，但有个体差异，中枢神经系统的不良反应常发生在 9μg/ml。

（2）本品一般成人用量为每日 3 次，每次 200 ～ 400mg；儿童可按每日 10 ～ 30mg/kg 计算，分 3 次服。应从小剂量开始，先给上述量的 1/3，每 1 ～ 2 周增加 1/3，4 周左右达到足量。治疗三叉神经痛开始剂量每日 200mg，逐渐增加剂量，如病情需要且患者又能耐受，可增加至每日 1200mg。

【不良反应】 用药早期可出现多种不良反应，如胃肠道刺激症状、头昏、嗜睡、眼球震颤、复视、共济失调等，也可出现皮疹，多不严重，可渐消退。但本品的治疗有效浓度与中毒浓度接近，浓度大于 12μg/ml 常可致中毒反应，包括骨髓抑制、过敏性肝损害、心律失常、幻觉、系统性红斑狼疮样综合征；小于 20μg/ml 时可出现抽搐，须与惊厥发作鉴别。须在用药 4 ～ 6 日后随时监测血药浓度，以调整用量。

【药物相互作用】 本品为肝药酶诱导剂，与它药合用可降低苯妥英钠、丙戊酸钠，苯二氮䓬类药物和抗凝血药华法林的血药浓度；还可加速自身代谢，故用药数周后稳态浓度会比开始时降低。本品蛋白结合率约为 75%，其他高蛋白结合率的药物如水杨酸类药物等可使本品游离部分增多，应警惕中毒。

（四）琥珀酰亚胺类

乙 琥 胺

乙琥胺（ethosuximide）在本类药物中拮抗戊四氮惊厥作用最强，选择性治疗小发作。

【体内过程】 口服吸收完全，约 3h 血药浓度达峰值，血浆蛋白结合率低。长期治疗，脑脊液中的药物浓度近似血药浓度，V_d 平均值为 0.7L/kg。约 25% 的原型药自尿排泄，其余经肝药酶代谢，主要代谢产物为羟乙基衍生物。约有 40% 失活后与葡糖醛酸结合，或随尿液排泄，$t_{1/2}$ 为 40 ～ 50h，儿童为 30h。

【药理作用】 最突出的特点是能防止戊四氮惊厥，也能提高电休克的惊厥阈；若要阻断超强电休克惊厥则需很大剂量。对失神发作有较好疗效，作用机制可能与选择性阻断丘脑神经元 T-Ca^{2+} 电流有关。对于失神发作伴大发作患者，须将该药与苯妥英钠或苯巴比妥合用。与苯妥英和卡马西平不同，乙琥胺没有阻滞电压依赖钠通道的作用；与苯巴比妥和氯硝西泮相比，乙琥胺没有增强突触后 GABA 的作用。

【临床应用】 首选防治小发作，但对其他类型癫痫无效。

【用法与用量】

（1）长期治疗每日 1mg/kg，儿童需 4 ～ 6 日达稳态浓度；成年则需较长时间，大多数患者血药浓度为 40 ～ 100μg/ml 时能较满意地控制小发作。

（2）本品成人剂量从每日 2 次，每次 250mg（规格：250mg/ 胶囊）起始，最高剂量为每日 1500mg。6 岁以下儿童按每日 20mg/kg 计算，每日 ≤ 1000mg。

（3）肝肾功能不全及贫血时不良反应增多，宜慎用和加强监测；有精神障碍病史者可引起好斗、焦虑、坐立不安等行为异常，宜慎用或不用；孕妇及哺乳期妇女慎用。

【不良反应】 除胃肠道反应、头痛和头晕等一般反应外，严重不良反应较少，偶见粒细胞缺乏和再生障碍性贫血，要定期复查血常规；可引起精神异常，故对有精神病史者慎用。该药约 10 日可达稳态浓度，有效治疗浓度为 40 ～ 100μg/ml，中毒浓度大于 150μg/ml（但需注意较大的个体差异）。

（五）广谱抗癫痫药

丙 戊 酸 钠

【体内过程】 丙戊酸钠（sodium valproate）口服可完全由胃肠道吸收，一次服用 1 ～ 4h 后血药浓度达峰值。每日 2 次连续用药，需 3 ～ 4 日血药浓度可达稳态，主要分布在肝、肾、胃肠和脑等组织，易通过胎盘进入胎儿体内，并蓄积在发育的骨中。本品 80% ～ 90% 与血浆蛋白结合，脑脊液内的药物浓度为血药浓度的 10% ～ 20%。血浆 $t_{1/2}$ 平均为 9h，肝病患者 $t_{1/2}$ 延长。控制发作的稳态血药浓度为 30 ～ 100μg/ml，超过 120μg/ml 可出现明显不良反应。主要被肝药酶羟化代谢后与葡糖醛酸结合由尿排出，几乎不以原型由尿或大便排泄。

【药理作用】 有效血药浓度为 50 ～ 100μg/ml，作用机制与其增加脑内抑制性递质 GABA 的功能有关。另外还具有阻断电压依赖性钠通道和丘脑 T-Ca^{2+} 通道作用。

【临床应用】 作为广谱抗癫痫药，对强直 - 阵挛性发作、肌阵挛发作和失神发作疗效较好，对单纯性和复杂性部分发作也有一定疗效，但起效较慢。相比之下，对精神运动性发作疗效与卡马西平相似，对大发作的疗效不及苯妥英钠和苯巴比妥，对非典型失神性发作疗效不及氯硝西泮。而对小发作的疗效虽优于乙琥胺，却因明显的肝毒性，一般不做首选用药。

【用法与用量】

（1）成人每日 600 ～ 1200mg，分 2 ～ 4 次于饭后或睡前服；或按每日 15 ～ 20mg/kg 计算，小剂量起始，逐渐增量，每日最高用量≤ 1800mg。

（2）用药前须检查肝功能、血常规及血小板等血液指标，有异常者不能用；用药后应定期复查。

（3）剂量和血药浓度的关系个体差异大，加上血药浓度存在昼夜波动，故须监测浓度，结合症状改善与不良反应调整剂量；夜间发作的患者尤宜监测夜晚的血药浓度。

（4）孕妇应用可致畸胎，禁用。

【不良反应】 肝毒性常见于用药约 6 个月时，肝药酶活性暂时升高的比例达 40%，导致肝衰竭的发生率约占 1/10 000，可表现为过敏反应，应定期查肝功能，反应明显须立即换药。血药浓度＞ 120μg/ml 可出现嗜睡、头痛、失眠、眩晕、共济失调、震颤等神经系统不良反应。可引起凝血障碍和出血倾向。胃肠刺激发生率可达 20%，宜饭后服用。

（六）苯二氮䓬类药物

应用较多的苯二氮䓬类药物（benzodiazepines）是地西泮（diazepam，安定）、硝西泮（nitrazepam）与氯硝西泮（clonazepam）。

【体内过程】 口服氯硝西泮易完全吸收，1 ～ 4h 后血药浓度可达峰值，有效血药浆浓度为 13 ～ 72mg/ml，$t_{1/2}$ 为 24 ～ 48h。

【药理作用】 具有抗惊厥及抗癫痫作用，可抑制病灶放电向周围扩散，但不能消除这种异常放电。

【临床应用】 地西泮是治疗癫痫持续状态的首选药，静脉注射可迅速控制发作，但作用时间较短，须同时用苯妥英钠或苯巴比妥；口服只能与其他抗癫痫药合用。硝西泮除静脉注射控制癫痫持续状态外，主要用于肌阵挛性发作。氯硝西泮较上述两药作用更强，对各型癫痫都有效，以失神发作、婴儿痉挛和肌阵挛发作疗效明显。静脉注射控制癫痫持续状态作用迅速而且持久，但因其对心血管及呼吸的抑制较地西泮强，且用量小，调整剂量较难，故目前仍以地西泮作为首选。

【用法与用量】

（1）地西泮：控制癫痫持续发作常静脉注射，成人每次 10 ～ 20mg，注射速度宜慢，不超过 2mg/min。小儿按 0.3 ～ 0.5mg/kg 计，5 岁以下每次最高不超过 5mg；5 岁以上每次不超过 10mg。由于作用时间短，须同时用苯妥英钠等以维持疗效。

（2）硝西泮：成人每日 10 ～ 30mg，儿童可按每日 0.4 ～ 1.0mg/kg 计算；重症肌无力患者和孕妇禁用。

（3）氯硝西泮：成人每日口服片剂 4 ～ 8mg，最高可达每日 12mg；儿童起始剂量为每日 0.01 ～ 0.03mg/kg，渐增到每日 0.1 ～ 0.2mg/kg。成人静脉注射每次 1.0 ～ 4.0mg，儿童为每次 0.05 ～ 0.10mg/kg，注射宜慢。

【不良反应】 常见嗜睡、头晕、乏力、胃肠功能紊乱和共济失调，儿童偶见行为和精神异常，也可引起血小板和白细胞减少。静脉注射过快可致心脏、呼吸抑制，氯硝西泮尤应注意。

（七）其他抗癫痫药

1. 氨己烯酸（vigabatrin） 是 GABA 氨基转移酶抑制剂，能提高脑内 GABA 浓度，主要用于顽固性部分性癫痫发作，特别是儿童患者。不良反应主要是如嗜睡、头晕、共济失调和记忆力减退等中枢抑制性反应。

2. 加巴喷丁（gabapentin） 尽管结构与 GABA 类似，但不具有 GABA 受体激动作用，可能通过氨基酸转运增强 GABA 功能，对部分性发作和大发作有效。不良反应少，毒性小。

3. 拉莫三嗪（lamotrigine） 为广谱抗癫痫药，主要作用机制为阻断电压依赖的钠通道，并抑制兴奋性氨基酸的释放，对部分性发作、强直 - 阵挛性发作、失神性发作和儿童肌阵挛性发作具有一定效果。

第 4 节　抗帕金森病药

帕金森病（Parkinson disease，PD）又称震颤麻痹，是一种慢性进行性神经元变性疾病，发生运动障碍的决定因素是黑质 - 纹状体多巴胺（DA）缺乏，胆碱能神经占相对优势，从而导致锥体外系功能亢进。常用的抗 PD 药分为拟多巴胺类药和胆碱受体拮抗药两类。

一、拟多巴胺类药

左 旋 多 巴

左旋多巴（levodopa，*L*-dopa）是 DA 的前体，通过中性氨基酸载体转运至脑，进入纹状体组织，经脱羧酶转化为 DA，是目前最常用的抗 PD 药。外周 DA 不能通过血脑屏障，对 PD 没有治疗效应。

【体内过程】 通过左旋芳香氨基酸主动转运系统经小肠迅速吸收，吸收率主要取决于胃排空时间、胃液 pH，以及药物与胃、肠黏膜脱羧酶的接触时间，如胃排空延缓（内源性因素、食物、抗胆碱药）、胃酸过多及在小肠吸收部位氨基酸竞争转运，都可干扰左旋多巴的生物利用度。空腹或低蛋白饮食有利于药物吸收。0.5 ～ 2h 血药浓度达峰值，95% 以上左旋多巴可被广泛分布的左旋芳香氨基酸脱羧酶在外周脱羧转化为 DA，尤以胃黏膜脱羧酶的活性最高，仅剩下不到 1% 转运入脑内可供利用。如同时应用外周脱羧酶抑制剂，则显著增加左旋多巴的作用。其 $t_{1/2}$ 为 1 ～ 3h，大部分转化为 DA，少量代谢为 NA 和肾上腺素。DA 的代谢产物自尿中排泄快，约有 80% 标记的剂量在 24h 内于尿中出现。

【药理作用】 作为 DA 的前体，吸收后约 1% 的用药量可以通过血脑屏障，在脑内经多巴脱羧酶脱羧转化为 DA，起替代作用。其余大部分在外周脱羧为 DA，成为不良反应的主要原因。故与外周多巴脱羧酶抑制剂合用，不仅可减轻不良反应，而且可增加通过血脑屏障的药量。

左旋多巴能使约 80% 的患者症状改善，其中对原发性 PD、肌肉强直和运动障碍疗效较好，而对老年患者及脑炎后继发患者、肌肉震颤疗效较差。对于应用抗精神病药氯丙嗪等阻断 DA

受体引起的震颤麻痹症状几乎无效。

一般应用左旋多巴后 2 ～ 3 周开始见效，主要改善症状，并不能纠正或阻止病变的进展，变性的神经组织摄取本药和使之转化为 DA 的能力随病变加重而日益减低。因此，应用 2 ～ 3 年后疗效渐减。所以近年有人主张在患者病情允许的条件下，尽量推迟左旋多巴起始应用的时间，应用中注意掌握剂量引起的疗效与不良反应间的平衡关系，严防超量，不宜追求"最大疗效"，达到一定程度的疗效即可。

【临床应用】

（1）抗 PD：对肌僵直和运动困难疗效好，对肌震颤疗效差；对轻症及年轻患者疗效好，对重症及老年患者疗效差；对吩噻嗪类抗精神病药引起的帕金森综合征无效。

（2）治疗肝性脑病：肝性脑病的发病机制中曾被提出的假性递质学说认为，肝衰竭时酪胺被中枢肾上腺素能神经元摄取，成为假性递质，导致中枢神经信息转导失常而发生昏迷。故应用左旋多巴可以增加脑内 DA 及 NA，使肝性脑病患者清醒，但不能改善肝功能。

【用法与用量】　应从小剂量开始，缓慢增量。起始每日 0.25 ～ 0.50g，分 2 ～ 3 次服用；之后每隔 2 ～ 4 日增加 0.25 ～ 0.50g，直至疗效显著而副作用不明显为止；一般每日用量为 2.0 ～ 4.5g，最多不超过每日 5.0g；每日剂量 ≥ 3g 时宜分 4 ～ 6 次服用。如与外周多巴脱羧酶抑制剂合用，则左旋多巴可大幅度减量，只需每日约 0.6g，最多每日不超过 2g。

【不良反应】　因该药只有 1% 左右能透过血脑屏障发挥作用，故用药剂量很大。不能进入脑内的大量药物在外周被多巴脱羧酶催化成 DA，影响胃肠道和心血管系统功能，产生不良反应。脑内 DA 增多也会影响中脑 - 边缘系统和下丘脑 - 垂体 DA 通路等的功能。DA 还可能转化为 NA，NA 通过中枢也会产生不良反应。常见的不良反应如下。

（1）胃肠道反应：恶心、呕吐、厌食、腹泻较为常见，长期用药后可发生溃疡病，甚至引起出血、穿孔。饭后服药、缓慢增量均可减轻这类反应；与外周多巴脱羧酶抑制剂合用可减少左旋多巴的用量，也能减轻此类反应。

（2）心血管反应：初用时约有 30% 患者会发生直立性低血压，其机制可能是外周 DA 的扩血管作用，也可能是脑内 NA 受体兴奋引起的中枢降压作用。患者可有眩晕，甚至发生晕厥。外周大量 DA 还能导致心动过速或其他心律失常。合用外周多巴脱羧酶抑制剂可以减轻。

（3）不自主的异常动作：如咬牙、吐舌、点头、怪相及舞蹈样动作等，发生率为 40% ～ 80%。此类现象说明纹状体内 DA 过多或对 DA 反应敏感，必须减量。

（4）开关现象：患者突然由多动不安（开）转为全身强直不动（关），二者交替出现，有时一日内可出现数个周期的开关现象，多发生在长期用药后，如用药两年以上者约 40% 可见此种现象。

（5）精神活动障碍：长期服用患者 10% ～ 15% 出现精神错乱，表现为激动、焦虑、失眠、幻觉和妄想等症状，机制可能是 DA 兴奋中脑 - 边缘系统 DA 通路所致。据此有人主张应用能选择性阻断中脑 - 边缘系统 DA 受体的氯氮平。

（6）其他：长期应用可导致性活动增强，可能是 DA 兴奋下丘脑 - 垂体 DA 通路的结果。偶见惊厥，癫痫患者尤须注意。还可引起瞳孔扩大和眼压增高，故青光眼患者应慎用或禁用。

【药物相互作用】

（1）维生素 B_6 是多巴脱羧酶的辅酶，同用则增加本品在外周脱羧变成 DA，即减少进入脑内的药量，不仅降低其疗效，还会加重外周 DA 引起的不良反应。

（2）非选择性 MAO 抑制剂如苯乙肼和异卡波肼，可阻碍 DA 失活，加重 DA 的外周副作用，引起高血压危象，故禁止与左旋多巴合用。

（3）抗精神病药和利血平都可产生类似震颤麻痹的症状，前者阻断 DA 受体，后者耗竭中枢 DA，都能使左旋多巴失效，因此不宜合用。

二、中枢抗胆碱药

中枢抗胆碱药能阻断纹状体的胆碱能神经通路，帮助 PD 患者恢复 DA 和乙酰胆碱这对神经递质间的平衡，对 PD 起到对症治疗的作用，常用的有盐酸苯海索（benzhexol hydrochloride,）、盐酸丙环定（procyclidine hydrochloride）、甲磺酸苯扎托品（benzatropine mesylate）、盐酸比哌立登（biperiden hydrochloride）、普罗吩胺（profenamine）和二乙嗪（diethazine）等。

【体内过程】 多为叔胺盐，胃肠吸收好，易通过生物膜入脑。

【药理作用】 阻断中枢胆碱受体，减弱 PD 患者纹状体中占优势的胆碱能神经的作用，恢复黑质 - 纹状体中多巴胺能神经和胆碱能神经的功能平衡，从而抗 PD。

【临床应用】 适用于阻断 DA 受体的药物（如抗精神病药）引起的锥体外症状（帕金森综合征），疗效比左旋多巴好；可与左旋多巴合用于单用左旋多巴疗效不佳者，或对左旋多巴的不良反应不能耐受的患者，减少左旋多巴的用量；单独应用于轻度 PD，剂量恰当时神经精神方面的不良反应较左旋多巴少。

【用法与用量】

（1）盐酸苯海索：第一天 1 ～ 2mg，每 3 ～ 5 日增加 2mg，以疗效好而不出现严重副作用为度，一般不超过每日 10mg，分 3 ～ 4 次服用；老年人酌减。

（2）盐酸丙环定：开始每次 2.5mg，每日 3 次，餐后服。之后可逐渐增量，至每日 15 ～ 30mg，分 3 ～ 4 次服。须迅速控制病情者可用本品肌内或静脉注射，每次 5 ～ 10mg，总量不宜超过每日 20mg。

【不良反应】 有一定外周抗胆碱作用，也有抗组胺作用，因此可引起嗜睡、精神不能集中等不良反应，驾驶机动车、操作机床及高空作业者忌用；会引起口干、无汗、瞳孔散大、眼压增高、心动过速和心律不齐等，一般较轻，但也有不能耐受者，青光眼患者忌用；老年人可有幻觉和谵妄等精神障碍，夏天易中毒，应慎用。

第 5 节　抗阿尔茨海默病药

目前阿尔茨海默病（Alzheimer's disease，AD）的治疗主要如下。①脑循环改善剂；②脑功能改善剂或促智药；③与神经递质有关的药物，包括提高胆碱能活性的药物，与 5- 羟色胺（5-HT）有关的药物及神经多肽类药物；④神经生长因子；⑤非甾体类抗炎药；⑥雌激素治疗；⑦氧自由基清除剂；⑧微量元素治疗；⑨针对精神障碍的药物治疗等，主要介绍脑循环改善剂和与神经递质有关的药物。

一、脑循环改善剂

脑循环改善剂直接作用于小血管平滑肌或通过肾上腺素受体、钙通道而扩张脑血管增加脑血流量，增加脑细胞对氧的有效利用，改善脑细胞的代谢。

尼莫地平

【体内过程】 口服后 0.5 ～ 1.5h 血液浓度可达峰值，吸收迅速，肝内代谢，主要由胆汁排泄，$t_{1/2}$ 为 1.5 ～ 2h。

【药理作用】 对脑血管平滑肌有高度选择性，主要阻滞中枢神经系统内细胞膜的钙通道，可增加脑血流量，抑制脑血管痉挛和各种血管活性物质引起的脑组织缺氧，对新皮质和听觉皮质区血流量增加明显，并能降低红细胞脆性及血液黏滞度，抑制血小板聚集，抗血栓形成。

【临床应用】　主要适用于各种缺血性脑血管疾病、蛛网膜下腔出血引起的脑血管痉挛、血管性痴呆、阿尔茨海默病和突发性耳聋。

【用法与用量】　每日口服 3 次，每次 20 ～ 60mg；以 0.5mg/h 速度静脉滴注，2h 后可酌情增加至 1 ～ 2mg/h，静脉滴注 5 ～ 14 日后可改为口服。本品会引起血压下降、心率加快，与其他降压药合用会增强降压作用，故静脉用药注意监测血压。颅内高压及脑水肿者禁用，孕妇及哺乳期妇女慎用。

【不良反应】　主要有头痛、头晕、面部潮红、胃肠不适、血压下降、心率加快，应避免与其他 CCB 或 β 受体阻滞剂合用。

氟桂利嗪　为哌嗪类 CCB，可阻滞多种病因所致过量 Ca^{2+} 进入细胞而造成细胞损伤或死亡；抑制血管平滑肌收缩而改善循环，维持红细胞摄氧能力；具有抑制血小板释放 $PGF_{2\alpha}$、TXA_2 等钙依赖性血管收缩物质的作用；能增加红细胞变形能力、降低血液黏滞度、保护内皮细胞、防止血小板聚集，防止 As 的病理进展和血栓形成；能改善脑循环，增加脑血流量，增加脑组织对缺氧的耐受性，改善脑代谢功能。临床可用于脑动脉硬化、缺血性脑血管病、脑出血后遗症及血管性痴呆所致的注意力减弱、记忆力障碍、易激动，也可用于耳源性眩晕。常见不良反应为嗜睡、困倦乏力，可见皮肤过敏反应与胃肠道反应，长期用药者偶见抑郁症和锥体外系症状。脑出血急性期、脑梗死急性期、孕妇及哺乳期妇女禁用，肝功能不全者慎用。

罂粟碱（papaverine）　具有抑制磷酸二酯酶的作用，能减轻脑血管阻力，增加脑血流量，临床可用于各种缺血性脑血管病和血管性痴呆等。不良反应有胃肠道不适，面部潮红。静脉注射过量或过快均可致房室传导阻滞、室颤，甚至死亡，应充分稀释后缓慢滴入。出血性脑血管病患者禁用。

二氢麦角碱（dihydroergotoxine）　口服后 1.5h 达血药浓度峰值，$t_{1/2}$ 约为 4h。本品为氢化麦角考宁、氢化麦角嵴亭和氢化麦角隐亭这 3 个麦角碱的双氢衍生物的混合物，通过拮抗 α 受体，能缓解血管痉挛，降低脑血管阻力，改善脑血流量和脑对氧的利用，为脑细胞代谢改善剂；该药还直接作用于中枢神经系统 DA 和 5- 羟色胺受体，增强突触神经末梢释放递质与突触后受体的刺激作用，改善神经传递功能；还能抑制 ATP 酶和腺苷酸环化酶的活性，减少 ATP 分解，改善脑细胞的能量平衡。临床主要用于脑动脉硬化、脑卒中后遗症、脑震荡后遗症、阿尔茨海默病和血管性痴呆。一般不良反应有恶心、呕吐、面部潮红、视物模糊、皮疹、鼻塞等。避免与吩噻嗪类和降压药合用，低血压、严重动脉硬化、心脏器质性损害及肾功能障碍者禁用。

吡拉西坦（piracetam）　该药为 GABA 的衍生物，对中枢作用选择性强，可直接作用于大脑皮质，具有保护、激活和修复神经细胞的作用；能提高学习能力，推迟缺氧性记忆障碍的发生，提高大脑对葡萄糖的利用率，并可提高大脑中 ATP/ADP 值，促进氨基酸和磷脂的吸收，蛋白质的合成，改善大脑功能（记忆、意识等）。临床主要用于阿尔茨海默病、血管性痴呆、衰老、脑外伤所致的记忆和思维障碍，对改善轻、中度痴呆有效，但对重度痴呆者无效。个别患者可出现口干、食欲减退、荨麻疹等，孕妇，肝、肾功能不全者禁用。一般患者每日口服 3 次，每次 800mg；重症者增至每次 1600mg，3 ～ 6 周为 1 个疗程。口服后 30 ～ 40min 血药浓度达峰值，$t_{1/2}$ 为 4 ～ 6h，直接经肾脏清除，94% ～ 98% 以原型从尿中排出。

二、与神经递质有关的药物

近年已证实多种神经递质在阿尔茨海默病中出现异常，突触内胆碱能递质不足是其中主要变化之一，其他如肾上腺素受体、5- 羟色胺受体和 GABA 受体也存在异常，不如胆碱受体改变恒定。

石 杉 碱 甲

【体内过程】　石杉碱甲（huperzine A）用量极小，目前尚无用于人体药动学研究的检测方法。动物实验表明，口服吸收迅速而完全，分布亦快，排泄缓慢，$t_{1/2}$ 为 247.5min。肠道吸收好，安全指数高，稳定性好。

【药理作用】　作为一种由我国学者从石杉属植物千层塔中分离到的高效可逆性胆碱酯酶抑制剂，本品对真性胆碱酯酶具有选择性抑制作用，是对假性胆碱酯酶抑制作用的数千倍；易通过血脑屏障进入中枢，兼具中枢及外周治疗作用，对心、肺、肾和造血系统无明显不良反应。

【临床应用】　适用于良性记忆障碍，能提高患者指向记忆、联想学习、图像回忆、无意义图形再认及人像回忆等能力；对阿尔茨海默病、血管性痴呆及其他器质性脑病变引起的记忆障碍亦有改善作用，对情绪行为障碍也有改善作用。

【用法与用量】　用量有个体差异，一般从小剂量开始。每日口服 2 次，每次 100 ～ 200g，日总量最多不超过 450μg。肌内注射每日 2 次，每次 30μg。

【不良反应】　一般不明显，剂量过大时可引起头晕、恶心、出汗、腹痛和视物模糊等，可自行消失。心动过缓、低血压、心绞痛、哮喘和肠梗阻患者不宜使用。本品不良反应明显时可自行减量。

重酒石酸卡巴拉汀　是目前在欧美应用较多的治疗老年痴呆症的新型高效胆碱酯酶抑制剂，临床适应证为早发性和晚发性阿尔茨海默病，以及疑似阿尔茨海默病患者，对血管性痴呆的记忆障碍也有不同程度的改善作用。

参 考 文 献

程为平，李响 . 2021. 神经系统疾病诊疗与康复 [M]. 北京：科学出版社 .

张晓娟，温预关 . 2021. 神经系统疾病与精神障碍 [M]. 北京：人民卫生出版社 .

Mula M. 2017. Epilepsy and psychiatric comorbidities: drug selection[J]. Curr Treat Options Neurol，19（12）：44.

（王姝之　谢伟全　杜阿娜　周志刚）

第5章　消化系统疾病的临床用药

近年消化系统疾病的患病率逐年上升，主要包括消化性溃疡、胃食管反流病、炎症性肠病和胆道疾病。药物治疗仍然是目前应用最广泛的基本手段，且贯穿疾病治疗全过程。由于胃肠道给药是这类药物治疗的主要方式，同时肝脏又是药物代谢的重要器官，故药物在消化系统的作用变得更趋复杂。

第1节　消化性溃疡的临床用药

消化性溃疡的形成主要与胃酸 - 胃蛋白酶对胃黏膜的自身消化作用有关，包括胃和十二指肠溃疡，发病率为 10% ～ 12%，临床治疗目的在于消除病因、解除症状、愈合溃疡、防止复发和避免并发症。自 1910 年施瓦茨（Schwartz）提出"无酸，便无溃疡"观点以来，抗酸成为消化性溃疡的主要治疗措施。2 型组胺受体（简称 H_2 受体）拮抗药的问世和随后质子泵抑制药的临床应用，被称为消化性溃疡治疗史上的第一次革命；之后倡导的根除幽门螺杆菌（Helicobacter pylori，*Hp*）则是消化性溃疡治疗史上的第二次革命。故消化性溃疡的治疗主要包括抗酸、保护胃黏膜和根除 *Hp* 治疗。

一、抗　　酸

抗酸分泌、降低胃内酸度的药物主要包括抗酸药和抑制胃酸分泌药。

（一）抗酸药

抗酸药为弱碱性物质，口服后直接中和胃酸而达到降低胃酸的目的。有些胶体制剂如氢氧化铝凝胶、三硅酸镁等能在溃疡面上形成一层保护性薄膜，覆盖于溃疡面和胃肠黏膜，减弱胃酸和胃蛋白酶对受损组织的腐蚀与消化作用。此类药物的疗效以水剂最好，粉剂次之，片剂最差，如服用片剂则应嚼碎。因空腹服用的药物会立即自胃排出，故抗酸药应在饭后 1.5h 服用；为对抗夜间胃酸增高，应在睡前服用一次。

抗酸药的特点是作用时间短，服药次数多，容易发生便秘或腹泻等副作用。从临床疗效观察，抗酸药对消化性溃疡的止痛效果较好，但对胃酸的抑制作用可因增加促胃液素（胃泌素）的分泌而减弱，不利于溃疡的愈合。现已很少单独应用，常制成复方制剂，以增强疗效，降低不良反应，作为溃疡止痛的辅助治疗。临床常用复方制剂所含的重要抗酸物质还包括部分具有消炎止痛作用的中药成分。

氢氧化铝（aluminum hydroxide）　具有抗酸、局部止血和保护溃疡的作用，其中抗酸作用缓慢持久，效力较弱。由于铝可抑制胃肠平滑肌收缩，长期服用可引起便秘；铝离子的磷酸盐在肠中形成不溶性磷酸铝，影响磷的吸收，长期应用表现为食欲缺乏、衰弱和肌无力；老年人长期服用，可致低磷酸镁及颠茄浸血症和高钙尿症，引起肾结石、骨质疏松或软骨病；溃疡大出血时，片剂氢氧化铝与血液结合成块，可致肠梗阻，此时宜用凝胶剂；氢氧化铝在肠道与四环素、铁剂、H_2 受体拮抗药、泼尼松等结合，妨碍药物吸收，不宜同时使用。用法：①片剂每日 3 次，每次 0.6 ～ 0.9g，餐前 1h 嚼碎服用；② 10% 凝胶每日 3 次，每次 5 ～ 8ml。病情严重时剂量可加倍，或使用复方如胃舒平，每片含氢氧化铝 0.245g，三硅酸镁 0.105g 及颠茄浸膏 0.0026g；每次 2 ～ 4 片，嚼碎口服；疗效较好，不良反应少。

氧化镁（magnesium oxide）　不溶于水，胃内停留时间长，故中和胃酸作用强且持久，且可促进肠蠕动产生缓泻作用。5% ～ 10% 的镁吸收入血，如肾功能不全，可导致高镁血症或镁中毒，严重者可有低血压或呼吸停止；长期服用可导致血清钾浓度降低，发生呕吐及胃部不适；服用过量或出现过敏反应时，可有腹痛、皮疹、皮肤瘙痒，以腹泻最为常见。用法：①片剂，每日 3 次，每次 0.2 ～ 1.0g，一般不单独应用；②氧化镁合剂，由氧化镁 60g 和重质碳酸镁 60g 组成，为抗酸药和轻泻药，一次用量 10ml；③复方氧化镁合剂，在氧化镁合剂中另加颠茄酊 60ml，有缓解痉镇痛作用，一次量 10ml。

三硅化镁（magnesium trisilicate）　在胃内与盐酸作用产生氧化镁与二氧化硅，氧化镁中和胃酸，二氧化硅为胶状物，覆盖保护胃溃疡面，长期大剂量服用可形成肾结石。用法：每次 1g，每日 3 ～ 4 次，饭前服。

碳酸钙（calcium carbonate）　在胃内与盐酸形成氯化钙与二氧化碳，抗酸起效较快，作用强而持久。因释放二氧化碳，可引起嗳气、腹胀；同时服用大量牛乳，可引起乳碱血症。用法：每日 3 ～ 4 次片剂，每次 0.5 ～ 1.0g。

（二）抑制胃酸分泌药

胃酸（H^+）主要由胃黏膜壁细胞分泌，是消化性溃疡的始动因子，壁细胞膜上有 H_2 受体、乙酰胆碱受体和促胃泌素受体三种，最后均需通过质子泵实现胃酸分泌。故阻断任一受体都可以抑制胃酸分泌，其中 H_2 受体拮抗药抑制胃酸分泌效果最佳，而质子泵抑制药的抑酸作用最强，已成为目前治疗消化性溃疡的首选药物。抗胆碱药物哌仑西平（pirenzepine）和促胃泌素受体拮抗药丙谷胺（proglumide）等对溃疡的疗效不理想，现已少用。

1. H_2 受体拮抗药　有西咪替丁（cimetidine）、雷尼替丁（ranitidine）、法莫替丁（famotidine）和尼扎替丁（nizatidine）等。

【体内过程】　口服能被胃肠全部吸收，平均生物利用度为 30% ～ 100%，1 ～ 3.5h 血药浓度达峰值，$t_{1/2}$ 为 1.5 ～ 4h，故抑酸作用较快，停药后不良反应亦迅速消失。

【药理作用】　H_2 受体拮抗药的化学结构与组胺相似，因而能竞争性阻断组胺与壁细胞表面 H_2 受体结合，抑制胃酸分泌。

【临床应用】　十二指肠溃疡愈合率为 70% ～ 80%，愈合时间大多在 4 周左右；对胃溃疡疗效不及十二指肠溃疡，疗程一般需 6 ～ 8 周。消化性溃疡合并上消化道出血时，多采用静脉滴注，待上消化道出血停止后，再改用口服制剂继续治疗。

【用法与用量】

（1）西咪替丁相对抑酸活力 1.0。①治疗十二指肠溃疡或病理性高分泌状态：每日口服片剂 2 ～ 4 次，每次 0.2 ～ 0.4g，餐后及睡前服，或睡前一次服，疗程 4 ～ 6 周。②预防溃疡发作：每日口服片剂 0.4g，睡前一次服；每 6h 肌内注射一次。

（2）雷尼替丁相对抑酸活力 5.0。①每日早晚饭时口服片剂 0.15g，或睡前一次服用 0.3g，疗程 4 ～ 6 周。②睡前一次服 0.15g 预防溃疡发作。

（3）法莫替丁相对抑酸活力 4.0。①活动性胃十二指肠溃疡：早晚各口服一次片剂 0.02g，或睡前一次服 0.04g，疗程 4 ～ 6 周。②维持治疗或预防溃疡复发：每日口服 0.02g，睡前顿服；静脉注射（滴注）每 12h 一次，每次 0.02g。

【不良反应】　较轻，发生率也较低，以西咪替丁为例，常见的有腹胀、腹泻、口干、一过性氨基转移酶增高，偶见严重肝炎、肝坏死；有轻度的抗雄激素作用，长期应用或用量较大（每日≥ 1.6g）可出现男性乳房增大、阳痿、精子数量减少及女性溢乳等；可通过血脑屏障，引起一定的神经毒性，症状类似抗乙酰胆碱药中毒，应用毒扁豆碱治疗有效；罕见的有间质性肾炎，粒细胞减少或血小板减少，停药后可恢复。

2. 质子泵抑制药　包括奥美拉唑（omeprazole）、兰索拉唑（lansoprazole）、泮托拉唑（pantoprazole）、雷贝拉唑（rabeprazole）和埃索美拉唑（esomeprazole）等苯并咪唑环类化合物。

【体内过程】　呈弱碱性，在酸性环境中不稳定，在胃液中易降解，宜将其制成肠溶剂，在小肠中才被溶解吸收。奥美拉唑口服单次给药的生物利用度约为 35%，反复给药可达 60%。静脉滴注 1min 后可分布全身，血浆蛋白结合率约为 95%，$t_{1/2}$ 为 0.5 ～ 2h。兰索拉唑、泮托拉唑的生物利用度分别为 85% 和 77%。口服后由肝细胞中的 CYP 酶系代谢，代谢产物经尿排出体外。

【药理作用】　质子泵抑制药到达壁细胞内的酸性环境（分泌小管腔、小管泡腔），代谢成次磺酰胺类化合物后，抑制 H^+，K^+-ATP 酶，具有强大的抑制胃酸分泌的作用。质子泵抑制药还具有保护胃黏膜和抗 *Hp* 作用。另外，许多抗生素在体外具有很强的抗 *Hp* 能力，但其化学性质不耐酸，在 pH 极低的胃液中易被降解，不能充分发挥活性。质子泵抑制药可升高胃内 pH，从而使不耐酸的抗生素能发挥其最大的杀菌能力，还与抗生素有协同作用。例如，当阿莫西林或克拉霉素和质子泵抑制药合用时，前两者在血浆和胃组织中的浓度均显著升高。

【临床应用】　对胃酸分泌的抑制作用强于 H_2 受体拮抗药，对胃和十二指肠溃疡均有很好的疗效。常规剂量下，用药 4 ～ 8 周可以达到理想的疗效，溃疡愈合率、症状缓解速度明显优于 H_2 受体拮抗药及其他溃疡治疗药。奥美拉唑每日口服一次 20 ～ 40mg（兰索拉唑 30mg 或泮托拉唑 40mg），服药 1 周，可抑制 24h 胃酸分泌的 90%，且持续时间长。奥美拉唑、兰索拉唑、泮托拉唑对质子泵的抑制是不可逆的，需要较长时间才能恢复；雷贝拉唑的抑酸作用是可逆的，且起效更快，作用更强，但持续时间较短。埃索美拉唑是奥美拉唑的 *S* 异构体，其肝脏首过效应小于奥美拉唑，血浆清除率亦低，药 - 时曲线下面积比奥美拉唑大 5 倍，具有更强、更持久的抑酸作用。

【用法与用量】

（1）消化性溃疡：奥美拉唑，一次 20mg，清晨顿服，4 ～ 8 周为一个疗程。兰索拉唑，一次 30mg，清晨顿服，4 ～ 6 周为一个疗程。泮托拉唑，一次 40mg，清晨顿服，建议早餐前服用，4 ～ 6 周为一个疗程。雷贝拉唑，一次 10 ～ 20mg，清晨顿服，4 ～ 6 周为一个疗程。

（2）消化性溃疡出血：静脉注射奥美拉唑或泮托拉唑，一次 40mg，每 12h 一次，连用 3 日，首剂量可加倍；出血量大时，首剂量可用至 80mg，然后以 8mg/h 速度静脉滴注给药维持，至出血停止。

（3）难治性消化性溃疡：奥美拉唑，一次 20mg，每日 2 次，或一次 40mg，每日 1 次。

【不良反应】　少，安全性好。常见的有头痛、腹痛、腹泻、恶心、眩晕，停药后消失。长期应用应注意低胃酸所致的维生素 B_{12} 等营养物质吸收障碍。由于胃酸分泌减少可引起血清促胃液素水平增高，故长期服用，应定期检查胃黏膜有无肿瘤样增生。

【药物相互作用】　与经 CYP450 酶系代谢且治疗指数低的药物（如苯妥英、双香豆素、地西泮等）合用，可使后者的 $t_{1/2}$ 延长，代谢减慢。

二、保护胃黏膜

胃、十二指肠黏膜具有黏液 - 碳酸氢盐屏障、胃黏膜屏障、黏膜血流量、前列腺素、表皮生长因子（EGF）等的防御和修复，当胃酸、胃蛋白酶、*Hp*、胆汁、乙醇、药物和其他有害物质侵袭时，黏膜保护机制失衡而发生消化性溃疡。胃黏膜保护药主要通过增强黏膜的防御和（或）修复功能，促进溃疡的愈合，因而广泛用于溃疡病的治疗。

硫　糖　铝

【体内过程】　硫糖铝（sucralfate）口服后可与食物及抗酸药结合，因而不宜与食物、抗酸药或其他药物同服。仅有约 5% 经胃肠道吸收，大部分以原型从粪便排出，仅少量代谢产物经肾脏排出。

【药理作用】　在酸性环境下可形成不溶性胶体，且能与溃疡处炎症渗出蛋白质结合，在溃疡面形成一层薄膜，阻止胃酸及胃蛋白酶侵袭，促进溃疡愈合。同时，硫糖铝能吸附胃蛋白酶、促进内源性 PGE 合成、刺激表面上皮分泌碳酸氢盐，并能吸附表皮生长因子浓集于溃疡处，起到胃黏膜保护作用。硫糖铝还具有抗 *Hp* 作用。

【临床应用】　适用于胃和十二指肠溃疡，疗效与 H_2 受体拮抗药相似，治疗 4 周十二指肠溃疡和胃溃疡的愈合率分别为 59%～85% 和 36%～61%，8 周的愈合率分别为 79%～91% 和 75%～94%。

【用法与用量】　片剂宜餐前嚼碎服，治疗消化性溃疡的剂量为每日 4 次（3 次餐前，1 次睡前），每次 7g。硫糖铝的混悬剂每日口服 3 次，口感较片剂佳，适用于不能口服片剂时，可由胃管内注入，每次 10～20ml。慢性肾功能不全者慎用，低磷血症患者不宜长期用药。

【不良反应】　少，主要副作用为便秘，偶见口干、恶心和腹泻等，长期服用可导致低磷血症。治疗剂量的硫糖铝一般不引起铝蓄积中毒，但肾功能不全时慎用。

【药物相互作用】　可降低华法林、地高辛、喹诺酮类药物（如环丙沙星、洛美沙星等）、苯妥英、布洛芬、氨茶碱、甲状腺素和脂溶性维生素 A、维生素 D、维生素 E、维生素 K 等的吸收，与这些药物同时服用时，间隔时间宜在 2h 以上。多酶片的药理作用与本药拮抗，合用时二者疗效均降低，不宜合用。本药在酸性环境中起保护胃、十二指肠黏膜的作用，故不宜与碱性药物合用。临床为缓解溃疡疼痛将硫糖铝与抗酸药合用时，后者须在服用本药前 0.5h 或后 1h 给予。

枸橼酸铋钾

【体内过程】　枸橼酸铋钾（bismuth potassium citrate）主要在胃内局部发挥作用，仅约 0.2% 的药物吸收入血。被吸收的微量铋剂主要分布在肝、肾和其他组织中，并主要经尿排出，未吸收部分从粪便排出。

【药理作用】　与硫糖铝相似，对胃黏膜有较强的保护作用；能杀灭 *Hp*，其机制可能与破坏细菌细胞壁合成、细胞膜功能、蛋白质合成及 ATP 产生等有关。

【临床应用】　对溃疡的 4 周和 8 周愈合率，在十二指肠溃疡分别为 75%～84% 和 88%～97%，在胃溃疡分别为 70%～75% 和 77%～87%，疗效与 H_2 受体拮抗药相似。对 H_2 受体拮抗药治疗无效的消化性溃疡，铋剂治疗 4 周的愈合率达 80%～85%。经铋剂治疗的溃疡复发率也显著下降，可能与其具有杀灭 *Hp* 的作用有关。因而铋剂对难治性及复发性溃疡的治疗具有独特的优势。

【用法与用量】　治疗消化性溃疡一般每日 4 次，前 3 次于三餐饭前 0.5h、第 4 次于晚餐后 2h 服用，每次 1 包颗粒剂或 1 粒胶囊；或每日 2 次，早晚各服颗粒剂 2 包或胶囊 2 粒。连续服用 28 日为一个疗程；如再继续服用，应遵医嘱。服药时不得同时食用如牛奶等高蛋白饮食，如需合用，应至少间隔 0.5h。服用本品期间不得服用其他铋制剂，且不宜长期大量服用，以避免体内铋的蓄积，如服用过量或发生严重不良反应时，应立即就医。

【不良反应】　在常规剂量下和服用周期内比较安全，不良反应少而轻，可有便秘、恶心、ALT 升高及舌苔发黑等，主要是重金属铋吸收导致的中毒，具有神经毒性，尤其在长期服用时应注意。用药期间会使大便颜色变成灰黑色，需与上消化道出血引起的黑便相区别，不必停药。

【药物相互作用】　不宜与抗酸药同时服用；如需合用，应至少间隔 ≥ 0.5h；与四环素同时服用会影响后者吸收。

米索前列醇

【体内过程】　米索前列醇（misoprostol）口服后吸收迅速，0.5h 即达血药浓度峰值，1.5h 即可完全吸收，$t_{1/2}$ 为 20 ~ 40min，4 ~ 8h 完全从血浆消失。通过脂肪酸氧化系统代谢，不影响 CYP。因其代谢不在肝脏中进行，肝病时不影响其代谢。75% 的药物以代谢产物由尿排出，15% 自粪便排出。

【药理作用】　前列腺素的细胞保护作用机制可能为加强胃黏膜屏障，减少氢离子逆弥散，增加胃十二指肠黏液分泌，刺激碳酸氢盐分泌，保持胃黏膜供血，刺激基底细胞向黏膜表面移行等。目前使用的均属人工合成的 PGE，克服了天然前列腺素遇酸即灭活的缺点，且作用时间长、效力高和副作用少。PGE 可抑制基础胃酸分泌和各种刺激所致的胃酸分泌，作用时间长达 5h，还具有 "适应性细胞保护" 功能，主要表现在保护胃黏膜免受酸、非甾体抗炎药（nonsteroidal anti-inflammatory drug，NSAID）、乙醇、胆汁酸、碱液和热水等的损害，防止深层黏膜坏死，加速黏膜修复。

【临床应用】　连用 4 周十二指肠溃疡愈合率为 50% ~ 80%，胃溃疡愈合率为 38% ~ 54%（8 周治愈率为 60% ~ 90%），与西咪替丁疗效近似，是目前防治 NSAID 类药物所致胃和十二指肠黏膜损伤最有效的药物，有效率可达 67% ~ 90%。

【用法与用量】　每日口服片剂 4 次，每次 200μg，4 ~ 8 周为一个疗程。对前列腺素类药物过敏者禁用；青光眼、哮喘等属前列腺素类药物的禁忌证；本药对妊娠子宫有收缩作用，除用于终止早孕外，孕妇禁用；有心、肝、肾或肾上腺皮质功能不全者禁用；脑血管或冠脉病变患者、低血压、癫痫患者慎用。

【不良反应】　主要是腹部痉挛性疼痛和腹泻，与食物同时服用可使其吸收延迟，表现为达峰时间延长，血药浓度降低，从而减少腹泻等不良反应的发生。

【药物相互作用】　抗酸药（尤其含镁抗酸药）与本药合用会加重本药所致的腹泻、腹痛等不良反应；联合使用保泰松和米索前列醇有发生神经系统不良反应的报道。

三、根除 *Hp* 治疗

在明确 *Hp* 与消化性溃疡发病关系后，根除 *Hp* 治疗已成为溃疡治疗的重要环节。由于大多数抗生素在胃低 pH 环境中活性降低且不能穿透黏液层到达细菌，因此 *Hp* 感染不易清除。迄今为止，尚无单一药物能有效根除 *Hp*，因而发展了以铋剂或以质子泵抑制药为基础的三联疗法。此类三联疗法针对 *Hp* 的根除率平均可达 90%，已成为根除 *Hp* 治疗消化性溃疡的主要趋势。

目前，*Hp* 菌株对甲硝唑（metronidazole）的耐药性正在迅速上升，而呋喃唑酮（furazolidone）抗 *Hp* 作用强，不易产生耐药性，可替代甲硝唑，剂量为每日 200mg，分两次服用。初次治疗失败者，可用质子泵抑制药、铋剂合并两种抗生素的四联疗法。

短疗程根除 *Hp* 治疗的不良反应主要由抗生素所引起。阿莫西林（amoxycillin）可引起腹泻、恶心及呕吐等胃肠道反应和皮疹；甲硝唑引起口腔异味或金属味，恶心、头痛或偶有暂时性白细胞降低等；呋喃唑酮可出现头晕、乏力、恶心、呕吐或皮疹等，剂量大时可引起末梢神经炎，在葡萄糖 6- 磷酸脱氢酶（G-6-PD）缺乏者可引起急性溶血反应。由于呋喃唑酮不良反应的发生率与剂量大小有关，故目前推荐的三联疗法中，呋喃唑酮总量仅为每日 1.4g。

第2节　胃食管反流病的临床用药

胃食管反流病（gastroesophageal reflux disease，GERD）是指胃、十二指肠内容物反流入食管引起胃灼热等症状，并可导致食管炎和咽、喉、气管等食管以外的组织损害。约半数胃食管反流病患者内镜下见食管黏膜糜烂、溃疡等炎症病变，称反流性食管炎；但相当部分胃食管反流病患者内镜下可无食管炎表现，这类胃食管反流病称为非糜烂性的胃食管反流病。胃食管反流病的治疗方法有保守治疗（即改变生活方式）、积极的药物治疗和介入或手术治疗等。药物治疗通过增强抗反流屏障的作用，提高食管的清除能力，改善胃排空和幽门括约肌的功能，防止十二指肠反流，抑制酸分泌、减少反流物中酸或胆汁等含量，降低反流物的损害性，保护食管黏膜，促进修复，从而达到解除症状，治疗反流性食管炎，预防并发症和防止复发等目的。

第3节　炎症性肠病的临床用药

炎症性肠病（inflammatory bowel disease，IBD）系由发生在结肠或小肠的慢性非特异性炎症引起，主要包括两种不同的疾病：溃疡性结肠炎（ulcerative colitis，UC）和克罗恩病（Crohn disease，CD）。

一、溃疡性结肠炎的药物治疗

溃疡性结肠炎病变主要局限于大肠黏膜与黏膜下层，以溃疡为主，多累及直肠和远端肠，但可向近段扩展至全结肠，呈弥漫性分布，病情轻重不等，反复慢性发作，多见于青壮年。病因和发病机制尚未明确，目前认为主要与免疫异常有关。常用治疗药物为氨基水杨酸类药物、肾上腺皮质激素类药物和免疫抑制药。

（一）氨基水杨酸类药物

柳氮磺吡啶

【体内过程】　柳氮磺吡啶（sulfasalazine，SSZ）口服后小部分在胃肠道吸收，可形成肝肠循环。大部分未被吸收的 SASP 在回肠末端和结肠被细菌分解为 5- 氨基水杨酸（5-ASA）和磺胺吡啶，残留部分自粪便排出。5-ASA 几乎不被吸收，而磺胺吡啶大部分被吸收入血液循环，并代谢为乙酰化产物从尿中排出，且可出现在母乳中，故认为 SSZ 的不良反应主要由磺胺吡啶引起。

【药理作用】　SSZ 对炎症性肠病的治疗作用主要在于 5-ASA，而磺胺吡啶主要起载体作用，阻止 5-ASA 在胃和十二指肠被吸收，仅在肠道碱性条件下，肠道细菌使重氮键破裂而释出有效成分 5-ASA。5-ASA 滞留在结肠内，与肠上皮接触而发挥抗炎和免疫抑制作用，其机制可能与抑制肠黏膜局部和全身抗炎免疫反应及清除氧自由基等有关。

【临床应用】　SSZ 作为治疗轻至中度溃疡性结肠炎的主药沿用至今，也是维持缓解最有效的药物，在重度溃疡性结肠炎中亦作为辅助治疗。SSZ 片剂除口服外，将药片研磨后加入生理盐水及激素等对左半结肠病变的患者进行灌肠治疗可收到较好疗效。SSZ 栓剂也是有效剂型，药物可深抵直肠乙状结肠区域发挥作用。

【用法与用量】　SSZ 服用剂量应根据患者对治疗反应的结果及对药物的耐受性来决定，初始剂量为每次 0.5g，每日 2 次，无明显不良反应者每 1～2 日加 0.5g，至每日 3～4g，维持 2～3

周，无效再增至每日 4 ～ 5g，疗程 8 周，然后减量至每日 2g，维持 6 ～ 12 个月。

【不良反应】 较多，常见于用药的前 2 ～ 3 个月，可分为两类。一类是剂量相关性的，由于磺胺吡啶在血液中过度积聚所致，有恶心、呕吐、食欲减退、头痛、脱发、叶酸吸收不良等，多发生在口服剂量每日超过 4g 时，当剂量减少到每日 2 ～ 3g 时可改善；另一类为特异性变态反应，与剂量无关，主要有皮疹、溶血性贫血、支气管痉挛、粒细胞缺乏症、肝炎、纤维性肺泡炎、肺嗜酸性粒细胞增多症等，需要定期复查血常规和肝功能，一旦出现须改用其他药物。

【药物相互作用】 本品与尿碱化药合用可增强磺胺吡啶在尿液中的溶解度，使其排泄增多，不良反应减少；与抗凝血药、苯妥英钠、口服降糖药、巴比妥类、甲氨蝶呤等合用，可取代这些药物的蛋白结合部位，使其作用延长，毒性增加，需注意调整剂量；与洋地黄类或叶酸合用使其吸收减少，血药浓度降低，须随时观察洋地黄类的作用与疗效；与丙磺舒合用，会降低肾小管磺胺排泄量，致血中的磺胺浓度上升，作用延长，容易中毒。

【注意事项】 SSZ 片剂应与饭同时服用，应用肠溶片能降低胃肠道不良反应的发生率。禁用于对磺胺及水杨酸过敏者，对呋塞米、磺酰基类、噻嗪类利尿药、碳酸酐酶抑制剂过敏者，对本品也会过敏；应慎用于血小板或粒细胞减少、肠道或尿路阻塞、G-6-PD 缺乏、血紫质病、肝肾功能不全者。治疗过程中还应注意：①治疗前作全血检查，以后每月复查 1 次；②尿液检查，观察有无磺胺结晶，长期服用可出现尿路结石。

5-ASA 为 SSZ 的有效成分，但口服给药后迅速从小肠吸收，无足量药物到达结肠，难以产生疗效，故 5-ASA 微粒多采用高分子材料包裹，增加其到达病变局部的量而发挥治疗作用。5-ASA 不良反应明显减少，但价格昂贵，主要应用于对磺胺过敏者和 SSZ 有严重不良反应者。新型 5-ASA 类药物以无不良反应的载体取代磺胺吡啶，如以 1 分子 4- 氨基苯丙氨酸与 5-ASA 结合而构成的巴柳氮（balsalazide）；双分子 5-ASA 缩合物奥沙拉秦（olsalazine）口服后在结肠可分解成 2 个 5-ASA 分子；缓释或控释剂型采用高分子材料膜包裹 5-ASA 微粒制成的缓释片或控释片，可在限定时间内或 pH 环境中于远端回肠和结肠释放出 5-ASA。5-ASA 灌肠剂和肛栓剂适用于病变在远端结肠者，常与口服制剂并用，较各类制剂单用更好。

（二）肾上腺皮质激素类药物

肾上腺皮质激素类药物可抑制磷脂酶 A_2，减少白细胞介素（IL）-1、白三烯（LT）及血小板活化因子（PAF）等介质生成，从多个步骤减轻炎症性肠病的炎症反应，同时缓解毒性症状，短期疗效较好，主要用于 SSZ、5-ASA 疗效不佳者及重症急性发作期患者或暴发型患者。长期应用易产生副作用，如情绪改变、向心性肥胖、满月脸、高血压等，且不能防止复发，故症状好转后，即应逐渐减量直至停药。分子量大、局部浓度高，吸收后经肝脏迅速清除的药物，可达到局部抗炎作用强而全身不良反应少的目的。代表药物为布地奈德（budesonide）和间苯磺酸泼尼松龙（prednisolone metasulphobenzoate）。布地奈德与类固醇受体结合能力较泼尼松强 15 倍，抗炎作用强，口服后其前体形式可达回肠各段，吸收后迅速被肝脏完全代谢，仅 30% 进入循环；结肠给药后直接经门静脉至肝脏被清除，从而避免了全身不良反应，而局部活性较全身高，有利于左半结肠病变的局部应用。口服该药控释剂可选择性在末段回肠和回盲部发挥抗炎作用，不良反应发生率低于 30%。一般口服用量为每日 9mg，疗程可较泼尼松等一般糖皮质激素类制剂长，甚至主张用于维持治疗。

（三）免疫抑制药

这类药物可通过干扰嘌呤的生物合成，或作用于免疫反应的某一点而治疗炎症性肠病。常用药物有硫唑嘌呤（azathioprine）、巯嘌呤、甲氨蝶呤（methotrexate，MTX）和环孢素（cyclosporin），用于水杨酸制剂和糖皮质激素无效的顽固性溃疡性结肠炎的治疗，可减少糖皮质激素的用量，但一般用药 3～6 个月才显效，限制了其临床应用。

免疫抑制药的不良反应较多，包括恶心、呕吐等胃肠道反应，骨髓抑制引起的白细胞减少，皮疹、变态反应性发热和肝功能异常，少数人用药后发生胰腺炎。长期用药有引起皮肤肿瘤和恶性淋巴瘤的报道。不良反应与剂量和变态反应有关，一般来说，当减少剂量或停药后，不良反应可消失。用药过程中应严密观察患者的血常规、肝功能变化。

用法：巯嘌呤从每日 50mg 开始，逐渐增加至 2mg/（kg·d）维持；硫唑嘌呤从每日 50mg 开始，逐渐增加至 2.5mg/（kg·d）维持；甲氨蝶呤从每周 25mg 开始，肌内注射，2 个月后改为每周口服 10～15mg；环孢素口服，剂量为 5～7.5mg/（kg·d），1 年为一个疗程。

（四）抗生素

尽管炎症性肠病可能与感染有关，但目前还不能明确究竟为何种感染，因此抗生素还不能单独用于炎症性肠病的治疗，主要用于重症或伴中毒性巨结肠的溃疡性结肠炎。最常用药物为甲硝唑，其他可选用的抗生素有氨基糖苷类、第三代头孢菌素类和喹诺酮类。

二、CD 的药物治疗

CD 以非干酪性肉芽肿性炎症为特征，病变部位多在末段回肠，其次为结肠，亦可累及消化道其他部位，呈局限性或节段性分布，病程多迁延，呈发作、缓解交替出现，重症者迁延不愈，常伴有各种并发症，预后不良。尽管 CD 与溃疡性结肠炎的临床表现有所不同，但在病因和发病机制上有许多相似之处，因而治疗多采用同类药物。

药物治疗方案的选择与应用原则有以下两点。

1. 不同部位 CD 的分级治疗方案　结肠型 CD 首选氨基水杨酸类药物，无效者换用或加用糖皮质激素；小肠型或回肠型 CD 首选糖皮质激素，可同时用氨基水杨酸类药物，无效者可试用硫唑嘌呤和甲硝唑，若仍无效，可手术治疗。

2. 不同严重程度 CD 治疗方案的选择　轻度病例可用氨基水杨酸类药物和甲硝唑；中度病例口服糖皮质激素 7～28 日；无效者换用硫唑嘌呤或巯嘌呤，若仍无疗效，可改为甲氨蝶呤等药物；重度病例则应静脉使用糖皮质激素和（或）环孢素，给以胃肠外营养，必要时考虑手术治疗。

第 4 节　胆道疾病的临床用药

胆道疾病多数需外科手术治疗，但对胆系结石、慢性胆囊炎等疾病可试以药物溶石或利胆消炎治疗。这类药物主要是通过促进胆汁分泌、降低胆汁中胆固醇饱和度，或是增强胆囊收缩、舒张奥迪（Oddi）括约肌等而发挥作用。

一、急性胆囊炎的药物治疗

急性胆囊炎是指由于胆囊管阻塞、细菌感染或反流入胆囊的胰液的化学刺激引起的胆囊急性炎症性疾病，临床上以发热、右上腹痛、压痛、呕吐伴有白细胞增多为常见表现，是外科急腹症之一，也是胆囊结石常见的并发症。初次发作或无明显急症手术指征者，以药物治疗为主。经内科保守治疗后有 80%～90% 患者可消除炎症，病情好转或痊愈，10%～20% 患者需手术治疗。

1. 解痉、镇痛　可给予 33% 硫酸镁 10～30ml 口服，或单用解痉药物阿托品 0.5mg，或山莨菪碱 10mg 肌内注射，以解除 Oddi 括约肌痉挛。如疼痛剧烈可给予哌替啶、可待因等镇痛药，但必须排除胆囊穿孔等外科情况，以免掩盖病情。不宜单独使用吗啡，因其能使胆总管括约肌痉挛，增加胆管内压力，进一步加重病情。

2. 抗菌治疗　有白细胞增高、发热，或出现并发症时应及时控制感染。抗生素的选择必须考虑下列因素：①胆道感染的细菌种类；②细菌对抗生素的敏感性；③胆汁中抗生素药动学参数；④抗生素的不良反应；⑤药物经济学。

胆道感染菌群的变迁和抗药性的增加，给用药方案的选择增加了困难。基础研究和临床应用结果表明：头孢菌素中的头孢曲松钠、头孢哌酮钠；喹诺酮类环丙沙星、洛美沙星及部分大环内酯类抗生素，在胆汁内有较高的浓度，且 $t_{1/2}$ 长，具有较好的胆汁药动学特点，治疗效果比较满意。

二、慢性胆囊炎的药物治疗

慢性胆囊炎是由急性胆囊炎演变而来，或是由胆固醇代谢紊乱等所引起，95% 患者伴有胆囊结石。上腹部不适和消化不良等症状。慢性胆囊炎若有多次发作，尤其伴有结石者，应行胆囊切除术，非手术治疗主张低脂饮食，消炎利胆，必要时进行溶石治疗。

（一）利胆药

利胆药系指对肝细胞有直接作用，促进胆汁生成与分泌，增加胆汁排出量，并能刺激十二指肠黏膜，反射性引起胆囊收缩，松弛胆总管括约肌，促进胆囊排空，消除胆汁淤积和胆道炎症的药物。常用利胆药如下。

亮菌甲素（armillarisin A）　促进胆汁分泌，对 Oddi 括约肌有解痉作用，促进免疫功能及增强吞噬细胞吞噬作用，临床适用于治疗急性胆囊炎、慢性胆囊炎急性发作、胆道感染。具体用法为每日肌内注射 2 ～ 4 次，每次 1 ～ 2mg，疗程约为 10 日；每日口服 3 次，每次 10 ～ 40mg，2 ～ 3 个月为一疗程。严重胆管梗阻者禁用。

羟甲香豆素（hymecromone）　利胆作用明显，舒张 Oddi 括约肌，增加胆汁分泌、加强胆囊收缩和抑菌等，有利于结石排出，对胆总管结石有一定排石效果。临床适用于胆石症、胆囊炎、胆道感染、胆囊术后综合征等；肝功能不全及胆管梗阻者慎用。

羟甲烟胺（hydroxymethylnicotinamide）　具有保护肝细胞，刺激胆汁分泌作用，对胆道、肠道细菌均有抑制作用，适用于胆囊炎和胆管炎、肝炎后胆汁分泌或排泄障碍、胆石症、胃十二指肠炎等；肝功能严重缺陷、胆管梗死、胆囊积脓、肝性脑病者禁用。

（二）溶石治疗

可口服熊去氧胆酸（ursodeoxycholic acid，UDCA）、鹅去氧胆酸（chenodeoxycholic acid）溶石，但疗效不确切。近年来，通过逆行胰胆管造影放置鼻胆管，从鼻胆管内直接将溶石药注入胆管及胆囊内，可提高疗效，但疗程较长，费用也昂贵。

（三）驱虫治疗

有蛔虫感染者可行驱虫治疗，如左旋咪唑，成人 100 ～ 150mg，儿童 3mg/kg 睡前顿服。

三、胆石症的药物治疗

胆石症（cholelithiasis）是指胆道系统（包括胆囊和胆管）任何部位发生结石而引起的疾病，以女性多见，男女之比约为 1∶2。口服药物消除或溶解胆结石，已成为临床治疗的重要手段。目前常用的溶石药物有鹅去氧胆酸和 UDCA 等，统称为胆酸疗法。胆酸疗法可将过饱和的胆汁转变为不饱和的胆汁，增加胆固醇的转运能力，并溶解结石表面的胆固醇，使胆结石趋于溶解。主要用于单纯或以胆固醇为主的结石，对胆结石直径小于 1cm、胆囊收缩功能良好的老年患者尤为适用。

UDCA

【体内过程】 弱酸,口服后通过被动扩散而迅速吸收,经肝脏时被摄取 50% ~ 60%,仅少量药物进入体循环,血药浓度很低。口服后 1h 和 3h 出现两个血药浓度峰值,$t_{1/2}$ 为 3.5 ~ 5.8 日。UDCA 的作用并不取决于血药浓度,而与胆汁中的药浓度有关,当每日给药剂量超过 10 ~ 12mg/kg 时,UDCA 在胆汁中达稳态。UDCA 在肝内与甘氨酸(glycine)或牛磺酸(taurine)迅速结合,从胆汁中排入小肠,一部分水解为游离型参加肠肝循环,另一部分转化为石胆酸被硫酸化,从而降低其潜在的肝脏毒性。

【药理作用】 UDCA 可促进胆汁分泌,胆汁酸分泌均值可由每小时 1.8mmol 增至 2.24mmol,长期服用可使胆汁中 UDCA 含量增加,并提高磷脂含量,增加胆固醇在胆汁中的溶解度,防止胆固醇结石的形成。此外,UDCA 还具有拮抗疏水性胆酸的细胞毒作用及免疫调节作用等。

【临床应用】 UDCA 适用于不宜手术治疗的胆固醇性胆结石,而且结石位于胆囊内,直径在 1cm 以下,未发生钙化,呈浮动性,且胆囊收缩功能良好者。本品在体内溶解胆固醇结石的效果优于鹅去氧胆酸,溶石率一般为 1mm/ 月,不但起效快,治疗时间短,而且耐受性好。结石大小与溶石成功率密切相关,直径小于 5mm 者为 70%,5 ~ 10mm 者为 50%。本品不能溶解胆色素结石、混合结石及 X 线不能透过的结石。溶石后每年复发率为 10% 左右,故溶石后可继续每日服用 UDCA 300mg 预防结石复发。本品耐受性和安全性较好,是溶解胆结石及治疗原发性胆汁性肝硬化(PBC)的首选药物,并在慢性肝病的治疗中有广阔的应用前景。

【用法与用量】 每日口服 8 ~ 16mg/kg 或 250 ~ 500mg,于晚餐时顿服或分两次服用,疗程至少 2 ~ 3 个月,一般需 1 ~ 2 年。若治疗中反复胆绞痛发作,症状无改善甚至加重,或出现明显结石钙化现象时应终止治疗,并进行外科手术。UDCA 必须在医生监督下使用,并定期检查肝功能。禁用于急性胆囊炎、胆管炎、胆管完全梗阻和严重肝功能减退患者。孕妇及哺乳期妇女不宜服用。

【不良反应】 发生率较低,一般不引起腹泻,其他偶见便秘、过敏、瘙痒、头痛、头晕、胃痛、胰腺炎及心动过缓等。

【药物相互作用】 考来烯胺、硫糖铝和抗酸药可以在肠中与 UDCA 结合,从而阻碍 UDCA 吸收,影响疗效,故不宜同时服用;UDCA 可增加环孢素在小肠的吸收,同时服用时,需调整环孢素的用量。

第 5 节　肝脏疾病的临床用药

一、非病毒性肝炎的药物治疗

非病毒性肝炎是指非病毒引起的肝炎,常见的有酒精性肝炎、药物性肝炎、自身免疫性肝炎、胆汁淤积型肝炎、脂肪肝、中毒性肝炎、寄生虫性肝炎等,这类肝炎不需要抗病毒治疗,但原因、病情不同,治疗方法有所不同,效果也不同。

(一)治疗原则

1. 病因治疗 病因明确者应首先消除致病因素,如酒精性肝炎和脂肪肝戒除饮酒,药物性肝炎及时撤除致病药物,患者肝功能多可恢复。另有 1/3 患者致病原因未明。

2. 营养治疗 早期给予低脂、低胆固醇饮食,长期胆汁淤积者可补充维生素 K、维生素 A、维生素 D 及 ATP、辅酶 A、高糖饮食、高蛋白饮食,维持热量。

3. 症状治疗

（1）黄疸：应用肾上腺皮质激素，有效率为 60% 左右；应用苯巴比妥，有效率可达 70% 左右，尤其对药物性肝内胆汁淤积和肝炎后残留黄疸疗效更好。应用胰高血糖素 - 胰岛素疗法，可使胆汁流量增加，治疗期间及时检查血糖、尿糖及电解质。

（2）瘙痒：重者用肥皂水及 2% 硫酸镁液洗涤，每日口服考来烯胺 6～10g，还可给予地西泮、东莨菪碱、苯巴比妥等镇静药。

4. 药物治疗　主要有保护肝细胞，调节免疫，抗脂肪肝，以及使用大环内酯类抗生素等。另外，根据中医的辨证，可选用清热解毒、通腑利胆、凉血活血及温阳利湿等中药治疗。

（二）常用药物

1. 保肝药物　联苯双酯（bifendate）明显降低血清升高的 ALT，降酶速度快、幅度大，但停药后易反弹，且对肝脏的病理改变无显著改善作用。适用于慢性迁延性肝炎患者，肝炎后肝硬化而有血清 ALT 持续升高的患者及由化学毒物或药物引起的 ALT 升高者。

甘草酸二铵（diammonium glycyrrhizinate）具有一定的抗炎、保护肝细胞膜及改善肝功能的作用，适用于伴有 ALT 升高的急、慢性肝炎。

促肝细胞生长素（hepatocyte growth-promoting factor）用于重型肝炎、肝衰竭早期或中期、慢性肝炎活动期、肝硬化的辅助治疗。

门冬氨酸钾镁（potassium magnesium aspartate）有降低胆红素，退黄作用，同时降低血中氨和二氧化碳的含量，主要用于急性黄疸型肝炎、肝细胞功能不全，也可用于其他急慢性肝病。

2. 糖皮质激素　常用的有泼尼松（prednisone）、泼尼松龙（prednisolone）等。对肝脏有多种作用，包括促进肝脏蛋白质合成，刺激肝内糖原异生，增强肝糖原沉积，增加脂肪分解，促进胆汁分泌，使血清胆红素下降，有退黄利胆的作用。药理剂量的糖皮质激素还具有抗炎、免疫抑制及稳定肝细胞溶酶体膜的作用，因而在自身免疫性慢性活动性肝炎中有治疗意义。主要用于有自身免疫标记的慢性活动性肝炎患者，以及急性重症肝炎、急性淤胆型肝炎的辅助治疗。

3. 抗脂肪肝药　除了注意饮食和运动、祛除病因和治疗原发病外，目前尚无治疗脂肪肝的特效药，包括 UDCA 及甲硫氨酸（methionine）在内的药物治疗效果，均有待临床进一步验证。调节血脂药包括胆汁酸结合树脂类（如考来烯胺、考来替泊）、烟酸及其衍生物类（如烟酸、阿昔莫司）、他汀类（如洛伐他汀、辛伐他汀）和苯氧酸类（如吉非贝齐、苯扎贝特）。可通过不同途径降低血浆血脂水平，使肝内的脂肪沉积得到改善，适用于脂肪肝伴有高脂血症的患者。

二、肝硬化的药物治疗

肝硬化是慢性肝炎和肝纤维化发展的结果，此时的药物治疗除保肝护肝与抗纤维化外，主要是治疗其并发症。

（一）治疗原则

1. 注意休息和饮食调节　肝硬化患者应多注意休息，尤其对于肝硬化失代偿期的腹水患者，更应该卧床休息。饮食应以高蛋白、高热量的食物为主，多吃含大量维生素的蔬菜水果，不能吃高脂肪和高铜食物。优质高蛋白饮食，可以减轻体内蛋白质分解，促进肝脏蛋白质的合成，维持蛋白质代谢平衡。合理饮食及营养，有利于恢复肝细胞功能，稳定病情。如肝硬化的肝功能显著减退或有肝性脑病先兆时，应严格限制蛋白质食物。

2. 改善肝功能 肝硬化中的氨基转移酶及胆红素异常多揭示肝细胞损害，应按照肝炎的治疗原则给予中西药结合治疗中期肝硬化。中期肝硬化患者合理应用维生素 B 和维生素 C、肌酐、水飞蓟宾、甘利欣、茵栀黄、黄芪、丹参、冬虫夏草、灵芝及猪苓多糖等药物。

3. 抗肝纤维化治疗 应用黄芪、丹参和促肝细胞生长素等药物治疗肝纤维化和早期肝硬化，取得较好效果。青霉胺（penicillamine）疗效不肯定，不良反应多，不主张应用。秋水仙碱（colchicine）抗肝纤维化对中期肝硬化也有一定效果。

4. 积极防治并发症 中期肝硬化失代偿期并发症较多，可导致严重后果。对于食管胃底静脉曲张、腹水、肝性脑病、并发感染等并发症，应根据患者的具体情况，选择行之有效的方法预防和治疗。

5. 肝移植 被认为是治疗肝硬化的最佳方法，但肝硬化患者多，肝源紧缺，加之肝移植后需要长期服用抗排斥药，无法减轻痛苦。据 WHO 统计，移植肝并不能完全根治，只可延长 3 年左右的生存期。

（二）门静脉高压的治疗药

在确诊的肝硬化患者，约 80% 以上都有门静脉高压的临床表现，食管静脉曲张可高达 50% 以上，无食管静脉曲张患者随病程推移亦有发生静脉曲张的危险性。食管静脉曲张破裂出血是门静脉高压十分严重的并发症，其死亡率极高，而再出血率及再出血病死率亦相当高。治疗药物主要为血管活性药物，通过调节过多的内脏循环血液，降低门静脉和曲张静脉的压力，从而减低曲张静脉的血管壁张力，达到对食管静脉曲张出血治疗和对再出血预防的目的。

1. 血管收缩药 通过降低内脏动脉血流，而降低门静脉压力，常用药物有抗利尿激素特利加压素、生长抑素奥曲肽和 β 受体阻滞剂普萘洛尔（心得安）等。

2. 血管扩张药 通过减低肝内和（或）肝外阻力而降低门静脉压力，减少门静脉血流，药物有硝酸盐类药物硝酸甘油、硝酸异山梨酯（消心痛）等，CCB 维拉帕米（异搏定）、硝苯地平（心痛定）、α 受体阻滞剂酚妥拉明和 5- 羟色胺受体拮抗药等。

3. 联合用药 针对肝硬化门静脉高压，单一用药降压作用较小，且易出现副作用；联合用药常能增强降压作用，且能减少不良反应的发生。常用联合用药方案：①缩血管药加压素与血管扩张药硝酸甘油或硝普钠；② β 受体阻滞剂普萘洛尔与硝酸甘油；③硝酸甘油与胃肠动力药甲氧氯普胺（metoclopramide）；④单硝酸异山梨酯与螺内酯。

（三）肝性脑病的治疗药

肝硬化的主要并发症肝性脑病（肝昏迷）是急性肝衰竭时常见的一组严重的临床综合征，特点为进行性神经精神变化，从性格改变、嗜睡，很快进入意识障碍和昏迷。肝性脑病的发病机制尚未完全阐明，一般认为是包括血氨增高（氨中毒）、脑内假性神经递质增加及氨基酸代谢障碍（血浆芳香氨基酸浓度升高，而支链氨基酸则下降）等多种因素综合作用的结果。药物治疗主要如下：①降血氨药如乳果糖、新霉素等；②纠正氨基酸失衡，补充支链氨基酸；③拟多巴胺类药如左旋多巴等。

参 考 文 献

常惠礼，黎小研．2021. 消化系统疾病 [M]. 北京：人民卫生出版社．
中华医学会消化病学分会．2020. 2020 年中国胃食管反流病专家共识 [J]. 中华消化杂志，40（10）：649-663.

（王姝之　谢伟全　杜阿娜　袁　敏）

第6章 抗炎免疫药的临床应用

炎症免疫反应（inflammatory immune response，IIR）是机体炎症免疫相关细胞依据内外环境变化表现出的适度或异常的系统反应。如果适度，将对机体有重要的保护作用，使其免受内外环境中致病因素的损害；一旦过度，则可能成为导致类风湿性关节炎（rheumatoid arthritis，RA）、系统性红斑狼疮（systemic lupus erythematosus，SLE）、骨关节炎（osteoarthritis，OA）、强直性脊柱炎、慢性活动性肝炎和支气管哮喘等炎症免疫性疾病的病理生理基础，呈现局部或全身过度的 IIR，但发病机制迄今尚未明确。因此，抗炎免疫药的研发与应用成为目前控制 IIR 相关细胞过度活化且不损害其生理功能的主要方向。

抗炎免疫药是一类对炎症反应和免疫应答具有抑制、增强或调节作用的药物，根据药物的化学结构和药理作用特点，主要包括甾体抗炎药（steroidal anti-inflammatory drug，SAID）、NSAID 和疾病调修药（disease-modifying drug，DMD）。

第1节 甾体抗炎药

SAID 主要是指具有共同甾体结构特点的皮质激素类药物，包括肾上腺皮质所分泌的糖皮质激素——氢化可的松（hydrocortisone），以及人工合成的氢化可的松衍生物等。其中糖皮质激素是临床上使用最早和应用最广泛的免疫抑制剂之一，临床上还具有强大的抗炎、抗休克等作用，是迄今为止最有效的抗炎免疫药，可用于治疗如变态反应性疾病、自身免疫病及器官移植等多种疾病。临床常用的糖皮质激素类药物有氢化可的松、泼尼松（强的松）、泼尼松龙、地塞米松和倍他米松等，具有强大的抗炎作用和较强的免疫抑制作用，其机制是阻止炎症细胞向炎症部位集中，抑制炎性因子的释放，并抑制胸腺依赖淋巴细胞（T 细胞）、B 细胞的增殖和分泌。由于长期使用有较严重的不良反应，故一般认为 SAID 在临床上不作为相对较轻的炎症免疫性疾病的常规治疗药，而主要用于如多发性肌炎、皮肌炎、SLE、危重病例及急性危象等严重疾病的治疗。

【体内过程】 口服和注射均可吸收。其中口服氢化可的松吸收迅速而完全，$1 \sim 2h$ 血药浓度达峰值，作用维持 $8 \sim 12h$，吸收入血后 90% 可与血浆蛋白结合，80% 与皮质激素转运蛋白结合。泼尼松和地塞米松与皮质激素转运蛋白结合率较低，约 70%。肝病和肾病患者皮质激素转运蛋白含量减少，血中游离糖皮质激素增多，可使氢化可的松血浆 $t_{1/2}$ 延长；甲状腺功能亢进患者，其 $t_{1/2}$ 缩短。可的松和泼尼松须在体内分别转化为氢化可的松和泼尼松龙才能具有活性，故严重肝功能不全患者，只宜应用氢化可的松或泼尼松龙。糖皮质激素主要在肝中代谢失效，大部分由肾排泄。

【药理作用】

（1）抗炎作用强大，能抑制物理、化学、免疫和病原生物等多种原因引起的炎症反应。在炎症早期，糖皮质激素主要通过降低毛细血管的通透性，抑制白细胞浸润和吞噬，减少各种炎症因子的释放，减轻渗出、水肿，改善红、肿、热、痛等症状。在炎症后期，糖皮质激素则通过抑制毛细血管和成纤维细胞的增生，抑制胶原蛋白、黏多糖的合成及肉芽组织增生，防止粘连及瘢痕形成，减轻后遗症。作用机制可能通过：①抑制膜磷脂类释放花生四烯酸，减少前列腺素与白三烯的形成；②增加毛细血管对儿茶酚胺的敏感性；③稳定肥大细胞和溶酶体膜，减少脱颗粒和溶酶体酶的释放；④干扰补体激活，减少炎症介质的产生；⑤抑制免疫反应所致的炎症；⑥减少炎症组织的粘连及瘢痕形成；⑦直接抑制成纤维细胞的增殖与分泌功能，使结缔组织基质如胶原、黏多糖等合成受抑。

（2）免疫抑制作用：小剂量主要抑制细胞免疫，大剂量则能干扰体液免疫。主要涉及机制：①抑制巨噬细胞吞噬和处理抗原；②引起淋巴细胞数量和分布的明显变化，使参与免疫过程的淋巴细胞大为减少；③抑制敏感动物的抗体反应；④阻碍一种或多种补体成分附着于细胞表面；⑤干扰和阻断淋巴细胞的识别；⑥抑制炎症因子的生成，如抑制 IL-1、IL-2 和 γ- 干扰素（IFN）。

（3）抗休克作用常用于严重休克，尤其是感染中毒性休克的治疗。相关可能机制：①抑制炎症因子的产生，减轻全身炎症反应综合征及组织损伤，使微循环血流动力学恢复正常，改善休克状态；②稳定溶酶体膜，减少心肌抑制因子的形成；③扩张痉挛收缩的血管，兴奋心脏，增强心肌收缩力；④提高机体对细菌内毒素的耐受力，但对外毒素无作用。

（4）对中枢神经系统、血液及造血系统和骨骼等均有影响。

【临床应用】

（1）严重感染或炎症

1）细菌感染：对于感染引起的急性炎症，使用糖皮质激素可以减轻炎症症状，防止对心、脑等重要器官的损害。对中毒性肺炎、中毒性脑膜炎等，因糖皮质激素能提高机体对有害刺激的耐受性，减轻中毒反应，有利于争取实施抢救的时间。由于其免疫抑制作用，糖皮质激素必须与足量有效的抗生素同时使用，否则将导致在症状减轻的情况下，入侵细菌大量繁殖而产生严重后果。对严重中毒性感染，常选用氢化可的松静脉滴注，首次剂量每次 0.2 ~ 0.3g，一日量可达 1g 以上，疗程一般不超过 3 日。也可用相当剂量的地塞米松。疗程不超过 3 ~ 5 日者，可以短程用药。

2）结核病：在有效抗结核药物的作用下，糖皮质激素的治疗并不引起结核病灶的恶化。对于多种结核病的急性期，特别是以渗出为主的结核病，如结核性脑膜炎、胸膜炎、心包炎、腹膜炎，在早期应用抗结核药物的同时辅以短程糖皮质激素，可迅速退热，减轻炎性渗出，使积液消退，减少愈合过程中发生的纤维增生及粘连。剂量宜小，一般为常规剂量的 1/3 ~ 1/2。

3）病毒感染：因目前缺乏强有效的抗病毒药物，糖皮质激素有促进病毒扩散的危险，原则上不宜使用。对于急性暴发型肝炎及急性肝炎后黄疸持续、有肝内胆汁淤积者或黄疸持续、伴有高氨基转移酶和高球蛋白血症的病例，可以应用。对于并发睾丸炎和脑炎者，糖皮质激素可减轻炎性反应、毒血症及不良后果。流行性出血热在发热早期使用，可以减轻毒血症和毛细血管中毒现象。病毒性结膜炎、角膜炎等，局部用药即可奏效。

（2）器官移植排斥反应：糖皮质激素广泛用于防治器官移植的排斥反应。术前 1 ~ 2 日开始口服泼尼松，按每日 100mg 口服，术后第一周改为每日 60mg，以后逐渐减少剂量。若发生排斥反应，可改用大剂量氢化可的松静脉滴注，排斥反应控制后再逐渐减少剂量，并改为口服。若与环孢素 A（cyclosporin A，CsA）等免疫抑制剂合用，疗效更好，并可减少两药的剂量。

（3）风湿热：当风湿热累及心脏而出现心肌炎时，用糖皮质激素能迅速控制心肌炎的发展。

（4）自身免疫病

1）RA：糖皮质激素一般不作首选药或单独使用，仅在其他药物无效时才采用。①抗炎：若应用 NSAID 不能缓解 RA 患者的疼痛、晨僵、疲劳等症状，或患者对 NSAID 不能耐受，可以考虑应用低剂量的泼尼松。②介导 DMD 的治疗：开始治疗时给予泼尼松每日 10mg 或 15mg，连续 1 个月，可抑制大部分炎症症状，然后减至每日 10mg，加用 DMD，或用糖皮质激素"脉冲"疗法。③特殊适应证：糖皮质激素是孕期和哺乳期 RA 患者安全治疗药；在轻中度肾衰竭、老年、胃肠病变患者，低剂量泼尼松较 NSAID 更为有效安全；风湿性血管炎可用大剂量泼尼松每日 1mg/kg。

近年来，国外学者对应用低剂量糖皮质激素治疗 RA 的疗效和安全性予以了重新评价。有证据显示，糖皮质激素在 RA 治疗中不仅有抗炎作用，其对控制病情进展、改善预后亦有作用。低剂量糖皮质激素治疗 RA 很少引起严重不良反应如骨质疏松等。因此，在应用传统 DMD 的早期联合应用糖皮质激素可使患者获益。由于局部用药导致的类似全身用药的严重不良反应无或少，一些用于治疗炎症免疫性疾病的外用剂型被开发，如醋酸泼尼松龙局部外用治疗 RA 疗效好，且不良反应少。

2）SLE：对于重症病例，如并发出现肾病综合征、溶血性贫血、血小板减少症、急性脉管炎、中枢神经受累，或胸、腹膜有大量渗出液等症状时，应首选糖皮质激素，一般可用泼尼松每日 40 ～ 100mg。对于中枢神经系统受累的患者，则宜用氢化可的松，每 12h 一次，静脉滴注或肌内注射，每次 250 ～ 500mg。有的病例需长期用药才能控制症状，疗程可达 6 ～ 12 个月，在症状控制后亦可采用每日 1 次或隔日 1 次的给药法。

3）多发性肌炎或皮肌炎：糖皮质激素为首选药，常用泼尼松。开始剂量为每日 1mg/kg，分次服，直到炎症控制后，逐渐改为维持用药，并将 1 日总量于清晨顿服或 2 日总量隔日清晨顿服。

4）慢性活动性肝炎：有自身免疫现象的慢性活动性肝炎，特别是狼疮性肝炎及慢性肝炎伴血清中有免疫复合物或抗补体现象者，应用皮质激素效果显著。泼尼松口服，开始每日 30 ～ 60mg，待好转后，逐渐减量，一般需用维持量。如并用硫唑嘌呤，可减少皮质激素用量。

5）慢性肾病：常用泼尼松，晨服，每日 40 ～ 80mg。如用药后尿蛋白量减少，尿量增加，则应持续用药 4 ～ 8 周后逐渐减量。以后每 2 周减量 1 次，直减至最小维持量，并保持尿蛋白阴性或微量，一直服药半年至 1 年以上。有时仍可复发，加用环磷酰胺可减少复发率。

6）溃疡性结肠炎：一般多采用柳氮磺吡啶，无效时再用泼尼松。口服每日 40 ～ 60mg，好转后，逐渐减量，数月后停药。为防止复发，可继续服用柳氮磺吡啶。

7）特发性血小板减少性紫癜：皮质激素为治疗此病的首选药。一般口服泼尼松，每日 40 ～ 60mg。危重时可加大至每日 2 ～ 3mg/kg，好转后逐步减量并需较长时间服用维持量。

8）重症肌无力：近年有人认为，重症肌无力是一种自身免疫性疾病。对于严重全身型患者，主张用大剂量突击加小剂量维持的疗法。初始用药，泼尼松每日 50 ～ 100mg，以后逐渐减至每日 30mg 以下。此法显效快，复发率低、维持时间久，但副作用多。初始用药时，患者有病情加重现象，可适当降低胆碱酯酶抑制剂用量，即可减轻。对于轻度全身型患者，采用小剂量（每日 5 ～ 10mg）长期持续治疗，常可使大多数病例的症状改善和缓解，副作用较少，但显效较慢。

（5）其他疾病：糖皮质激素适用于下述疾病的严重病例或经其他药物治疗无效者。

1）支气管哮喘：糖皮质激素能兴奋腺苷酸环化酶，抑制磷酸二酯酶，增高 cAMP 水平，从而解除支气管痉挛。适用于重度发作（哮喘持续状态）时对一般平喘药疗效不佳者及经常反复发作或慢性发作而其他药物疗效不佳者。对重度发作可采用大剂量，症状控制后改用其他平喘药继续治疗。新药倍氯米松（二丙酸氯地米松）气雾剂，止咳疗效好，但应将剂量控制在每日 0.4mg 以下，否则易出现不良反应。

2）药物性皮炎：用药原则仍以开始剂量大，以后逐渐减小为好。重者如剥脱性皮炎、大疱性药疹，开始可用氢化可的松静脉滴注，每日 300 ～ 400mg，病情好转后逐渐减量，并以口服代替。一般药疹可给泼尼松，每日 20 ～ 40mg，好转后逐渐减量至停药。

【用法与用量】

（1）冲击疗法：适用于急性、危及患者生命疾病的抢救，常采用氢化可的松静脉给药，首剂量 200 ～ 300mg，一日剂量可超过 1g，以后逐日减量，疗程不超过 3 ～ 5 日。例如，控制器官移植急性排斥危象时，可采用氢化可的松进行静脉给药，3 日序贯用量为 3g、2g 和 1g，必要时加用环磷酰胺，常可迅速见效。大剂量应用时宜并用氢氧化铝凝胶等以防止急性消化道出血。

（2）一般剂量长期疗法：多用于结缔组织病和肾病综合征等。常用泼尼松口服，开始为每日 10～30mg，一日 3 次，获得临床疗效后，逐渐减量到最小维持量，持续用药数月。

（3）小剂量替代疗法：用于艾迪生病和肾上腺皮质次全切除手术后的患者，可的松每日 12.5～25mg 或氢化可的松每日 10～20mg 口服。

（4）隔日疗法：糖皮质激素分泌具有晨高晚低的昼夜节律性，在采用长期疗法治疗某些慢性疾病（结缔组织病宜除外）时配合这种节律性，将 1 日或 2 日糖皮质激素总量于 1 日或隔日早晨一次给予，疗效好，对肾上腺皮质功能影响较小。隔日服药以选用泼尼松较好。

【不良反应】 治疗作用非常明确，但长期应用可引起下述不良反应。

（1）医源性肾上腺皮质功能亢进：一般无须特殊治疗，停药后可自行消退，必要时可采取对症治疗。

（2）医源性肾上腺皮质功能不全：这是由于长期大剂量使用糖皮质激素，反馈性地抑制了垂体-肾上腺皮质轴所致。往往需要 0.5～2 年才能恢复。防治方法：停用激素后连续应用 ACTH 7 天左右；在停药后 1 年内如遇应激情况（如感染或手术等）时，应及时给予足量的糖皮质激素。

（3）反跳现象：其发生原因可能是患者对长期应用激素产生了依赖或疾病症状尚未完全控制，在减量太快或突然停药时使原有疾病症状迅速重现或加重。防止办法是缓慢地减量至停药。

（4）其他：诱发或加重感染，妨碍溃疡和伤口愈合，使胃溃疡恶化，抑制儿童骨成长，妊娠早期应用可致胎儿畸形；偶可诱发精神病；可致骨质疏松，伤口愈合延迟。

凡患有严重精神疾病和癫痫，活动性溃疡病，新近胃肠手术、骨折、严重高血压、糖尿病、水痘者及孕妇等禁用糖皮质激素。

【注意事项】 与强心苷和利尿药合用，应注意补钾。儿童和绝经期妇女应用糖皮质激素易致骨质疏松甚至自发性骨折，可补充蛋白质、维生素 D 或钙盐。苯巴比妥和苯妥英钠等肝药酶诱导剂能加速糖皮质激素代谢，合用时需调整用量。

第 2 节 非甾体抗炎药

NSAID 具有解热、镇痛和抗炎作用，主要用于炎症免疫性疾病的对症治疗。一般认为，该类药对疾病的基本过程无明显影响，难以阻止疾病的继续发展。NSAID 的作用机制为抑制环氧合酶（cyclooxygenase，COX）活性，减少前列腺素的合成，抑制多种细胞因子的分泌。但 COX 活性被抑制后，脂氧酶代谢产物白三烯等相应增加，并由此导致一些不良反应的发生。另外，抑制炎症细胞的聚集、激活和趋化等亦是 NSAID 的重要作用机制。

解热镇痛抗炎药和肾上腺糖皮质激素都具有抗炎作用，但解热镇痛抗炎药不含有甾体结构，其种类繁多，是目前全球使用最多的药物种类之一。

一、药物分类

NSAID 的化学结构不同，但都通过抑制前列腺素的合成，发挥其解热、镇痛、消炎作用。此外，NSAID 可抑制多种细胞因子的分泌及炎症细胞的聚集、激活、趋化等。

1. 按化学结构分类 包括羧酸类（如水杨酸类、吲哚美辛等）、磺酰苯胺类（如尼美舒利）、萘丁酮类（如萘丁美酮）、吡唑酮类（如保泰松）、烯醇酸类（如吡罗昔康、美洛昔康）、二芳基吡唑类（如塞来昔布）、二芳基呋喃酮类（如罗非昔布）等。

2. 按对 COX 的选择性分类 NSAID 的作用机制是抑制前列腺素合成酶（COX），阻止花生四烯酸转化为前列腺素，从而抑制前列腺素的生物合成。COX 有两种同工酶：COX-1 和 COX-2。COX-1 为结构酶，其催化产物前列腺素主要参与调节机体的生理功能，如胃壁 COX-1 产生的各种前列腺素有促进胃壁血流、分泌黏液和碳酸氢盐以中和胃酸、保护胃黏膜不受损害及维持胃正常功能；COX-2 为诱导酶，在细胞因子和有丝分裂原等的诱导下被激活，其催化产物前列腺素参与炎症过程。故按药物对 COX 的选择性主要包括非选择性 COX 抑制剂和高度选择性 COX-2 抑制剂（如塞来昔布等）两大类。

抑制 COX-2，能够对抗前列腺素的扩张血管、促进炎性介质渗出、产生痛觉过敏等作用，故具有抗炎、解热和镇痛作用，对 RA 等炎症免疫性疾病有肯定疗效。治疗 RA 的临床药理学特征为起效迅速、可减轻炎性肿胀、缓解疼痛和改善功能，但对炎性疾病过程本身几乎无作用，停药后不久可出现反跳，或症状再现，不能使疾病真正缓解。抑制 COX-1 可导致胃肠道和肾的不良反应。尽管特异性 COX-2 抑制剂不良反应较少，但能显著增加心血管事件的发病率（血栓事件、CHF、高血压、心肌梗死、严重的冠心病），应综合考虑药物的利益和风险，权衡利弊后用药。

二、共同的不良反应

由于 NSAID 抑制了前列腺素的生理作用，故不良反应较多，尤其是长期大剂量应用，不良反应发生率更高。其较常见的不良反应有胃肠道损伤、肝肾功能损害、对血液系统的影响、中枢神经系统症状及变态反应等。

1. 胃肠道损伤 是 NSAID 最常见的不良反应。主要表现为胃黏膜损伤、胃十二指肠溃疡、出血甚至穿孔。由 NSAID 引起上消化道损害的危险度为未用 NSAID 的 2.7 倍。服用 NSAID 的患者出血发生率为 0.33%，出血量随剂量和疗程的增加而增加。用内窥镜证实，长期服用 NSAID 的关节炎患者约 10% 以上出现胃黏膜损伤，溃疡发生率比不用 NSAID 者高 5 ～ 10 倍。服用 NSAID 的患者与消化性溃疡有关的死亡危险性是未用 NSAID 者的 2 倍。NSAID 胃肠损伤的危险度与年龄及剂量有关。60 岁以下的危险度为 1.7；60 岁以上为 5.5，是前者的 3.4 倍。

2. 肾损害 NSAID 致肾损害表现为急性肾衰竭、肾病综合征、肾乳头坏死、水肿、高血钾和（或）低血钠等。由于 NSAID 抑制肾脏前列腺素合成，使肾血流量减少，肾小球滤过率降低，故易导致肾功能异常。吲哚美辛可致急性肾衰竭和水肿，非诺洛芬、布洛芬及萘普生可致肾病综合征，酮洛芬偶可致膜性肾病。用 NSAID 者的总危险度比未用者增加 2.1 倍，而 65 岁以上男性患者的危险度为 10.0。

3. 肝损害 几乎所有的 NSAID 均可致肝损害，从轻度的肝药酶升高到严重的肝细胞损害致死。据统计，用 NSAID 患者患肝病的危险度为未用 NSAID 者的 2.3 倍。对乙酰氨基酚大剂量长期使用可产生严重肝毒性，尤以肝坏死最常见。由于国内含对乙酸氨基酚的复方制剂多达三十余种，使用广泛，因此应引起注意。尼美舒利可致急性肝炎、重症肝损害及急性胆汁淤积型肝炎等，双氯芬酸也可致肝损害。

4. 对血液系统的影响 几乎所有 NSAID 都可抑制血小板聚集，使出血时间延长。但除阿司匹林外，其他 NSAID 对血小板的影响是可逆的。NSAID 可致再生障碍性贫血及粒细胞减少，而致中性粒细胞减少的危险度为 4.2。保泰松、吲哚美辛及双氯芬酸发生再生障碍性贫血的危险度分别为 8.7、12.7 和 8.8。

5. 变态反应 变态反应可表现为皮疹、荨麻疹、瘙痒及光敏反应、支气管哮喘等，也有中度表皮坏死松解及多形红斑。服用 NSAID 变态反应的危险度为未服用 NSAID 者的 2 倍。

NSAID 能引起严重的超敏反应，在大多数情况，超敏反应在用药后 2h 内发生。对既往有阿司匹林过敏史者，托美丁、舒林酸、萘普生、甲氯芬那酸及吡罗昔康等均可致变态反应。

6. 其他不良反应 NSAID 也可出现中枢神经系统症状，如头痛、头晕、耳鸣、耳聋、视神经炎和球后神经炎。综合分析表明，NSAID 还可能通过多种前列腺素依赖性调节机制而使血压升高。

三、常用 NSAID

自阿司匹林 1898 年首次合成后，100 多年来已有百余种 NSAID 上千个品牌上市，这类药物包括对乙酰氨基酚、吲哚美辛、萘普生、萘普酮、双氯芬酸、布洛芬、尼美舒利、罗非昔布、塞来昔布（celecoxib）等，该类药物具有抗炎、抗风湿、止痛、退热和抗凝血等作用，在临床上广泛用于骨关节炎、RA、多种发热和各种疼痛症状的缓解。

阿 司 匹 林

【体内过程】 ①口服后迅速在胃及小肠上部吸收，约 2h 血药浓度达峰值。②与血浆蛋白结合率为 80% ~ 90%，可分布到各组织和体液中，大部分在肝药酶催化下转变为葡糖醛酸结合物和水杨尿酸，经肾排泄。③血浆 $t_{1/2}$ 仅 20min，其水解产物水杨酸盐在一般剂量时（< 1g），按一级动力学代谢，血浆 $t_{1/2}$ 为 3 ~ 5h；大剂量时（> 1g），部分按零级动力学代谢，血浆 $t_{1/2}$ 可延长达 15 ~ 30h。④阿司匹林为弱酸性，当与碳酸氢钠同服时，胃、小肠上部和尿液 pH 增高，药物解离增多，肾小管重吸收减少，排泄增加，血药浓度降低，作用时间缩短。⑤机体昼夜节律可明显影响本品药动学。早晨 7：00 比晚 7：00 服药吸收完全而迅速，血药峰值高，代谢和排泄较慢，$t_{1/2}$ 长，疗效好。

【药理作用】 阿司匹林能使 COX 活性中心的丝氨酸乙酰化失活，不可逆地抑制血小板环氧合酶，抑制前列腺素的合成。

（1）抗炎作用：本品具有较强的抗炎和抗风湿作用，且其作用可随剂量增加而增强。对控制风湿和 RA 的症状有肯定疗效，是抗炎抗风湿药物中的首选药物。阿司匹林抑制前列腺素合成酶，减少前列腺素的生成。此外，通过抑制白细胞凝聚、减少激肽的形成、抑制透明质酸酶、抑制血小板聚集及钙的移动而发挥抗炎作用。

（2）解热作用：内热原 [如 IL-1β、IL-6、IFN-β 和肿瘤坏死因子（TNF）-α 等细胞因子] 可使中枢合成和释放前列腺素增多，前列腺素再作用于体温调节中枢而引起发热。本品由于抑制前列腺素合成而发挥解热作用，能降低发热者的体温。

（3）镇痛作用：前列腺素（如 PGE_1、PGE_2 和 PGF_2）具有痛觉增敏作用和致痛作用。本品由于减少炎症部位前列腺素的生成，所以存在明显镇痛作用。其镇痛作用有别于成瘾性镇痛药，无欣快感和成瘾性。对慢性钝痛疗效较好，对创伤性剧痛和一过性锐痛无效。镇痛的作用部位主要在外周痛觉感觉神经末梢。

（4）影响血栓形成：本品能抑制 COX 活性，减少血小板中 TXA_2 的生成，有抗血小板聚集和抗血栓形成的作用。由于 PGI_2 是 TXA_2 的生理拮抗剂，高浓度时，本品抑制血管壁中 PGI_2 的合成，有促进血栓形成的倾向，故预防动脉血栓形成宜应用小剂量阿司匹林。

【临床应用】

（1）镇痛：对钝痛特别是伴有炎症者，小剂量即有效，镇痛作用温和，无任何中枢作用，是治疗头痛和肌肉骨骼痛的首选药物，也常用于神经痛、月经痛、关节痛、牙痛等，对创伤性剧痛和其他平滑肌痉挛的绞痛无效。

（2）解热：对温度过高或持久发热或小儿高热者可解热，减少并发症，抢救生命。但其解热作用为非特异性的，对于疾病的进程没有影响，只能在短时间内使患者主观感觉有所改变。

（3）控制急性风湿热：本品能控制急性风湿热的渗出性炎症过程，但不能改变疾病的进程，也不能预防肉芽组织及瘢痕的形成。足量给予后 24～28h，受损关节的红、肿、热、痛可明显减轻，关节活动范围加大，体温降至正常范围。继续服药可预防受损关节的恶化，但对关节外的损害无改变。

（4）治疗 RA：本品为治疗 RA 的经典药物，可迅速镇痛，消退关节炎症，减轻或延缓关节损伤的发展。

（5）抗血栓：本品对血小板聚集有抑制作用，可防止血栓形成，临床用于预防一过性脑缺血发作、心肌梗死、房颤、人工心脏瓣膜、动静脉瘘或其他手术后的血栓形成。也可用于治疗不稳定型心绞痛。本品低剂量（每日 0.3g）不仅可减少不良反应，而且能达到相当有效的长期预防效果。

（6）治疗胆道蛔虫症：该病患者的胃酸偏低，口服本品后，在肠道中部分水解为水杨酸和乙酸；如升高胃液酸度，当吸收后自胆汁排泄而致胆道内环境改变，因蛔虫厌酸而退出胆道。

（7）缓解癌痛：本品能缓解癌痛，机制可能是直接作用于痛觉感受器，从而阻止致痛物质形成或对抗组织损害时致痛物质的释放。阿司匹林对直肠、结肠癌有一定的疗效，定时服用阿司匹林的人群，结肠、直肠癌发生率或病死率降低 40%～50%。

（8）其他疾病：儿科用于皮肤黏膜淋巴结综合征（川崎病）的治疗。

【不良反应】

（1）胃肠道反应：短期服用不良反应较少，用量较大时，常易发生食欲缺乏、恶心、呕吐；严重时致消化道出血，长期服用溃疡发病率较高；引起胃肠道反应的机制可能如下。

1）正常胃黏膜有预防氢离子渗透至细胞内及其他离子从细胞漏出的能力，水杨酸可破坏该能力，导致黏膜下毛细血管损伤、坏死和出血。

2）胃黏膜合成前列腺素能抑制组胺、五肽胃泌素诱导的胃酸分泌，调节胃血流量。本品可使胃黏膜的前列腺素合成降低，从而导致胃酸分泌增加和形成溃疡。

3）前列腺素生成被抑制后，花生四烯酸脂氧酶代谢物白三烯增多，白三烯在局部黏着，白细胞通过对微循环的物理性阻塞和释放组织损伤蛋白酶及活性氧自由基，可引起胃肠黏膜损伤。一般在饭后与适量碳酸钠同服可减少反应，但不宜与碳酸氢钠同服。因后者可加速本品的排泄而降低疗效。

（2）对血液系统的影响：可能会出现凝血障碍，用药后出血时间延长，应用 0.3g 就可出现，应用 0.6g 时出血时间显著延长。大剂量可引起血小板减少症，可使用维生素 K 防治。

（3）对肝、肾的影响：表现为氨基转移酶升高，肝细胞坏死。前列腺素有扩张血管维持肾血流的作用，长期服用本品，可出现不同程度的肾脏损害。肝肾损害是可逆的，及时停药后可恢复。

（4）水杨酸反应：是慢性水杨酸盐中毒，多见于风湿病的治疗。当本品用量过大（每日 5g以上），可出现头痛、头晕、耳鸣、视听减退，重者有精神紊乱、酸碱平衡障碍和出血等，此时需立即停药，并采取各种对症治疗和输液、给予维生素 K 及静脉滴注碳酸氢钠溶液碱化尿液等措施。

（5）过敏反应：水杨酸类药物中阿司匹林较易产生过敏反应，较常见的是哮喘，严重的可致死。发生的原因与其抑制前列腺素合成有关，阻止了前列腺素的扩张支气管作用。故存在哮喘病史者慎用。

（6）脑病合并内脏脂肪变性综合征（Reye syndrome）：病毒性感染（如流感、水痘、麻疹、流行性腮腺炎等）伴发热的儿童和青少年服用阿司匹林退热，偶可发生脑病合并内脏脂肪变性综合征，表现为严重肝损害合并脑病，又称瑞氏综合征。故不宜用于儿童和青少年病毒感染患者。

【注意事项】 ①胃、十二指肠溃疡患者慎用或不用本品，饮酒前后不可服用，以免引起胃黏膜屏障的损害而致出血。②严重肝损伤、低凝血酶原血症、维生素 K 缺乏等均需避免服用本品，手术前一周也应停药。③孕妇长期使用可使产程延长，产后出血增多，故于临产前两周，应予停药。④对伴有心肌炎及心力衰竭的患者，本品可引起水钠滞留，增加心排血量及心脏做功量，加重心脏负荷，甚至可诱发心力衰竭，故主张先用糖皮质激素。待风湿症状控制之后，合并应用小剂量阿司匹林，逐步停用糖皮质激素。⑤糖皮质激素可加速水杨酸盐的代谢，降低其血浆浓度，长期应用糖皮质激素的患者停用时，由于水杨酸盐积聚，易出现中毒症状。⑥耳鸣为本品的早期症状，若出现耳鸣，即应调整剂量，但儿童对耳鸣的耐受性较大，易被忽视。⑦对本药过敏者，或有其他 NSAID 过敏史者、消化性溃疡病患者、活动性溃疡病患者及其他原因引起的消化道出血者、血友病或血小板减少症患者、哮喘患者、出血体质者、孕妇及哺乳期妇女禁用。

塞 来 昔 布

塞来昔布化学名为 4-[5-（4- 甲苯基）-3-（三氟甲基）1H- 吡唑 -1- 基] 苯磺酰胺，是美国西尔公司开发的第一个高度选择性 COX-2 抑制剂，为白色粉末，不溶于水，熔点 158 ~ 163℃，用于 OA 和 RA 的症状治疗。

【体内过程】 口服后吸收良好、迅速，生物利用度约为 99%；口服后约 3h 血药浓度达峰值，$t_{1/2}$ 为 10 ~ 12h，稳态时 V_d 约 400L；与食物同服可延缓其吸收，抗酸剂氢氧化镁可使其吸收减少约 10%；广泛分布于全身各组织，其血浆蛋白结合率约 97%，在肝中经 CYP2C9 代谢，与葡糖醛酸结合成葡糖醛酸苷从粪便中排出。仅不到 1% 以原型从尿中排出。

【药理作用】 塞来昔布对 COX-2 和 COX-1 的最小半数抑制浓度（IC_{50}）分别为 0.04μmol/L 和 15μmol/L，对 COX-2 的选择性抑制强度比对 COX-1 的选择性抑制作用强 375 倍。能最大限度地抑制 COX-2，因而在发挥抗炎、抗痛、解热及抗增生的同时，不影响胃黏膜屏障、血小板及肾功能。

【临床应用】 用于 RA、OA 的治疗，也可应用于手术后镇痛、牙痛、痛经，还可用于治疗家族性腺瘤性息肉。

【用法与用量】

（1）治疗 OA：治疗 OA 的推荐剂量为每日 200mg，分 2 次服或顿服。

（2）治疗 RA：用于 RA 的剂量为 100mg 或 200mg，每日 2 次。塞来昔布能显著改善关节炎的症状和体征，其最大的抗炎镇痛作用均在治疗开始后 2 周内出现。

（3）术后疼痛：单剂量 100mg 或 200mg 在减轻拔牙后疼痛比安慰剂更有效，但略逊于萘普生 550mg 及布洛芬 400mg。

【不良反应】 可引起上腹疼痛、腹泻与消化不良，也有肾脏不良反应和氨基转移酶升高；过敏反应发生率与安慰剂及其他 NSAID 的差异无统计学意义；另外，作为 COX-2 特异性抑制剂，塞来昔布可增加心血管不良反应的危险性逐渐引起人们关注，可引起水肿、多尿和肾损害，对有血栓形成倾向的患者需慎用。

【注意事项】 ①禁用于已知对阿司匹林或其他 NASID 过敏的患者，也不推荐用于对磺胺类药物过敏的患者。②对高血压控制不好的患者禁用塞来昔布。③白三烯拮抗药扎鲁司特、抗真菌药氟康唑及他汀类调血脂药氟伐他汀等 CYP2C9 抑制剂，与塞来昔布同服可使塞来昔布代谢减慢而升高血药浓度。④塞来昔布又可抑制 CYP2D6 的活性，因而可使通过此酶代谢的

β 受体阻滞剂、抗抑郁药及抗精神药的血药浓度升高。因此塞来昔布与上述药物合用时应予以注意。

　　奥沙普秦　是丙酸类 NSAID，化学名称为 4，5- 二苯基噁唑 -2- 丙酸。口服吸收良好，成人一次口服 400mg，3 ～ 4h 血药浓度达峰值，$t_{1/2}$ 为 50 ～ 60h。每日 400mg，顿服或分 2 次口服连续 10 日，血药浓度 4 ～ 6 日达稳态。本品血浆蛋白结合率达 98%，主要在肝代谢并经肾脏排泄，尿中排泄物有原型药及其代谢产物。通过抑制 COX-2 而抑制前列腺素合成，具有抗炎、镇痛、解热作用。其镇痛作用强于布洛芬、保泰松和阿司匹林 2 ～ 9 倍。临床适用于风湿性关节炎、RA、OA、强直性脊椎炎、肩关节周围炎、颈肩腕综合征、痛风及外伤和手术后抗炎镇痛。用于治疗 RA 时每日口服 400mg，4 周为一个疗程，连用 2 ～ 4 个疗程。$t_{1/2}$ 长达 50h，属于长效 NSAID，不良反应少且轻微，主要为消化道症状，发生率为 3% ～ 5%，大多不需停药或给予对症药物即可耐受；少见头晕、头痛、困倦、耳鸣和抽搐及一过性肝功能异常。消化性溃疡患者、严重肝肾疾病患者、对其他 NSAID 过敏的患者、血液病患者、粒细胞减少症患者、血小板减少症患者禁用。有消化性溃疡、出血病史患者，长期服用者有肝肾功能、血象异常者，与口服抗凝血药并用时慎用。

　　布洛芬　口服吸收迅速，生物利用度为 80%，1 ～ 2h 血药浓度达峰值，食物可延缓吸收。血浆蛋白结合率 99%，血浆 $t_{1/2}$ 约为 2h（老年患者为 2.4h），V_d 为 0.15L/kg。可缓慢进入滑膜腔，并在其中保持较高浓度。主要经肝代谢，代谢物主要经肾脏排泄，肾清除率为（0.75±0.20）ml/（min·kg）。临床应用的产品是 R 与 S 立体异构体的混旋体，R 和 S 对映体各占一半。S 对映体为有效成分，R 对映体无效，R 构型在体内经酶的催化作用，可发生构型逆转，转变为 S 构型。布洛芬可与口服抗凝血药竞争血浆蛋白的结合，增强其抗凝作用。布洛芬抑制花生四烯酸代谢中 COX，减少前列腺素的合成。有较强的抗炎、抗风湿及解热镇痛作用。临床效果与阿司匹林、保泰松相似。但胃肠道反应轻，易耐受，多用于不能耐受阿司匹林和保泰松的患者。本品临床适用于 RA、OA 和强直性脊椎炎，可控制关节僵直，对于 RA 伴有早晨关节运动不灵者，可于睡前加服本药，以预防夜间疼痛发作；亦用于治疗软组织损伤，腰背痛、痛经及口腔、眼部等手术后疼痛。不良反应主要有胃肠道刺激症状，一般不影响继续服药。其他如头痛、眩晕，对骨髓造血功能、血小板黏着和聚集的抑制作用及肾毒性均较少见。本品与阿司匹林有交叉过敏反应，偶见弱视、眼毒性，一经出现立即停药。哮喘、孕妇及哺乳期妇女禁用，消化性溃疡患者慎用。

第 3 节　疾病调修药

　　DMD 包括化学药物、中药和天然药物及生物制剂等，广泛应用于炎症免疫性疾病、慢性肾病、移植排斥反应、肿瘤等的治疗。其本身多无直接抗急性炎症作用，它们更多地影响疾病的基本过程。虽然它们的化学结构和药理作用机制不尽相同，但都具有抗炎免疫调节作用，临床药理学特征相似，即起效慢，用药数周或数月后，炎症的症状和体征逐渐减轻，长时间连续服药可获得比较稳定的疗效，继续服药其疗效可维持数月甚至数年。该类药多存在较严重的不良反应。

一、化学药物

　　免疫抑制剂甲氨蝶呤、来氟米特、CsA、他克莫司、霉酚酸酯等对器官移植排斥反应、RA 等有较好的疗效。来氟米特为一种免疫抑制剂，在体内代谢为特立氟胺（A77-1726），通过抑制二氢乳清酸脱氢酶的活性，从而抑制嘧啶的合成。

CsA

【体内过程】 ① CsA 为结晶性粉末，在胃肠道几乎不吸收；②人单次口服 600mg 后 3 ～ 4h 血药浓度达峰值，口服绝对生物利用度为 20% ～ 50%，首过效应可达 27%；③血内 CsA 约 50% 被红细胞摄取，4% ～ 9% 结合于淋巴细胞，30% 结合于血浆脂蛋白和其他蛋白质，血浆内游离药物仅 5%；④大部分经肝代谢，通过胆汁和粪便排出，约 1% 经尿排泄，其中 0.1% 为原型药，其他是经羟化和去甲基化代谢物；⑤呈双相血液消除曲线，其终末 $t_{1/2}$ 为 10 ～ 27h。

【药理作用】 ①选择性作用于 T 细胞，通过与细胞内免疫嗜素亲环蛋白结合，抑制辅助性 T 细胞活化及对 IL-2 的反应性，对细胞免疫和体液免疫有较高抑制作用。②抑制巨噬细胞产生 IL-1，抑制辅助性 T 细胞和细胞毒性 T 细胞表达 IL-1 受体，使之不能对 IL-1 起反应，从而妨碍 IL-2 的产生。③抑制嗜碱性粒细胞和肥大细胞释放炎性介质、白三烯 C_4、PGD_2 等。

【临床应用】

（1）器官移植：已广泛用于肾、肝、胰、心、肺、皮肤，角膜及骨髓移植，以减轻或防止排斥反应，提高患者的生存率和移植器官的存活率。对肾移植疗效最好，患者一年生存率和移植肾一年存活率分别可达 97.1% 和 89.5%，对再次移植肾的一年存活率也可达到 77.8%。可降低骨髓移植患者的移植物抗宿主反应的发生率和严重程度。与皮质激素或巯唑嘌呤合用可使肝移植手术的效果明显改善，生存率提高。心脏移植患者应用本品可使生存率从 30% 增加到 80%。

（2）自身免疫性疾病：用于治疗某些自身免疫性疾病，如 RA、SLE、皮肌炎等。有人试用于胆汁性肝硬化、眼色素层炎及胰岛素依赖性糖尿病，对于后两种病可能有较好疗效。亦有用于某些皮肤病，如天疱疮及牛皮癣等。

【不良反应】 与其他免疫抑制药相比，CsA 无骨髓抑制作用，不良反应较少。主要不良反应如下。

（1）肾损害：主要表现为尿少、肾小球血栓、肾小管受阻、蛋白尿、管型尿。血清肌酐和尿素水平升高。为避免本品的肾损害，可通过监测血药浓度与调整剂量的方法，血药浓度高于 400mg/ml 时出现肾毒性。在治疗量时，本品引起的肾损害多系可逆的，减量即减轻，必要时可停药，可用甘露醇等利尿药预防。

（2）肝损害：一般限于无症状的血清胆红素、碱性磷酸酶活性升高、低蛋白血症、高胆红素血症、血清氨基转移酶升高，多与剂量大有关，减量或停药可恢复。

（3）继发感染：由于免疫抑制作用，用药期间可出现病毒感染，尤其是巨细胞病毒、疱疹病毒等感染。

（4）淋巴瘤：少数病例用药数月后出现淋巴瘤。

（5）神经系统：运动性脊髓综合征，小脑样综合征及精神紊乱、震颤、感觉异常等。

（6）胃肠道：厌食、恶心、呕吐。

（7）其他：静脉给药偶可见胸、面部发红、呼吸困难、喘息及心悸等过敏反应，一旦发生应立即停药，严重者静脉注射肾上腺素和给氧抢救；尚见血压升高、体毛增多、牙龈增厚和震颤等副作用，停药后均可消失。1 岁以下儿童不宜用。

他 克 莫 司

他克莫司（FK506）是从链霉菌属分离出来的一种大环内酯类免疫抑制剂。

【体内过程】 ①脂溶性，口服吸收不完全，有个体差异，脂肪食物可降低其吸收速度和数量，生物利用度为 21%；②大部分（75% ～ 80%）药物连接在红细胞上，导致全血药物浓度高于血浆药物浓度。血浆蛋白结合率 > 98%；③大部分在肝脏中通过 CYP3A4 酶系统进行脱甲基作用和羟化作用而代谢；④小于 1% 的药物以原型从胆汁、尿液和粪便中排出。

【药理作用】　①主要作用于辅助性 T 细胞，抑制 IL-2 的合成，同时还可抑制 IL-2 受体的表达，但不影响抑制性 T 细胞的活化；②抑制 T 细胞增殖反应的作用比 CsA 强 50 ～ 100 倍。

【临床应用】　本品是肝脏及肾脏移植患者的首选免疫抑制药物。肝脏及肾脏移植后排斥反应对传统免疫抑制方案耐药者，也可选用该药物。

【不良反应】　常见的不良反应有震颤、思维紊乱、失眠、视物障碍、感觉异常、高血压、恶心、呕吐、腹泻、便秘、高钙血症、高血糖、感染、心悸、低磷血症和肾功能异常等。偶见白细胞减少、贫血（再生不良性或溶血性）和过敏反应等。

【注意事项】　①孕妇、哺乳期妇女、有细菌或病毒感染者及对本品或大环内酯类抗生素过敏者禁用。②高血压、糖尿病、心绞痛及肾功能不良者慎用。③口服吸收不规则，个体差异大，需进行血药浓度监测。④本品注射液中含聚乙烯氢化蓖麻油，可能引起过敏反应。注射时不能使用 PVC 塑料管道及注射器。

甲 氨 蝶 呤

【体内过程】　甲氨蝶呤口服吸收良好，1 ～ 5h 血药浓度达峰值。部分经肝细胞代谢转化为谷氨酸盐，另有部分通过胃肠道细菌代谢。主要经肾脏排泄（40% ～ 90%），大多以原型药排出体外；小于 10% 的药物通过胆汁排泄。清除率个体差别极大，老年患者更甚。在有胸腔积液或腹水情况下，本品的清除速度明显减缓。

【药理作用】　四氢叶酸是在体内合成嘌呤核苷酸和嘧啶脱氧核苷酸的重要辅酶，本品作为一种叶酸还原酶抑制剂，主要抑制二氢叶酸还原酶而使二氢叶酸不能还原成有生理活性的四氢叶酸，从而使嘌呤核苷酸和嘧啶核苷酸的生物合成过程中一碳基团的转移作用受阻，导致 DNA 的生物合成受到抑制。此外，本品也有对胸腺核苷酸合成酶的抑制作用，但抑制 RNA 与蛋白质合成的作用则较弱，本品主要作用于细胞周期的 S 期，属细胞周期特异性药物，对 G_1/S 期的细胞也有延缓作用，对 G_1 期细胞的作用较弱。

【临床应用】　主要用于治疗自身免疫性疾病中如皮肌炎、坏死性肉芽肿、RA、SLE、眼色素层炎、毛发红糠疹、天疱疮及银屑病等，可单用或与糖皮质激素合用。已有充足证据证实甲氨蝶呤对 RA 的疗效，尚无其他传统治疗类风湿关节炎类药物（DMARD）可超越甲氨蝶呤。

【不良反应】　甲氨蝶呤的不良反应或毒性的发生取决于所用剂量、血药浓度及维持时间。①消化道症状：最常见为恶心、呕吐、食欲缺乏，严重者口唇、齿龈、颊部、颚部或悬雍垂黏膜可发生溃疡、糜烂。②骨髓抑制：主要是周围血中白细胞和血小板减少，可出现出血以致贫血。由于作用的出现较缓慢，故白细胞低于 $3×10^9$/L、血小板低于（0.5 ～ 0.7）$×10^9$/L 或有消化道黏膜溃疡时，应停药或用亚叶酸钙救援及对症治疗。③肝、肾功能损害：长期大剂量应用可能引起药物性肝炎、肝硬化和门静脉高压。④少数患者有生殖功能减退，月经不调，妊娠前 3 个月可致畸胎、流产或死胎。⑤偶可发生色素沉着、脱发、皮疹及剥脱性皮炎。⑥偶可见局限性肺炎、骨质疏松性骨折。

来 氟 米 特

来氟米特（leflunomide，LFM）化学名为 N-4-（三氟甲基苯基）-5- 甲基异噁唑 -4- 甲酰胺。

【体内过程】　①本品口服吸收后在肝脏和肠壁内迅速打开异唑环，转化为活性代谢物 A771726。A771726 主要分布在肝、肾和皮肤组织内，在脑组织中含量低，在体内广泛和血浆蛋白结合（99.3%）；② A771726 在体内进一步代谢，43% 经肾从尿中排泄，48% 经胆汁从粪便排泄，在尿中的代谢物是葡萄糖苷酸和 A771726 的苯胺羧酸衍生物，粪便的主要代谢物是

A771726；③在两个代谢途径中，最初 96h 主要是从肾脏排泄，以后粪便排泄占主导地位。

【药理作用】 ①本品对细胞免疫和体液免疫均有抑制作用。其活性代谢产物 A771726 能抑制细胞嘧啶合成，使增生活跃的 T 细胞、B 细胞等受到抑制，降低 IL-2 和免疫球蛋白的产生；②抑制单核细胞的黏附作用及诱导性 COX-2 通路；③可抑制核因子 -κB（NF-κB）的活性和对 NF-κB 依赖的相关基因表达，并呈浓度和时间依赖性。

【临床应用】

（1）治疗 RA：LFM 有良好的疗效，可改善 RA 患者临床症状和实验室指标，提高患者的关节功能，降低红细胞沉降率（erythrocyte sedimentation rate，ESR）及 C 反应蛋白（C-reactive protein，CRP），对早期轻型 RA，可能是适当的首选药物；对 ESR 和 CRP 的改善与甲氨蝶呤相近，能明显降低类风湿因子滴度。

（2）器官移植：在抗移植排斥反应方面，国外的研究也很广泛，在预防和治疗多种动物的实验性肾移植、小肠移植、心脏移植等方面，LFM 都表现了很强的抗排斥反应作用，对异种移植的排斥反应有很好的效果，与低剂量 CsA 合用优于单独使用。

（3）LFM：还可用于治疗 SLE，患者临床指标评分可得到改善，疾病活动程度明显降低。

【不良反应】 ①皮疹、一过性氨基转移酶升高和白细胞下降、可逆性脱发、胃肠道反应等。一般为轻度和中度。②肾脏损害的患者要慎重使用。③对 LFM 及其代谢物过敏的患者禁用。④孕妇、哺乳期妇女不得使用 LFM，育龄期妇女在使用 LFM 时要采取可靠的避孕措施。⑤对于伴有明显肝脏损害、乙肝或丙肝血清标志阳性、严重免疫缺陷、骨髓发育不良或严重感染者不主张使用 LFM，患者服用 LFM 期间不得接种疫苗。

二、生物制剂

近年来，以单克隆抗体为主体的生物制剂治疗自身免疫性疾病已成为研究热点。目前一些已经上市的及进入临床试验的单克隆抗体药物都是嵌合抗体或利用转基因动物制备的人源化 IgG 抗体，通过不同机制发挥其治疗作用，包括结合可溶性的细胞因子和生长因子、拮抗受体、调节受体和受体信号，以及依赖抗体的细胞毒性（antibody-dependent cell-mediated cytotoxicity，ADCC）、抗体介导的细胞吞噬作用（antibody-dependent cellular phagocytosis，ADCP）、补体依赖的细胞毒性（complement dependent cytotoxicity，CDC）和诱导凋亡、耗竭异常的免疫细胞及介导细胞信号等。这些生物制剂包括 TNF 抑制剂、IL-6 受体抗体、IL-1 受体拮抗剂、针对 B 细胞刺激因子（B lymphocyte stimulator，BLyS）的抗体或其受体的融合蛋白、针对 B 细胞表面抗原的单克隆抗体等。

利妥昔单抗

【药理作用】 利妥昔单抗（rituximab） 是一种嵌合鼠 / 人的单克隆抗体，该抗体与前 B 细胞和成熟 B 细胞膜的 CD20 抗原特异性结合，并引发 B 细胞溶解的免疫反应。细胞溶解的可能机制包括 ADCC 及 CDC。此外，利妥昔单抗可使药物抵抗性的淋巴细胞对一些化疗药的细胞毒性敏感。

【临床应用】

（1）非霍奇金淋巴瘤（non-Hodgkin lymphoma，NHL）：适用于治疗的 NHL 患者如下。复发或难治，低度或滤泡性，CD20 阳性 B 细胞 NHL 单独用药。既往未治疗过滤泡性，CD20 阳性 B 细胞 NHL 应与 CVP（环磷酰胺、长春新碱、泼尼松）化疗联用。非进展（包括稳定疾病），低度 CD20 阳性 B 细胞 NHL，可单独用药，于一线 CVP 化疗后应用等。

（2）慢性淋巴细胞白血病（chronic lymphocytic leukemia，CLL）：利妥昔单抗适用于与氟达拉滨和环磷酰胺联用，治疗 CD20 阳性慢性淋巴细胞白血病患者。

（3）自身免疫性疾病：2005 年利妥昔单抗获得批准用于治疗 TNF 单克隆抗体疗效不佳的 RA 患者，与甲氨蝶呤联用适用于治疗成年中度至严重活动性 RA 患者。

【不良反应】 ①静脉滴注时首先表现为发热和寒战，主要发生在第一次静脉滴注时，通常出现在 2h 内。随后的症状包括恶心、荨麻疹 / 皮疹、疲劳、头痛、瘙痒、支气管痉挛 / 呼吸困难、舌或喉头水肿（血管神经性水肿）、鼻炎、呕吐、暂时性低血压、潮红、心律失常、肿瘤性疼痛。②其次常见的是原有的心脏病，如心绞痛和 CHF 加重。③少数患者发生出血性副作用，常常是轻微和可逆性的。严重的血小板减少和中性粒细胞减少的发生率为 1.8%，严重贫血的发生率为 1.4%。④感染，在治疗期间及治疗后 1 年内，患者中的感染发生率分别为 17% 和 12%，这些感染是常见的，非机会致病菌感染，而且是轻微的。

发生率为 1% 以上的不良反应如下。全身反应：腹痛、背痛、胸痛、颈部痛、腹胀、滴注部位疼痛。心血管系统：高血压、心动过缓、心动过速、直立性低血压、血管扩张。胃肠道：腹泻、消化不良、厌食。血液和淋巴系统：白细胞减少、淋巴结病。代谢和营养紊乱：高血糖、周围性水肿、乳酸脱氢酶（lactate dehydrogenase，LDH）增高、体重减轻、低血钙、尿酸升高。肌肉骨骼系统：关节痛、肌痛、骨痛、张力过高。神经系统：眩晕、焦虑、抑郁、感觉异常、躁动、失眠、紧张、嗜睡、神经炎。呼吸道：咳嗽、哮喘、喉痉挛。皮肤及附件：盗汗、出汗、皮肤干燥。特殊感觉：泪腺分泌紊乱、耳痛、味觉障碍。泌尿生殖系统：排尿困难、血尿。禁用于已知对该产品的任何成分及鼠蛋白高敏感的患者。

依 那 西 普

依那西普（etancercept） 是目前用于自身免疫性疾病最常见的一类生物制剂，是一种 TNF-α 抑制剂。目前，美国上市的 TNF-α 抑制剂包括英夫利昔单抗（infliximab）、依那西普（etancercept）、阿达木单抗（adalimumab）、赛妥珠单抗（certolizumab pegol）和戈利木单抗（golimumab）。

【体内过程】 皮下注射后，在注射部位缓慢吸收。单次给药后，约 48h 后可达血药浓度峰值。绝对生物利用度约为 76%。每周给药 2 次，达稳态时的血药浓度约为单次给药峰浓度的 2 倍。在健康人和肾或肝功能异常者中观察到的血药浓度没有十分显著的差别，因此，对于肾功能受损的患者无需调整剂量。在研究中未观察到甲氨蝶呤对重组人 II 型 TNF-α 受体 - 抗体融合蛋白的药动学的影响。

【药理作用】 依那西普主要通过结合游离、膜结合的 TNF-α，抑制 TNF-α 与其受体结合，从而抑制 TNF-α 活性。

【临床应用】 依那西普主要用于 CD、RA、幼年型特发性关节炎（juvenile idiopathic arthritis，JIA）、银屑病关节炎（psoriatic arthritis，PA）、溃疡性结肠炎（ulcerative colitis，UC）、As 和斑块状银屑病等。

【不良反应】 常见不良反应是注射部位局部反应，包括轻至中度红斑、疹痒、疼痛和肿胀等，注射部位反应通常发生在开始治疗的第 1 个月内，在随后的治疗中发生频率降低。FDA 提示使用 TNF-α 抑制剂与肿瘤发生可能有关，上市的 4 种 TNF-α 抑制剂（英夫利昔单抗、依那西普、阿达木单抗和赛妥珠单抗）在处方信息中均注明了有肿瘤发生风险。FDA 也提示联合使用英夫利昔单抗和免疫抑制剂硫唑嘌呤或巯嘌呤治疗儿童 CD 时有发生肝脾 T 细胞淋巴瘤的风险。本品可诱发其他免疫病如皮肤脉管炎、狼疮样综合征、SLE、间质性肺炎和自身免疫性肝炎等，可增加结核病、真菌病、细胞内细菌感染的发病率，其他不良反应为头痛、眩晕、皮疹、咳嗽、腹痛等。

【注意事项】

（1）患者有反复发作的感染史或者有易导致感染的潜伏疾病时，使用本品时应慎重。

（2）在使用本品过程中患者出现上呼吸道反复感染或有其他明显感染倾向时，应及时到医院就诊，由医生根据具体情况指导治疗。

（3）当发生严重感染如糖尿病继发感染、结核杆菌感染等时，患者应暂停使用本品。

（4）在使用本品的过程中，应注意过敏反应的发生，包括血管性水肿、荨麻疹及其他严重反应，因此，一旦出现过敏反应的发生，应立刻终止本品的治疗，并予适当处理。

（5）由于 TNF-α 可调节炎症及细胞免疫反应，因此在使用本品时，应充分考虑到可能会影响患者的抗感染及恶性肿瘤的作用。

（6）目前尚无接受本品的患者在接种活疫苗后造成传播感染的数据，但在使用本品期间不可接种活疫苗。

（7）在同类品种上市后报道中发现有可能导致 CHF 患者病情恶化。因此，CHF 患者在需要使用本品时应极为慎重。

阿达木单抗

阿达木单抗（adalimumab）是首个获准的重组全人源化 TNF-α 单克隆抗体。

【体内过程】 健康成人单剂量皮下注射阿达木单抗 40mg 后，吸收和分布缓慢，绝对生物利用度平均为 64%。推荐剂量为每次 40mg，每隔 1 周皮下注射。

【药理作用】 特异性、高亲和力结合 TNF-α，阻止 TNF-α 与细胞表面 TNF-α 受体 p55 和 p75 结合，从而拮抗 TNF-α 的生物活性。

【临床应用】 治疗 RA、PA、As、CD、JIA 和斑块型银屑病取得了确切的临床疗效，可显著改善疾病症状并提高生活质量，且耐受性较好。

（1）RA：2005 年被批准用于中到重度活动性 RA 一线治疗。可单独应用或与甲氨蝶呤或其他 DMARD 联用。

（2）PA：可减轻 PA 活动性关节炎症状和体征。可单独应用，也可与 DMARD 联用。

（3）As：治疗活动性 As 患者安全、有效，可有效控制疾病活动性、显著改善 As 患者的身体功能及健康相关生活质量，且此改善作用可维持 3 年以上。

（4）CD：可用于对英夫利昔单抗无效或不耐受的活动性 CD 患者。

（5）斑块型银屑病：用于接受系统治疗或光疗，但又不适合其他系统治疗的中重度斑块型银屑病患者。

（6）JIA：治疗 4 岁以上中到重度多关节型 JIA，可单独应用或与甲氨蝶呤联用。推荐剂量：体重 ≥ 30kg，40mg 每隔 1 周皮下注射；体重 15 ～ 30kg 者，每次 20mg，每隔 1 周皮下注射。

【不良反应】 常见不良反应包括感染（上呼吸道感染、鼻窦炎、支气管炎、泌尿系统感染）、注射部位反应（发红、瘙痒、出血、疼痛、肿胀）、头痛和皮疹。最严重的不良反应包括严重感染、神经系统反应和恶性肿瘤。恶性肿瘤，如淋巴瘤的发生率高于普通人群的 3 倍。严重感染发生率为 3.1%，过敏反应的发生率约为 1%。脱髓鞘病（0.06%）和 SLE（0.03%）是罕见的严重不良反应。

【注意事项】 必须严密监测患者是否出现感染，包括结核，在感染未得到控制之前均不能开始本品治疗。当患者出现新的严重感染或乙肝再激活时，应中断本品治疗，直到感染得到控制。具有感染复发病史或具有易于感染的情况、中枢神经系统脱髓鞘疾病、恶性疾病、轻度心力衰竭的患者应慎用。治疗期间出现血液系统异常，狼疮样综合征的症状且双链 DNA 抗体阳性的患者应立即停用。本品对驾驶和操作机器有轻微的影响。不推荐儿童、孕妇或哺乳期妇女使用，在用药期间至结束治疗后至少 5 个月内，育龄女性应避孕，哺乳期妇女不能哺乳。

三、中药和天然药物免疫调节剂

中药是我国得天独厚的自然资源，中药因其在药效、不良反应及来源等方面的优势，越来越受到人们的重视。从中药和天然药物中研究和开发新的具有抗炎免疫作用的中药活性成分，是抗炎免疫药物是今后研究的主要方向之一。

1. 苷类　如白芍总苷（total glucosides of paeony，TGP）、人参总苷、绞股蓝总苷、黄芪甲苷、雷公藤总苷（tripterygium glycosides，TG）、三七总皂苷等，主要发挥抗炎和免疫调节作用。

雷公藤总苷

【药理作用】　雷公藤总苷是一种免疫抑制剂，具有较强的抗炎和免疫抑制作用。①抗炎作用：通过抑制多种炎症细胞因子 IL-1、IL-6、IL-8、TNF-α 的产生而发挥抗炎作用。②免疫抑制作用：在细胞免疫方面，大剂量（60mg/kg）雷公藤总苷可使动物胸腺萎缩，治疗剂量雷公藤总苷可抑制 T 细胞增殖反应和 T 细胞对刀豆素 A（ConA）的增殖反应。在体液免疫方面，雷公藤总苷明显降低小鼠脾脏中对绵羊红细胞特异的 IgM 和空斑形成细胞数，明显抑制小鼠脾细胞对细菌脂多糖的增殖反应，抑制作用和剂量成正相关。

【临床应用】　目前临床使用广泛，多用于自身免疫性疾病的治疗。

（1）RA：雷公藤总苷抑制 RA 患者外周血单个核细胞体外培养生成 PGE_2 的作用，这可能也是其抗炎机制之一。雷公藤总苷联合小剂量甲氨蝶呤可适用于治疗老年性 RA。

（2）SLE：雷公藤总苷联合环磷酰胺治疗难治性狼疮性肾炎疗效确切。

（3）肾脏疾病：雷公藤总苷治疗肾炎、肾病综合征、肾小球疾病，对狼疮模型的肾小球硬化具有明确保护作用。其降低肾脏 I 和 W 型胶原的沉积可能是通过增加小鼠肾组织局部基质金属蛋白酶（MMP）-2 而抑制转化生长因子（TGF）-p1 等的表达。

（4）其他疾病：治疗重症肌无力、皮肌炎、银屑病、急性前葡萄膜炎、溃疡性结肠炎等，雷公藤总苷可降低子宫内膜异位症术后复发率，也是治疗过敏性紫癜的有效药物。

【不良反应】　主要有皮肤过敏反应、心血管系统不良反应、消化系统反应、造血系统反应、神经系统不良反应、生殖系统不良反应、肝肾不良反应；其他不良反应如脱发、色素沉着、腰痛等。服药期间血小板、白细胞减少，引起月经紊乱及精子活力降低，数量减少，停药可恢复正常。孕妇忌服；老年患者及严重心血管病的患者慎用。

白 芍 总 苷

白芍总苷是从传统中药白芍中提取的有效部位，其成分包括芍药苷、羟基芍药苷、芍药花苷、芍药内酯苷、苯甲酰芍药苷等，其中芍药苷是白芍总苷的主要活性成分。白芍总苷作为中药来源的西药 II 类被批准生产上市，用于治疗 RA。

【药理作用】

（1）免疫调节作用：白芍总苷具有明显的免疫调节作用，可明显调节免疫细胞因子的产生，调节免疫细胞信号转导，白芍总苷的免疫调节作用是其发挥治疗关节炎作用的重要基础。

（2）抗炎镇痛作用：白芍总苷具有一定的抗炎镇痛作用，其抗关节炎作用与其抑制炎症致炎因子如 PGE_2、IL-l、LTB4 和 TNF-α 等有关。

【临床应用】

（1）治疗 RA：白芍总苷能改善 RA 患者的临床症状和体征，降低 ESR 和类风湿因子，降低 RA 患者升高的 IL-1 水平。白芍总苷单用或与甲氨蝶呤及与柳氮磺吡啶的联合对 RA 的疗效与已知的甲氨蝶呤与柳氮磺吡啶联用的疗效相当。白芍总苷对幼年特发性关节炎有效，疗效与甲氨蝶呤相当，可以减少激素的用量，缩短激素的疗程，不良反应少。

（2）治疗 SLE：白芍总苷用于治疗合并有白细胞减少症的 SLE 患者安全、有效，并且可以降低 SLE 患者感染的发生率。与糖皮质激素联合治疗 SLE 的疗效显著，且可减少激素用量，不良反应轻，耐受性好。

（3）治疗膝骨关节炎：白芍总苷对老年膝骨关节炎具有较好而稳定的疗效，安全性好。在缓解疼痛、改善下肢功能方面与萘丁美酮组疗效相近，但不良反应发生率低。

（4）治疗 As：白芍总苷和柳氮磺吡啶联合应用是一种治疗 As 的有效治疗方案。联合治疗组不良反应尤其是肝脏损伤明显下降。

（5）肝病：对病毒性肝炎具有治疗或辅助治疗作用。50% 左右的患者在服药后主诉食欲增加，乏力消失或好转。

（6）治疗干燥综合征：白芍总苷对干燥综合征患者有良好的治疗作用，能明显增加唾液流率，降低 ESR，改善便秘症状。

【不良反应】　白芍总苷的不良反应少，发生率低，副作用轻微，偶有软便和稀便，长期使用患者耐受性好。

2. 生物碱类　如青藤碱、川乌总碱、槐果碱、雷公藤新碱等均表现为抗炎和免疫抑制作用。目前多数植物药处于临床前药理研究阶段，少数已应用于临床。

青藤碱（sinomenine）　为防己科植物，从青风藤中提出的生物碱单体，有较强的抗炎镇痛作用，化学结构类似吗啡，镇痛作用很强，而且似无明显成瘾性。青藤碱免疫抑制作用也较强，对有丝分裂原和混合淋巴细胞培养所致的淋巴细胞增殖具有明显抑制作用，同时使培养细胞上清液中 IL-1、IL-6、TNF 等炎症细胞因子浓度下降。临床适用于治疗 RA、OA 等自身免疫性疾病，少数患者出现皮疹或白细胞减少现象，停药后即可消失。对本品过敏者禁用，孕妇及哺乳期妇女慎用。

3. 多糖类

香 菇 多 糖

【药理作用】　具有激活细胞免疫、调节多种体液免疫因子、诱导 α-IFN 生成，调节机体免疫应答反应，诱导白细胞对肿瘤浸润，导致肿瘤部位血管扩张、出血、坏死，阻止病毒与宿主细胞的结合，提高超氧化物歧化酶活性，抑制丙二醛生成，抗脂质氧化，降低胆固醇，调节糖代谢、改善糖耐量、扩张胃肠道产生饱腹感而减轻食欲，降低血糖等作用。

【临床应用】

（1）肿瘤的放、化疗辅助药：该药益气健脾，补虚扶正，对胃癌、肝癌、肺癌、食管癌、肠癌、乳腺癌、妇科肿瘤、脑瘤、鼻咽癌等多种肿瘤具有良好的效果。与放射线和多柔比星（doxorubicin）等化疗药同时使用，能够显著增强放射线和化疗药对非小细胞肺癌、乳腺癌等肿瘤细胞的抑制作用。

（2）抗感染：香菇多糖可用于治疗反复发作性、难治性感染和产生耐药性的结核感染、糖尿病并发感染等辅助用药。

（3）抗病毒：香菇多糖中的游离多糖分子可与病毒结合，影响病毒的吸附和穿入，使宿主细胞免受病毒入侵，起到屏蔽作用。临床上主要应用于各类肝炎、疱疹病毒、流感病毒、流脑病毒，柯萨奇病毒和慢性活动性肝炎辅助治疗。

（4）治疗糖尿病及并发症：香菇多糖通过调节机体糖代谢、促进肝糖原合成、减少肝糖原分解起到降血糖、改善糖耐量的作用，口服香菇多糖还能扩张胃肠道，使机体产生轻度饱腹感，有助于减轻糖尿病患者的饥饿感。

【不良反应】　有抗血小板凝聚作用，出血症患者慎用。对本品过敏患者禁用。

参 考 文 献

Khatua S，Simal-Gandara J，Acharya K. 2022. Understanding immune-modulatory efficacy in vitro[J]. Chem Biol Interact，352：109776.

McImnes I B，Mease P J，Ritchlin C T，et al. 2017. Secukinumab sustains improvement in signs and symptoms of psoriatic arthritis：2 year results from the phase 3 FUTURE 2 study[J]. Rheumatology（Oxford），56（11）：1993-2003.

Smith S M，Cooper-DeHoff R M. 2019. Fixed-dose combination amlodipine/celecoxib（consensi）for hypertension and osteoarthritis[J]. Am J Med，132（2）：172-174.

（王姝之　彭忠禄　涂　剑　黄茹薇）

第7章 恶性肿瘤的发病机制及其临床药物防治

由于大多数抗恶性肿瘤药对癌细胞和人体正常细胞的选择性较低，在杀伤肿瘤细胞的同时，对正常的组织细胞也产生不同程度的损伤作用，所以在临床应用时易引起不良反应。另外，耐药性也是抗恶性肿瘤药临床应用时常遇到的问题。肿瘤免疫治疗药物近年来得到很大进展，主要是应用免疫学原理和方法，提高肿瘤细胞的免疫原性和对效应细胞杀伤的敏感性，应用免疫细胞和效应分子激发和增强机体抗肿瘤免疫应答，协同机体免疫系统高效杀伤肿瘤细胞。一种是针对免疫检查点的抗体，如细胞毒性 T 细胞相关抗原 4（cytotoxic T lymphocyte-associated antigen 4，CTLA-4）、程序性细胞死亡蛋白 1（programmed death-1，PD-1）及其配体（programmed death ligand 1，PD-L1）等，通过激活患者自身免疫系统中的 T 细胞来消灭肿瘤细胞；另一种是表达嵌合抗原受体的自体 T 细胞疗法（chimeric antigen receptor T-cell therapy，CAR-T），是运用患者自体 T 细胞的个性化治疗方法。

第 1 节 概 述

目前临床上常用的抗肿瘤药根据其化学结构和来源可分为烷化剂、抗代谢物、抗肿瘤抗生素、抗肿瘤植物药、激素类和其他类等六类。肿瘤细胞主要由增殖细胞群和非增殖细胞群（静止期细胞 G_0 期）组成。M 期对长春新碱、秋水仙碱类及鬼臼碱类药物敏感。一般将这些作用于增殖周期某一时期的药物称为细胞周期特异性药物（cell circle-specific agents，CCSA）。该类药物对癌细胞的作用慢而弱，且达到一定剂量后即使增加剂量，作用也不再增强，并需要一定的时间才能发挥其杀伤作用；临床上以缓慢滴注、肌内注射或口服为宜。烷化剂、抗肿瘤抗生素及铂类化合物可直接影响和破坏 DNA 的功能，因而对整个细胞周期中的细胞均有杀伤作用，称为细胞周期非特异性药物（cell circle-nonspecific agents，CCNSA）。该类药物对癌细胞的作用快而强，能迅速杀死癌细胞，其杀伤作用呈剂量依赖性，临床上以静脉推注为宜。

第 2 节 常用抗肿瘤药的作用与特点

根据抗肿瘤作用的生化机制，此类药物包括干扰核酸代谢的药物、直接影响和破坏 DNA 结构及功能的药物、干扰转录过程的药物、抑制蛋白质合成的药物、肿瘤生物治疗药物、肿瘤免疫治疗药物和其他药物。

一、干扰核酸代谢的药物

这类药物主要通过干扰核酸代谢而影响 DNA 合成，进而抑制或杀伤癌细胞。它们的化学结构大多数与核酸代谢物（如叶酸、嘌呤碱、嘧啶碱）相类似，而与相应的代谢酶产生竞争，以伪代谢产物的身份参与到代谢过程中，从而干扰正常细胞代谢过程，抑制核酸的合成。核酸代谢越旺盛的细胞，对该类药物越敏感。从细胞增殖周期看，细胞在 S 期合成代谢最旺盛，故这类药物主要作用于 S 期。但造血细胞、胃肠道黏膜上皮细胞及肝脏等正常组织的核酸代谢也比较旺盛，所以也会受到这类药物影响。因此，用药过程中要密切注意血象，对于严重贫血、肝功能障碍患者要慎用。

（一）二氢叶酸还原酶抑制剂

甲 氨 蝶 呤

【体内过程】 食物可影响口服药的吸收，本品 50% 与血浆蛋白结合，故若与血浆蛋白结合率高的药物同时应用时可增加疗效，但亦增加毒性。治疗脑部肿瘤时，需鞘内注射。本品在体内基本不代谢，主要经肾排泄。

【药理作用】 作为一种叶酸还原酶抑制剂，主要抑制二氢叶酸还原酶而使二氢叶酸不能还原成有生理活性的四氢叶酸，从而使嘌呤核苷酸和嘧啶核苷酸的生物合成过程中一碳基团的转移作用受阻，导致 DNA 的生物合成受到抑制。本品主要作用于细胞周期的 S 期，属细胞周期特异性药物，故对于增殖比率较高的肿瘤（如白血病）作用较强。

【临床应用】 ①急性白血病：对于急性淋巴性白血病和急性粒细胞性白血病均有良好疗效，对儿童急性淋巴性白血病的疗效尤佳，对于成人白血病疗效有限，可用于白血病脑膜炎的预防。②绒毛膜上皮癌、恶性葡萄胎：疗效较为突出，对于早期诊断的患者疗效可高达 90%。③骨肉瘤、软组织肉瘤、肺癌、乳腺癌、卵巢癌：大剂量有一定疗效。④头颈部肿瘤：以口腔、口咽癌疗效最好，其次是喉癌，鼻咽癌疗效较差，常以动脉插管滴注给药。

【用法与用量】 ①急性白血病：每日口服 0.1mg/kg，也可肌内或静脉注射给药。一般有效疗程的安全剂量为 50 ～ 150mg，此总剂量视骨髓情况和血象而定。脑膜白血病或中枢神经系统肿瘤：每周 1 ～ 2 次鞘内注射 5 ～ 10mg。②绒毛膜上皮癌及恶性葡萄胎：成人每日口服或肌内注射一次，每次 10 ～ 30mg，5 日为一个疗程；亦每次 10 ～ 20mg，可加于 500ml 5% 葡萄糖溶液中静脉滴注，4h 内滴完，每日 1 次，5 ～ 10 日为一个疗程。③骨肉瘤、恶性淋巴瘤、头颈部肿瘤等：常采用大剂量（3 ～ 15g/m²）静脉注射，并加用甲酰四氢叶酸（CF）每 6h 肌内注射或口服一次，每次 6 ～ 12mg，共 3 日，称为救援疗法。因为 CF 转化为四氢叶酸不受甲氨蝶呤所阻断代谢途径的限制。为了充分发挥解救作用，应补充电解质、水分及碳酸氢钠以保持尿液为碱性，尿量维持在每日 3000ml 以上，并对肝、肾功能、血象及血浆甲氨蝶呤的浓度逐日检查，以保证用药的安全有效。

【不良反应】 取决于所用剂量、血药浓度及维持时间。①消化道症状：最常见为恶心、呕吐、食欲缺乏，一般停药后 3 ～ 5 日可消失，严重者口唇、齿龈、颊部、颚部或悬雍垂黏膜可发生溃疡、糜烂。②骨髓抑制：主要是周围血中白细胞和血小板减少，可出现出血以致贫血。由于它的作用较缓慢，故白细胞低于 3×10⁹/L、血小板低于（0.5 ～ 0.7）×10⁹/L 或有消化道黏膜溃疡时，应停药或用亚叶酸钙救援及对症治疗。③肝、肾功能损害：长期大剂量应用可能引起药物性肝炎、肝硬化和门静脉高压。由于它主要经肾脏排泄，大量使用可致肾小管阻塞，形成肾损害，要多饮水及碱化尿液。④少数患者有生殖功能减退，月经不调，妊娠前 3 个月用药可致畸胎、流产或死胎。⑤偶可发生色素沉着、脱发、皮疹及剥脱性皮炎。⑥偶可见局限性肺炎、骨质疏松性骨折。

培美曲塞（pemetrexed） 是一种结构上含吡咯嘧啶基团的抗叶酸制剂，通过破坏细胞内叶酸依赖性的正常代谢过程，抑制细胞复制，从而抑制肿瘤的生长。培美曲塞能够抑制胸苷酸合成酶、二氢叶酸还原酶和甘氨酰胺核苷酸甲酰转移酶的活性，这些酶都是合成叶酸所必需的酶，因此培美曲塞为多靶点叶酸拮抗剂。培美曲塞主要以原型从尿液排泄，在给药后 24h 内，70% ～ 90% 的培美曲塞以原型从尿中排出。临床联合顺铂用于治疗无法手术的恶性胸膜间皮瘤。对局部或转移性非小细胞肺癌亦有效。培美曲塞的常见不良反应是血液学毒性，以中性粒细胞减少为主；另外较常见的不良反应有恶心、腹泻、肝肾功能异常、黏膜炎、皮疹、疲乏及感觉异常。

（二）嘌呤核苷酸互变抑制剂

巯嘌呤

【体内过程】 口服吸收不完全，生物利用度个体差异较大，为5%～37%，可能与首过效应有关。静脉注射后，$t_{1/2}$较短，约为50min。巯嘌呤有两个主要的代谢途径：其一为巯基甲基化之后再氧化失活，甲基化由硫嘌呤甲基转移酶（TPMT）催化。当TPMT活性低时，巯嘌呤代谢减慢，作用增强，易引起毒性反应。该酶活性在白色人种为多态分布（约15%酶活性较低），而在中国人为均态分布。其二为在黄嘌呤氧化酶（XO）催化下氧化成6-硫代鸟酸，别嘌醇可抑制XO的活性。别嘌醇常用于预防或治疗白血病和淋巴瘤过程中由于大量杀伤癌细胞而出现的高尿酸血症。巯嘌呤与别嘌醇合用，虽能增强巯嘌呤疗效，但毒性也增加，其治疗指数没有改善，故必须减量。

【药理作用】 在次黄嘌呤-鸟嘌呤磷酸核苷转移酶（HGPRT）催化下，阻断次黄嘌呤转变为腺嘌呤核苷酸及鸟嘌呤核苷酸，抑制核酸合成，主要作用于细胞增殖周期的S期。

【临床应用】 ①急性白血病：常用于急性淋巴白血病，对儿童患者的疗效较成人好。对急性粒细胞、慢性粒细胞或单核细胞白血病亦有效。②绒毛膜上皮癌和恶性葡萄胎：我国使用大剂量巯嘌呤治疗绒毛膜上皮癌收到一定疗效，但不如甲氨蝶呤。③对恶性淋巴瘤、多发性骨髓瘤也有一定疗效。④近年亦用于原发性血小板减少紫癜、自身免疫性溶血性贫血、红斑狼疮、器官移植和肾病综合征的治疗。

【用法与用量】 ①白血病：2.5～3.0mg/（kg·d），分2～3次口服，根据血象调整剂量，由于其作用比较缓慢，用药后3～4周才发生疗效，2～4个月为一疗程。②绒毛膜上皮癌：6mg/（kg·d），10日一疗程，间隔3～4周后重复。

【不良反应】 ①骨髓抑制：主要是白细胞和血小板减少，高度分叶核中性白细胞的出现，常是毒性反应的早期征兆，严重者可发生全血象抑制。②消化系统反应：可出现恶心、呕吐、食欲减退，大剂量可致口腔炎、口腔溃疡、胃肠黏膜损害、腹泻、血便、可造成胆汁淤积和黄疸，停药即可消退。③敏感患者可有高尿酸血症、尿酸结晶尿和肾功能障碍，可与别嘌醇合用以预防。

（三）胸苷酸合成酶抑制剂

氟尿嘧啶

【体内过程】 氟尿嘧啶（5-fluorouracil，5-FU，5-氟尿嘧啶）口服吸收不规则，通常静脉给药。静脉注射后血浓度迅速下降，$t_{1/2}$为10～20min，之后分布于全身体液，在肿瘤组织中浓度较高，也可通过血脑屏障。5-FU在体内主要通过二氢嘧啶还原酶催化还原失活。该酶在肝脏、肠黏膜等组织中有较高活性，对于该酶活性遗传缺损的患者，5-FU代谢受阻，需调整剂量。

【药理作用】 作为嘧啶拮抗剂，在体内转化为5′-氟尿嘧啶核苷和5′-氟尿嘧啶脱氧核苷，后者可抑制胸腺嘧啶核苷合成酶，从而阻断尿嘧啶脱氧核苷转变为胸腺嘧啶脱氧核苷，干扰DNA的生物合成。5′-氟尿嘧啶核苷可掺入RNA中，干扰蛋白质的合成。主要杀伤S期细胞，但对其他周期细胞亦有一定的作用，故不是典型的细胞周期特异性药物。与其他常用抗肿瘤药物无交叉耐药性。

【临床应用】 ①消化道癌：为胃癌、结肠癌、直肠癌的最常用药物，常与丝裂霉素、阿糖胞苷、ADM、卡莫司汀（卡氮芥）、长春新碱、达卡巴嗪等合用。亦可于治疗原发性肝癌。②绒毛膜上皮癌：我国采用大剂量5-FU与放线菌素D（更生霉素）合用，治愈率较高。③头颈部肿瘤：用于包括鼻咽癌等的头颈部肿瘤的治疗。④皮肤癌：局部用药对多发性基底细胞癌、浅表鳞状上皮癌等有效，对广泛的皮肤光化性角化症及角化棘皮瘤等亦有效。⑤对乳腺癌、卵巢癌，以及肺癌、甲状腺癌、肾癌、膀胱癌、胰腺癌有效。

【用法与用量】　①静脉注射：10 ～ 12mg/（kg·d），隔日一次。国外常用"饱和"剂量法，即 12 ～ 15mg/（kg·d），每日 1 次，连续应用 4 ～ 5 日后改为隔日 1 次，出现毒性反应后剂量减半。亦有以 500 ～ 600mg/m²，每周给药 1 次。成人的疗程总量为 5.0 ～ 8.0g。②静脉滴注：毒性较静脉注射低，一般为 10 ～ 20mg/（kg·d），每日 1 次，连续 5 日，以后减半剂量，隔日 1 次，直至出现毒性反应。治疗绒毛膜上皮癌时，可加大剂量至 25 ～ 30mg/（kg·d），10 日为一疗程，但此量不宜用作静脉注射，否则将产生严重毒性反应。③动脉插管滴注：以 5 ～ 20mg/kg 溶于 5% 葡萄糖液中（500 ～ 1000ml）滴注 6 ～ 8h，每日 1 次，总量为 5 ～ 8g。④胸腹腔内注射：一般每次 1.0g，5 ～ 7 日 1 次，共 3 ～ 5 次。⑤瘤内注射：如宫颈癌每次 250 ～ 500mg。⑥局部应用：治疗皮肤基底癌及癌性溃疡，可用 5% ～ 10% 的软膏或 20% 霜剂外敷，每日 1 ～ 2 次。⑦口服：一般 5mg/（kg·d），总量为 10 ～ 15g 或连续服用至出现毒性反应，即停药。

【不良反应】　①消化道症状：于用药后 5 ～ 7 日出现，恶心、呕吐和食欲缺乏、腹痛、血性下泻等，可并发假膜性肠炎。另在下唇内缘出现小水泡，此为毒性反应的早期征兆。②骨髓抑制：可致白细胞及血小板减少。③神经系统损害：发生于颈动脉插管时，部分患者可发生小脑变性、共济失调和瘫痪。④其他：注射部位可引起动脉炎，动脉滴注可引起局部皮肤红斑、水肿、破溃、色素沉着，一般于停药后可恢复，也可见脱发、皮炎、甲床变黑等。孕妇使用时可致畸胎及死胎，故应慎用。

替加氟（tegafur，呋氟尿嘧啶，FT-207）　是 5-FU 的衍生物。脂溶性较高，口服吸收良好，可通过血脑屏障，$t_{1/2}$ 可达 5h。在体内受肝药酶的作用转变为 5-FU 而发挥抗癌作用，临床主要用于胃癌、结肠癌、直肠癌、胰腺癌、乳腺癌、肝癌的治疗。不良反应与 5-FU 相似，但程度明显减轻，毒性较低，仅为 5-FU 的 1/7 ～ 1/4，故化疗指数是 5-FU 的 2 倍。

卡培他滨（capecitabine）　口服经胃肠道吸收，与血浆蛋白结合率低，对肿瘤具有高度选择性和特异性，临床适用于紫杉醇和蒽环类抗生素化疗无效的晚期原发性或转移性乳腺癌的治疗。大多数不良反应为轻度至中度，且易于处理和可逆；个别患者可出现中性粒细胞减少。

（四）核苷酸还原酶抑制剂

羟基脲（hydroxyurea，HU）　抑制核苷酸还原酶的活性，阻止胞苷酸转变为脱氧胞苷酸，阻止 DNA 合成，主要杀伤 S 期细胞。口服吸收好，1 ～ 2h 血药浓度达峰值，$t_{1/2}$ 约为 2h，易透过红细胞膜，亦能透过血脑屏障，12h 内尿回收率约为 80%。临床上主要用于黑色素瘤和慢性粒细胞性白血病的治疗，对胃癌、肠癌、乳癌、膀胱癌、头颈癌、恶性淋巴瘤和原发性肝癌也有效。主要不良反应为骨髓抑制，可出现白细胞减少和血小板下降，停药 1 ～ 2 周后可恢复。亦可引起胃肠反应，但不严重。另有致畸作用，孕妇慎用。

吉西他滨（gemcitabine）　为脱氧胞苷类化物，属细胞周期特异性药物，主要阻滞 G_1 期细胞进入 S 期。吉西他滨在细胞内由核苷激酶代谢成有活性的二磷酸核苷和三磷酸核苷，二磷酸吉西他滨可抑制核苷酸还原酶，而三磷酸吉西他滨可与脱氧胞苷竞争性结合到 DNA，从而阻止 DNA 合成。吉西他滨的细胞毒性来源于这两种核苷抑制 DNA 合成的联合作用，可用于治疗局部晚期或已转移的非小细胞肺癌；局部晚期或已转移的胰腺癌。其不良反应有骨髓抑制作用，可出现贫血、白细胞降低和血小板减少；约 2/3 的患者出现肝脏氨基转移酶异常，可见恶心、呕吐；轻度蛋白尿和血尿，有部分病例出现不明原因的肾衰竭、皮疹和瘙痒等过敏反应；约 20% 的患者有类似于流感的表现，周围性水肿的发生率约为 30%。

（五）DNA 多聚酶抑制剂

阿 糖 胞 苷

【体内过程】 阿糖胞苷（cytarabine，Ara-C，cytosine arabinoside）在胃肠道易被降解，通常为注射给药；静脉注射后，其分布相和消除相 $t_{1/2}$ 分别为 10min 和 2.5h。连续静脉滴注后，脑脊液中浓度可达血浓度的 50%。如鞘内注射，不易被脱氨代谢，可维持较长时间。

【药理作用】 可抑制 DNA 多聚酶，干扰核苷酸掺入 DNA；同时也抑制核苷酸还原酶，阻止胞嘧啶核苷酸，从而阻止 DNA 合成。延缓或部分阻滞 G_1 期细胞进入 S 期，使细胞停留在 G_1 期。

【临床应用】 对急性粒细胞白血病疗效最好，对急性单核细胞白血病与急性淋巴细胞白血病也有效；但单独使用缓解率差，常与巯嘌呤、长春新碱和环磷酰胺等合用；对恶性淋巴肉瘤、消化道癌也有一定疗效，对多数实体瘤无效。

【用法与用量】 ①每日静脉注射 1～3mg/kg，连续 8～15 日；②溶于葡萄糖液缓慢静脉滴注 1～3mg/（kg·d），14～20 日为一个疗程；③每次皮下注射 1～3mg/kg，每周 1～2 次；④每次鞘内注射 25～75mg，每日或隔日注射 1 次，连用 3 次。

【不良反应】 可致白细胞减少和血小板下降、贫血；可见恶心、呕吐、腹痛、腹泻等消化道反应，也可致口腔溃疡、结肠炎、胃肠道黏膜出血；可致脱发、皮疹和肝功能损害；与常用的抗肿瘤药无交叉耐药现象。

安西他滨（ancitabine，Cyclo-C，环胞苷） 是阿糖胞苷的衍生物，其特点是化疗指数较高，与常用抗肿瘤药无交叉耐药性，对临床各类急性白血病均有效，其中以急性粒细胞白血病的疗效最佳。

二、直接影响和破坏 DNA 结构及功能的药物

药物分别通过破坏 DNA 结构或拓扑异构酶活性，影响 DNA 结构和功能，包括烷化剂（alkylating agent）、破坏 DNA 的铂类配合物、破坏 DNA 的抗生素类药物和拓扑异构酶抑制剂。

（一）烷化剂

烷化剂为能与细胞的功能基团如 β- 氯乙胺基、乙撑亚胺基、磺酸酯基等起烷化反应的一类化合物，与 DNA 形成交叉联结，导致 DNA 链断裂，直接抑制 DNA 复制，阻止细胞分裂增殖。是一类广谱的抗肿瘤药物，属细胞周期非特异性药物，是一类选择性不高且能对人体生长较快的正常组织如骨髓、淋巴组织、胃肠黏膜、性细胞和毛囊等有抑制作用的抗癌药。

最早应用于临床的烷化剂氮芥（nitrogen mustard，mustine，HN_2）可与多种有机亲核基团结合，最重要的反应是与鸟嘌呤第 7 位氮呈共价结合，产生 DNA 双链内或链内不同碱基的交叉联结，从而阻碍 DNA 的复制或引起 DNA 链断裂。对 G_1 和 M 期细胞作用最强，对其他各期及非增殖细胞均有杀伤作用。注射给药后在体内停留时间极短（0.5～1min），起效迅速、作用剧烈且无选择性，在临床上主要用于恶性淋巴瘤及癌性胸膜、心包和胸腔积液。不良反应较大，主要为骨髓和胃肠毒性，局部刺激性强。

环 磷 酰 胺

【体内过程】 环磷酰胺（cyclophosphamide，endoxam，Cytoxan，CTX）口服吸收良好，生物利用度可达 97%，服后 1h 即达血药浓度峰值，$t_{1/2}$ 约为 7h，主要由尿以代谢物形式排泄。

【药理作用】 在体外无抗癌作用，在体内首先经肝药酶转化为醛磷酰胺，进一步在肿瘤组织中分解出环磷酰胺氮芥，才与 DNA 发生烷化作用，形成交叉联结，影响 DNA 功能，抑制肿

瘤生长。它虽属细胞周期非特异性药物，但较其他烷化剂的选择性高，抗瘤谱广、毒性较低。

【临床应用】 本品是临床常用的广谱抗瘤药。①对霍奇金病、淋巴肉瘤、网织细胞肉瘤等恶性淋巴瘤疗效比较突出，且毒性反应较低，与长春新碱、丙卡巴肼、泼尼松合用疗效更高；②对急性白血病和慢性淋巴细胞白血病有一定疗效，但其缓解率不及甲氨蝶呤、巯嘌呤或长春新碱，与抗代谢药物间无交叉耐药性，因此可以联合应用；③对肺癌、乳腺癌、卵巢癌、多发性骨髓瘤、神经母细胞瘤和胸腺瘤等其他肿瘤均有一定疗效，亦有主张在肺癌、胃癌术后，应用环磷酰胺以延缓或减少复发，提高生存率。

【用法与用量】 ①每日或隔日缓慢静脉注射 15 ～ 20mg/kg 1 次，总疗程量为 8 ～ 10g；②每日口服 50 ～ 150mg，10 ～ 15g 为一个疗程；③静脉注射剂量亦可改作肌内注射，或每次 100 ～ 500mg 动脉内注射或每次 50 ～ 100mg 鞘内注射。

【不良反应】 ①骨髓抑制：主要表现为白细胞下降，多于停药后 2 周恢复，血小板下降不明显。②消化道症状表现为食欲减退、恶心，大剂量静脉注射可发生呕吐，但不严重，偶可发生胃肠黏膜溃疡、出血，肝功能损害，故肝功能不良者慎用。③出血性膀胱炎等泌尿道症状：这是由于环磷酰胺在体内的活化产物 - 磷酰胺氮芥及丙烯醛由尿排泄时，在膀胱中浓集，引起膀胱的刺激症状。用冲击剂量可引起肾损害。故用药期间应多饮水和碱化尿液以减轻症状，亦可与巯基磺酸钠合用达到预防的目的。④少数患者有头昏、不安、幻视、脱发，偶见色素沉着，长期使用可抑制性腺。

塞替派（Thiotepa） 具有 3 个乙撑亚胺基，能与细胞内 DNA 的碱基结合，影响瘤细胞的分裂，虽是细胞周期非特异性药物，但选择性高。口服完全不吸收，其 $t_{1/2}$ 为 1.2 ～ 2h。对卵巢癌、乳腺癌均有一定疗效，对恶性淋巴瘤、黑色素瘤、肝癌、胃癌、膀胱癌也有效；对骨髓有抑制作用，能引起白细胞和血小板减少，但较氮芥轻，胃肠道反应少见，局部刺激小。

白消安（busulfan） 又名马利兰，属磺酸酯类化合物，在体内解离而起烷化作用。对慢性粒细胞白血病有显著疗效，缓解率可达 80% ～ 90%；但对慢性粒细胞白血病急性病变和急性白血病无效，对其他肿瘤的疗效也不明显；对骨髓有抑制作用。久用还可致闭经或睾丸萎缩，偶见出血、再生障碍性贫血及肺纤维化等严重反应。口服吸收良好，$t_{1/2}$ 为 2 ～ 3h，绝大部分为以甲基磺酸形式从尿中排出。

（二）破坏 DNA 的铂类配合物

顺　铂

【体内过程】 顺铂（cisplatin，DDP）快速静脉注射后，α 相和 β 相 $t_{1/2}$ 分别为 20 ～ 50min 和 24h 或更长。超过 90% 的顺铂与血浆蛋白共价结合，不易通过血脑屏障，在肾、肝、肠和睾丸等组织中有较高浓度。由尿缓慢排出，24h 内排出量约为 25%，用药后 5 天内仅排出约为 43%。

【药理作用】 作为含铂无机络合物，抗瘤谱广，在体内先将氯解离，然后与 DNA 上的碱基共价结合，形成双链间的交叉联结或单链内两点的联结而破坏 DNA 的结构和功能，属细胞周期特异性药物。

【临床应用】 为目前联合化疗中的常用药物，对睾丸胚胎癌及精原细胞瘤均有较好疗效，因与其他常用抗肿瘤药无交叉耐药性，故联合用药可根治；对头颈部癌如鼻咽癌、甲状腺癌、膀胱癌、卵巢癌、淋巴瘤和软组织肉瘤疗效较好，对乳癌、肺癌和宫颈癌也有效。其见效快，但缓解期短。

【用法与用量】 每日静脉注射或静脉滴注 20 ～ 30mg，4 ～ 5 日为一个疗程，连用 3 ～ 4

个疗程，疗程间隔 3 ～ 4 周；亦可用大剂量法，即 50 ～ 120mg/m²，每 3 ～ 4 周 1 次，配合水化，使尿量保持在 2000 ～ 3000ml，也可动脉内、胸腔内和腹腔内注射。

【不良反应】　①消化道症状：恶心、呕吐发生率高达 90% 以上，一般止吐药难以奏效，可用昂丹司琼（ondansetron）或大剂量皮质类固醇控制。②骨髓抑制：主要是白细胞减少，多发生于剂量超过 100mg/（ml·d）时，但停药后恢复较快。③耳毒性：与总剂量有关，有耳鸣、耳聋、头昏、严重者可致高音听力丧失。④肾毒性：表现为血尿、蛋白尿、尿素消除率下降，肾浓缩功能减低，甚至发生尿毒症，这与所用总量有关，常发生于治疗后 7 ～ 14 天，配合水化及保持尿量可大大降低其肾毒性。⑤其他：偶见过敏反应、外周神经病变及肝功能损害。

卡铂（carboplatin, paraplatin, CBP, 碳铂）　是第二代铂类配合物，作用机制类似顺铂，但抗恶性肿瘤活性较强，毒性较低，主要用于治疗小细胞肺癌、头颈部鳞癌、卵巢癌及睾丸肿瘤等，主要不良反应为骨髓抑制。

（三）破坏 DNA 的抗生素类药物

丝裂霉素 C（mitomycin C, MMC）　是放线菌族的发酵产物，具有烷化作用，能与 DNA 的双链交叉联结，抑制 DNA 复制，亦能使部分 DNA 断裂，属细胞周期非特异性药物，抗瘤谱广。口服可吸收，但不规则；常注射给药，$t_{1/2}$ 为 25 ～ 90min。临床对消化道癌如胃、肠、肝、胰腺癌等疗效较好，对肺、乳腺、宫颈、绒毛膜上皮癌和恶性淋巴瘤也有效。每次静脉注射 4 ～ 6mg，每周 1 ～ 2 次，40 ～ 60mg 为一个疗程；也可作腔内注射，剂量为 4 ～ 10mg，每 5 ～ 7 日 1 次，4 ～ 6 次为一个疗程。不良反应主要是骨髓抑制，血小板下降尤为明显，一般停药 2 ～ 4 周后恢复；另可见消化道反应、肾毒性、肺毒性；偶可见乏力、脱发及肝、肾功能障碍。

博 来 霉 素

博来霉素（bleomycin, BLM）　由轮生链霉菌发酵提取分离所得的碱性多肽类化合物，平阳霉素（pingyangmycin，争光霉素）系博来霉素的改良品种，毒性较博来霉素低，而抗癌作用基本相似。

【体内过程】　静脉注射（15U/m²）后，血浆峰浓度可达 1 ～ 5mU/ml，α 和 β 相 $t_{1/2}$ 分别为 24min 及 4h，在皮肤、肺和淋巴等组织浓度较高。大部分经肾清除，故肾功能不全时消除减慢。

【药理作用】　与铜或铁离子络合产生游离氧破坏 DNA，使 DNA 单链断裂，阻止 DNA 的复制，属细胞周期非特异性药物，其抗瘤谱广。

【临床应用】　主要用于治疗鳞状上皮癌，对淋巴瘤类如霍奇金病、非霍奇金淋巴瘤、蕈样肉芽肿以及睾丸癌、黑色素瘤也有一定疗效。

【用法与用量】　肌内和静脉注射博来霉素每次 15 ～ 30mg，每日 1 次或每周 2 ～ 3 次，300 ～ 600mg 为一个疗程量。每次平阳霉素 10mg，每日 1 次或每周 2 ～ 3 次。

【不良反应】　对造血系统影响轻微，常可出现发热、食欲缺乏、脱发、皮肤色素沉着等。少见而严重者为肺纤维化变性而致死，因此若有肺部症状者应立即停药，并给予肾上腺皮质激素促其恢复。

（四）拓扑异构酶抑制剂

喜树碱（camptothecin, CPT）　是从我国特有的珙桐科植物喜树中提取的生物碱。羟喜树碱（hydroxycamptothecine）和伊立替康（irinotecan）是半合成喜树碱的衍生物。由于近年发现喜树碱类主要作用靶点为 DNA 拓扑异构酶 I（DNA-topoisomerase I，TOPO-I）而受到广泛重视。真核细胞 DNA 的拓扑结构由两类关键酶 TOPO-I 和 TOPO-II 调节，在 DNA 复制、转录和修复中，以及在形成正确的染色体结构和分离浓缩中发挥重要作用。该类药物通过抑制

TOPO- I ，干扰 DNA 合成，抑制肿瘤细胞增殖。主要作用于 S 期，对 G_1、G_2 与 M 期细胞有轻微杀伤力，为细胞周期特异性药物，对胃癌、结肠癌、绒毛膜上皮癌有效，对急性和慢性粒细胞性白血病、膀胱癌、肝癌、头颈部肿瘤和口腔颌面部腺癌也有一定效果。羟喜树碱的常用量为每次 4～6mg，每日或隔日 1 次静脉注射，总量为 60～120mg。而喜树碱每日静脉注射 1 次，每次 10mg，总量为 140～200mg；动脉内注射：每次 5～10mg，每日或隔日 1 次，总量为 100～140mg。膀胱内注射：每次为 20mg，每周 2 次，总量为 200mg。不良反应主要是骨髓抑制、尿路刺激症状如尿频、尿痛、血尿，但羟喜树碱的尿路症状显著低于喜树碱，另有恶心、呕吐和脱发。

依托泊苷（etoposide）　是鬼臼毒素的半合成衍生物。VP-16 与 TOPO-II 形成复合物，可干扰修复 DNA 断裂链作用，从而导致 DNA 链断裂。对 S 期与 G_2 期细胞有较大杀伤作用，使细胞停留在 G_2 期。口服吸收不规则，静脉给药末端相 $t_{1/2}$ 为 6～8h。临床上主要用于治疗小细胞肺癌、淋巴瘤、睾丸肿瘤、急性粒细胞性白血病，对卵巢癌、乳腺癌、神经母细胞瘤有较好的疗效。一般 60～100mg/m² 静脉注射，每日 1 次，连续 5 日，每 3～4 周重复 1 次。其不良反应为骨髓抑制，为剂量 - 限制性毒性，出现白细胞减少，血小板减少不常见；另有消化道反应，部分患者出现轻度神经炎，静脉注射出现局部刺激。

三、干扰转录过程的药物

药物可嵌入 DNA 碱基对之间，干扰转录过程，阻止 mRNA 的合成，属于 DNA 嵌入剂，如 ADM 等蒽环类抗生素和放线菌素 D。

ADM

【体内过程】　口服无效，静脉注射后呈多相消除，$t_{1/2}$ 分别为 3h 和 30h。在心、肾、肺、肝和脾中浓度较高，不能通过血脑屏障。在体内主要通过肝代谢灭活，肝功能不良时用药应减量。

【药理作用】　作为蒽环类抗生素，ADM 嵌入 DNA 的相邻碱基对之间，扰乱模板功能，阻止 DNA 依赖性 RNA 多聚酶的作用，干扰转录过程，抑制 mRNA 的生成。抗瘤作用强，抗瘤谱广，毒性较低，化疗指数较高，为细胞周期非特异性药物。

【临床应用】　①急性白血病：对急性淋巴细胞及粒细胞白血病均有效。②恶性淋巴瘤：对霍奇金病及淋巴瘤、网状细胞肉瘤均有效，因与常用抗肿瘤药物无交叉耐药，故与博来霉素、长春新碱、达卡巴嗪合用疗效更佳。对非霍奇金病，常与环磷酰胺、长春新碱、泼尼松合用。③乳腺癌：单用或与 5-FU、环磷酰胺合用都有较好的疗效。④骨肉瘤及软组织肉瘤：单用或与环磷酰胺、长春新碱及达卡巴嗪合用，有效率均较高，若作术后辅助治疗，治愈率相当高。⑤肺癌：对鳞癌和大细胞未分化癌的疗效较好；对小细胞肺癌，与环磷酰胺、长春新碱合用，疗效亦较好。⑥对膀胱癌，睾丸肿瘤，甲状腺癌，神经和肾母细胞瘤，以及肝、胃、食管、卵巢、宫颈、前列腺及头颈等部位癌亦有效，对胰腺、子宫内膜癌等、脑瘤及多发性骨髓瘤也有一定疗效。

【用法与用量】　采用静脉注射：①每次 60～75mg/m²，每 3 周 1 次；②每次 30mg/m²，连用 3 日，隔 4 周后复用；③每次 25～30mg/m²，每周 1 次；总量不宜超过 450～550mg/m²，以免发生严重的心脏毒性。

【不良反应】　①骨髓抑制：有 60%～80% 的患者可发生白细胞和血小板减少，所以应注意预防感染。②消化道反应：恶心、呕吐、厌食等，但不严重。③心脏毒性：是 ADM 最为突出和最危险的毒性，有 6%～30% 的患者可出现一过性心电图改变，表现为室上性心动过速、室性期外收缩及 ST 波改变，好发于老年人，一般可恢复，故不影响用药；总量超过 400mg/m² 时，约有 1% 患者出现心肌病变，引起急性心力衰竭，常致死。因此，使用本药应控制剂量，定期进行心电图检查。主张及早给予维生素 B，或早期应用强心苷可降低此毒性；另有报道与抗氧化剂普罗布考合用也可降低心脏毒性。另外，ADM 脂质体制剂由于提高了在肿瘤组织的靶向性，也可降低心脏毒性。

柔红霉素（daunorubicin） 与 ADM 同属蒽环类抗生素，作用机制与 ADM 相同，对急性淋巴细胞或粒细胞白血病有较好的疗效，是治疗急性非淋巴性白血病最有效的药物之一。常以 0.5 ～ 0.8mg/kg 静脉滴注，每周 2 次，或每日 1 次，每次 1mg/kg，连用 5 日。本药骨髓抑制较严重，其次有恶心、呕吐和腹痛等胃肠反应，也可发生心脏毒性，故总量不宜超过 25mg/kg。

放线菌素 D（actinomycin D） 为多肽抗生素，抗瘤谱广，与鸟嘌呤胞嘧啶结合，抑制 RNA 聚合酶，从而阻断 mRNA 的合成，干扰转录过程。口服疗效不好，在体内主要从胆汁和尿中以原型药排出。对霍奇金病和神经母细胞瘤有突出疗效，对绒毛膜上皮癌疗效也较好，但对睾丸绒毛膜上皮癌疗效较差，与放疗合用可提高瘤组织对放疗的敏感性。常见不良反应为食欲减退、恶心、呕吐、口腔炎和口腔溃疡。用药 1 ～ 2 周后可出现白细胞和血小板减少，停药后可恢复，也有脱发、皮炎和肝功能损害。

四、抑制蛋白质合成的药物

药物可干扰微管蛋白聚合功能、干扰核糖体的功能或影响氨基酸供应，从而抑制蛋白质合成。

（一）干扰氨基酸供应的药物

L- 门冬酰胺酶（L-asparaginase，ASP） 能将门冬酰胺水解为门冬氨酸和氨，而肿瘤细胞不能像正常细胞本身可合成门冬酰胺，因此造成肿瘤细胞蛋白质合成受阻。它主要用于急性淋巴细胞白血病，对急性粒细胞白血病和急性单核细胞白血病也有一定疗效。常用剂量为每日 500 ～ 1000U/kg，3 ～ 4 周为一个疗程。不良反应主要是过敏反应，骨髓抑制和消化道症状较少见。

（二）干扰核蛋白体功能的药物

三尖杉酯碱（harringtonine，HRT） 是三尖杉植物的枝叶和树皮中分离获得的一种生物碱，它抑制蛋白质合成的起步阶段，并使核蛋白体分解，释出新生肽链，与烷化剂、抗嘌呤类无交叉耐药性。它对急性粒细胞白血病和急性单核细胞白血病有较好疗效，其次对恶性淋巴瘤有效。剂量为每日 1 ～ 4mg，7 ～ 10 日为一个疗程，停药 2 周后可复用。它具有骨髓抑制和消化道反应，并可致心肌缺血与损害，应静脉缓慢滴注。

（三）影响微管蛋白质装配和纺锤丝形成的药物

长春花碱类

从夹竹桃科长春花植物中提取的抗肿瘤生物碱，包括长春碱（vinblastine，VLB）和长春新碱（vincristine，VCR），长春地辛（vindesine，VDS）和长春瑞滨（vinorelbine，NVB）为长春碱的半合成衍生物。

【体内过程】 静脉给药，$t_{1/2}$ 为 24h，末端相 $t_{1/2}$ 长达 85h。长春新碱在肝代谢，代谢产物从胆汁排出。肝功能不良时须减低剂量。

【药理作用】 通过与微管蛋白结合，抑制微管聚合，阻碍纺锤体形成，使有丝分裂停止于中期，所以主要作用于细胞增殖周期的 M 期，故属细胞周期特异性药物。

【临床应用】　长春新碱对急性淋巴细胞白血病疗效突出，其次对恶性淋巴瘤疗效也较好，对绒毛膜上皮癌、乳腺癌、神经和肾母细胞瘤、脑瘤、平滑肌瘤及宫颈癌等也有一定疗效。

【用法与用量】　①成人静脉注射 $1 \sim 2mg$（或 $1.4mg/m^2$），儿童 $75\mu g/kg$ 或 $2.0mg/m^2$，每周 1 次静脉注射，2 周为一个疗程。②每次胸腹腔内注射 $1 \sim 3mg$，用生理盐水 $20 \sim 30ml$ 稀释后注入。

【不良反应】　长春新碱神经系统的毒性较突出，多在用药 $6 \sim 8$ 周后出现，可引起腹痛、便秘、四肢麻木及感觉异常、跟腱反射消失、脑神经麻痹、麻痹性肠梗阻、眼睑下垂和声带麻痹等，总量超过 25mg 时，应警惕出现永久性神经系统损害，也可发生局部刺激、脱发、恶心、呕吐和轻微的骨髓抑制等不良反应。

紫杉醇类

紫杉醇类（paclitaxel）是从短叶紫杉的树皮中提取的有效成分。

【体内过程】　静脉给药，蛋白结合率为 $89\% \sim 98\%$。紫杉醇主要在肝脏代谢，随胆汁进入肠道，经粪便排出体外（$> 90\%$）。

【药理作用】　作为新型抗微管药物，促进微管蛋白聚合，抑制解聚，保持微管蛋白稳定，抑制细胞有丝分裂，使细胞终止于 G_2 和 M 期。

【临床应用】　适用于卵巢癌和乳腺癌及非小细胞肺癌的一线和二线治疗，头颈癌、食管癌、精原细胞瘤、复发非霍奇金淋巴瘤等。

【用法与用量】　单药剂量为 $135 \sim 200mg/m^2$，联合用药剂量为 $135 \sim 175mg/m^2$，$3 \sim 4$ 周重复。

【不良反应】　①过敏反应发生率为 39%，多数为 I 型变态反应，表现为支气管痉挛性呼吸困难、荨麻疹和低血压，一般发生在用药后 10min。治疗前应用地塞米松、苯海拉明和 H_2 受体拮抗药进行预处理。②骨髓抑制表现为中性粒细胞减少，一般发生在用药后 $8 \sim 10$ 日，贫血较常见，血小板降低少见。③神经毒性：周围神经病变发生率为 62%，最常见的表现为轻度麻木和感觉异常。④心血管毒性：可有低血压和无症状的短时间心动过缓。⑤其他：肌肉关节疼痛发生率为 55%，发生于四肢关节，发生率和严重程度呈剂量依赖性；还包括胃肠道反应和肝脏毒性等。

五、肿瘤生物治疗药物

自 20 世纪 80 年代中期以来，肿瘤生物治疗已取得很大进展，成为继手术、化疗和放疗之后的第四种治疗方法，主要包括免疫治疗、基因治疗和抗血管生成。免疫治疗包括抗癌效应细胞的激活、细胞因子的诱发、抗癌抗体的筛选和新型疫苗的研制等。根据肿瘤生长与转移有赖于血管生成这一基本现象，针对肿瘤血管形成的分子机制设计抗血管生成的治疗策略，已成为目前肿瘤治疗的热点研究领域，许多抗血管生成剂已进入临床研究阶段。目前临床上的生物治疗药物主要包括酪氨酸激酶抑制剂、单克隆抗体药和抗血管生成药物，主要介绍前两种药物。

（一）酪氨酸激酶抑制剂

伊马替尼

【体内过程】　伊马替尼（imatinib）既是 CYP3A4 的底物，又是 CYP3A4 的抑制剂，蛋白结合率约为 95%，$t_{1/2}$ 为 18h。

【药理作用】　作为一种特异性很强的酪氨酸激酶抑制剂，可选择性抑制 Bcr-Abl、C-kit 和血小板衍生生长因子受体（PDGFR）等酪氨酸激酶，其抗肿瘤的分子机制是作为 ATP 竞争性抑制剂，阻滞酪氨酸激酶的磷酸化，抑制 Bcr-Abl 表达，从而阻止细胞增殖和肿瘤的形成。

【临床应用】 主要适用于费城染色体呈阳性（Ph⁺）的慢性髓细胞白血病（CML）和急性非淋巴细胞白血病、胃肠间质瘤、小细胞肺癌（SCLC）和胶质母细胞瘤的治疗。

【用法与用量】 慢性髓细胞性白血病：对急变期和加速期患者推荐剂量为每日 600mg，对 IFN 治疗失败的慢性期患者为每日 400mg。胃肠间质瘤（GIST）：对不能切除和（或）转移的恶性 GIST 患者，本品的推荐剂量为每日 400mg。

【不良反应】 不良反应甚微，较常见的有食欲缺乏、恶心、呕吐、水肿、腹泻、头痛、结膜炎、流泪增多、视物模糊、皮疹、疲劳、发热、腹痛、肌痛和肌痉挛等，亦有肝毒性及骨髓抑制作用。

尼洛替尼（nilotinib） 作用机制与伊马替尼相似，但对 Bcr-Abl 酪氨酸激酶的选择性更强。临床适用于伊马替尼耐药或者不能耐受的 Ph⁺ 的慢性髓细胞白血病患者，疗效显著。每天口服 2 次，每次 400mg。

吉非替尼

【体内过程】 吉非替尼（gefitinib）口服给药后，吸收较慢，3 ～ 7h 血药浓度达峰值，血浆蛋白结合率约为 90%，在组织内分布广泛。参与吉非替尼氧化代谢的主要是 CYP3A4。吉非替尼总的血浆清除率约为 500ml/min，主要通过粪便排泄，少于 4% 通过肾脏以原型药和代谢物的形式清除。

【药理作用】 ①竞争表皮生长因子受体（EGFR）酪氨酸激酶催化区域上 ATP 结合位点，抑制 EGFR 酪氨酸磷酸化，阻断 EGFR 信号传递，从而抑制细胞生长。由于多上皮源性肿瘤均存在 EGFR 的功能异常，因此吉非替尼可显著抑制肿瘤增生；②抑制微血管生成、调节细胞周期和增加化疗敏感度。

【临床应用】 适用于治疗既往接受过化学治疗（主要是指铂剂和多西紫杉醇治疗）的局部晚期或转移性非小细胞肺癌（NSCLC）。

【用法与用量】 成人推荐剂量为每日口服 1 次，每次 250mg（1 片）。

【不良反应】 ①皮肤及附件：多泡状突起的皮疹，在红斑的基础上有时伴皮肤干燥发痒；指甲毒性。②消化系统：腹泻；肝功能异常，主要包括无症状性轻或中度氨基转移酶升高；呕吐；口腔黏膜炎；胰腺炎。③脱发乏力。④眼科：结膜炎和眼睑炎；角膜糜烂，有时伴异常睫毛生长。⑤过敏反应：包括血管性水肿和风疹。⑥呼吸困难。

索拉非尼

【体内过程】 索拉非尼（sorafenib）口服给药后，约 3h 血药浓度达峰值，与血浆蛋白的结合率高达 99.5%，主要在肝脏通过 CYP3A4 氧化代谢，平均 $t_{1/2}$ 为 25 ～ 48h。

【药理作用】 作为一种多激酶抑制剂，索拉非尼能同时抑制多种存在于细胞内和细胞表面的激酶，包括 RAF 激酶、血管内皮生长因子受体（VEGFR）-2 和 -3、PDGFR-β、KIT 和 FLT-3 等。因此，索拉非尼具有双重抗肿瘤效应，一方面可以通过抑制 RAF/MEK/ERK 信号转导通路，直接抑制肿瘤生长；另一方面通过抑制 VEGFR 和 PDGFR 而阻断肿瘤新生血管的形成，间接抑制肿瘤细胞的生长。

【临床应用】 主要适用于无法手术的晚期肾细胞癌及无法手术或远处转移的肝细胞癌。

【用法与用量】 每日口服 2 次，每次 0.4g。

【不良反应】 常见的有腹泻、皮疹 / 脱屑、疲劳、手足部皮肤反应、脱发、恶心、呕吐、瘙痒、高血压和食欲减退。

（二）单克隆抗体药

曲妥珠单抗（trastuzumab）　是一种重组 DNA 衍生的人源化单克隆 IgG_1 型抗体，选择性地作用于人表皮生长因子受体 -2（HER-2）的细胞外部位，抑制 HER-2 受体的活化，加速 HER-2 蛋白受体的内化和降解。此外，还可通过 ADCC 增强免疫细胞攻击和杀伤肿瘤靶细胞作用。HER-2 原癌基因或 C-erbB2 编码一个单一的受体样跨膜蛋白，分子质量为 185kDa。在原发性乳腺癌患者中有 25%～ 30% 的患者 HER-2 过度表达。适用于治疗 HER-2 过度表达的转移性乳腺癌；作为单一药物治疗已接受过一个或多个化疗方案治疗失败的转移性乳腺癌；与紫杉类药物合用治疗未接受过化疗的转移性乳腺癌。作为单一药物或与其他化疗药合用时，初次负荷量为 4mg/kg，90min 内静脉输入，维持剂量每周用量为 2mg/kg。不良反应主要有胸痛、腹痛、肌肉痛、呼吸困难、心肌收缩力减弱，骨髓抑制、肝损害较少发生。单用曲妥珠单抗心功能不全发生率约 3%，联合化疗可明显增加发生率至 26%～ 29%，因此应用曲妥珠单抗治疗时应注意监测患者心功能状态。

利妥昔单抗（rituximab）　每周静脉滴注 1 次，共 4 次。对于可接受 $375mg/m^2$ 剂量的患者，第一次滴注后利妥昔单抗的平均 $t_{1/2}$ 是 68.1h，峰浓度是 238.7μg/ml，而平均血浆清除率是 0.0459L/h；第四次静脉滴注后的血清 $t_{1/2}$、峰浓度和血浆清除率的平均值分别为 189.9h、480.7μg/ml 和 0.0145L/h，但血清水平的变异性较大。作为一种人鼠嵌合性单克隆抗体，该药能特异性地与跨膜抗原 CD20 结合。CD20 抗原位于前 B 细胞和成熟 B 细胞的表面，而造血干细胞、正常浆细胞或其他正常组织不表达 CD20。95% 以上的 B 细胞性非霍奇金淋巴瘤细胞表达 CD20，适用于靶向治疗。利妥昔单抗与 B 细胞上的 CD20 抗原结合后，启动介导 B 细胞溶解的免疫反应。B 细胞溶解的可能机制包括 CDC 和 ADCC。临床适用于复发或耐药的滤泡性中央型淋巴瘤（国际工作分类 B、C 和 D 亚型的 B 细胞非霍奇金淋巴瘤）的治疗。CD20 阳性弥漫大 B 细胞性非霍奇金淋巴瘤（DLBCL）应与标准 CHOP 化疗（环磷酰胺、ADM、长春新碱、泼尼松）8 个周期联合治疗。不良反应主要有发热、畏寒和寒战等与注射相关的流感样反应，其他症状有恶心、荨麻疹 / 皮疹、疲劳、头痛、瘙痒、支气管痉挛 / 呼吸困难，舌或喉头水肿（血管神经性水肿），鼻炎、呕吐、暂时性低血压、潮红、心律失常和肿瘤性疼痛。患者偶尔会出现原有的心脏疾病如心绞痛和心力衰竭的加重。严重的血小板减少和中性粒细胞减少的发生率为 1.8%，严重贫血的发生率为 1.4%。

阿仑珠单抗（alemtuzumab）　是一种靶向 CD52 抗原的人源化、非结合型抗体，与带 CD52 的靶细胞结合后，通过宿主效应子的 CDC、ADCC 和细胞凋亡等机制导致细胞死亡。临床用于治疗慢性淋巴细胞白血病，主要不良反应有寒战、发热、恶心、呕吐、感染和失眠等。起始剂量为每次静脉滴注 3mg，隔日用药，每周 3 次，持续 12 周。

贝伐单抗（bevacizumab）　作为一种重组的人源化单克隆 IgG_1 型抗体，可结合 VEGF 并防止其与内皮细胞表面的受体（Flt-1 和 KDR），下调 VECF 的生物学活性，抑制新生血管生成，适用于联合以 5-FU 为基础的化疗方案，一线治疗转移性结直肠癌。每两周静脉滴注 1 次，推荐剂量为 5mg/kg，应在术后 28 日以后使用，且需伤口完全愈合。常见的不良反应为无力、疼痛、腹痛、头痛、高血压、腹泻、恶心、呕吐、食欲下降、口腔炎、便秘、上呼吸道感染、鼻衄、呼吸困难、剥脱性皮炎、蛋白尿；严重的不良反应有胃肠穿孔 / 伤口并发症、出血、高血压危象、肾病综合征和 CHF。

西妥昔单抗（cetuximab）和尼妥珠单抗（nimotuzumab）　均为人源化抗人 EGFR 单克隆抗体，能够竞争性抑制内源性配体与 EGFR 的结合，阻断由 EGFR 介导的下游信号转导通路和细胞学效应，从而抑制肿瘤细胞增殖，促进肿瘤细胞凋亡，抑制肿瘤血管生成，抑制肿瘤细胞浸润和转移，增强放、化疗疗效。目前临床上，西妥昔单抗单用或与伊立替康联用于 EGFR 过度表达的转移性直肠癌的治疗。尼妥珠单抗适用于与放疗联合治疗 EGFR 阳性表达的Ⅲ / Ⅳ期鼻咽癌。西妥昔单抗静脉滴注，每周 1 次，初始剂量为 400mg/m^2，滴注时间 120min，以后每周剂量 250mg/m^2，滴注时间 60min。尼妥珠单抗静脉滴注，剂量 100mg 稀释于 250ml 生理盐水中，每周 1 次，共 8 次。

六、肿瘤免疫治疗药物

　　肿瘤免疫学治疗的目的是激活机体免疫系统，进而杀伤肿瘤细胞。肿瘤的免疫治疗方法分为被动免疫治疗和主动免疫治疗。被动免疫治疗是指给机体输注外源性免疫效应物质达到治疗肿瘤的作用，主动免疫治疗包括非特异性主动免疫治疗和特异性主动免疫治疗两种类型。非特异性主动免疫治疗是指应用一些免疫调节剂非特异性地增强机体的免疫功能，激活机体的抗肿瘤免疫应答，以达到治疗肿瘤的目的。特异性主动免疫治疗是指激活宿主自身的抗肿瘤免疫机制，如采用接种"瘤苗"的方法以诱导特异性肿瘤免疫反应。目前治疗用的瘤苗主要有肿瘤细胞瘤苗、基因工程疫苗、抗独特型抗体瘤苗及以抗原提呈细胞为基础的瘤苗等。肿瘤的主动免疫疗法不同于传统免疫疫苗，不是用于预防肿瘤，而是给机体输入具有抗原性的肿瘤疫苗，刺激机体产生特异性抗肿瘤免疫，进而杀伤肿瘤细胞、预防肿瘤细胞的转移和复发。

　　肿瘤免疫疗法如下。

　　1. 嵌合抗原受体 T 细胞免疫疗法　即 CAR-T 免疫疗法。这种新的治疗策略的关键之处在于识别靶细胞的被称作嵌合抗原受体（chimeric antigen receptor，CAR）的人工受体。通过一种类似透析的过程提取出患者体内的 T 细胞，对它们进行基因修饰，将编码这种 CAR 的基因导入 T 细胞使其表达这种新的受体。经过基因修饰的 T 细胞经扩增后回输到患者体内，这些 T 细胞利用它们表达的 CAR 受体结合到靶细胞表面上的分子，进而摧毁靶细胞。

　　Tisagenlecleucel 的作用是指引 T 细胞靶向并杀死细胞膜表面表达 CD19 特异性抗原的 B 细胞。该药于 2017 年 8 月由美国 FDA 批准上市，主要用于治疗复发性或难治性儿童、青少年 B 细胞急性淋巴细胞白血病。治疗 3 个月内的总体缓解率为 83%。

　　根据 CAR-T 免疫疗法的治疗策略，可以预见只要选取了合适的 CAR，该治疗方法不仅可以用于急性白血病、非霍奇金淋巴瘤及多发性骨髓瘤的治疗，同样适合于实体瘤的治疗，甚至可用于自身免疫疾病及移植排斥反应的治疗。

　　临床 CAR-T 免疫疗法常见的潜在危险的不良反应是细胞因子释放综合征（CRS）和神经损伤。

　　2. PD-1 和 PD-L1 单克隆抗体治疗　正常情况下免疫系统会对聚集在淋巴结或脾脏的外来抗原产生反应，促进具有抗原特异性的 T 细胞增生。程序性死亡受体 -1（programmed death-1，PD-1）是一种重要的免疫抑制分子，是一种分子质量约为 40kDa 的第一型跨膜蛋白，属 CD28 超家族成员。当细胞程序性死亡配体 1（programmed death ligand 1，PD-L1）与 T 细胞表面的 PD-1 结合，可抑制 T 细胞的增殖。肿瘤微环境会诱导浸润的 T 细胞高表达 PD-1 分子，肿瘤细胞会高表达 PD-1 的配体 PD-L1 和 PD-L2，导致肿瘤微环境中 PD-1 通路持续激活，T 细胞功能被抑制，肿瘤细胞因此逃避 T 细胞的杀伤。因此，针对 PD-1 或 PD-L1 设计特定的蛋白质抗体，阻止 PD-1 和 PD-L1 的识别过程，可恢复 T 细胞杀伤肿瘤细胞的功能。

　　PD-1 单克隆抗体如帕姆单抗（pembrolizumab）和纳武单抗（nivolumab）　临床适用于：①不能切除或转移的黑色素瘤；②接受一线化疗 / 一线 TKI 治疗失败后的转移鳞状非小细胞肺癌；③含铂类化疗失败的复发或转移性头颈部鳞癌；④治疗局部晚期和转移的膀胱癌。黑色素瘤患者中最常见不良反应（≥ 20%）是皮疹，在晚期鳞状非小细胞肺癌患者中最常见不良反应

（≥ 20%）是疲乏、呼吸困难、肌肉骨骼痛、食欲减退、咳嗽、恶心和便秘。

七、其他抗肿瘤药

抗癌药种类繁多，其作用机制也是多样。某些激素及其拮抗剂可改变激素失调，从而可抑制乳腺癌、前列腺癌、甲状腺癌、宫颈癌、卵巢癌及睾丸肿瘤等与激素失调有关的肿瘤；维 A 酸为癌细胞分化诱导剂；亚砷酸（arsenious acid，As$_2$O$_3$，三氧化二砷，砒霜）和重组人 p53 腺病毒为癌细胞凋亡诱导剂；重组人血管内皮抑制素为肿瘤血管生成抑制剂等。

（一）调节体内激素平衡药物

某些肿瘤与相应的激素失调有关。因此，应用某些激素或其拮抗剂来改变激素平衡失调状态，以抑制激素依赖性肿瘤的生长。

糖皮质激素类 常用于恶性肿瘤治疗的是泼尼松（prednisone）和泼尼松龙（prednisolone）等。糖皮质激素能作用于淋巴组织，诱导淋巴细胞溶解。对急性淋巴细胞白血病及恶性淋巴瘤的疗效较好，作用快，但不持久，易产生耐药性；对慢性淋巴细胞白血病，除减低淋巴细胞数目外，还可降低血液系统并发症（自身免疫性溶血性贫血和血小板减少症）的发生率或使其减轻。常与其他抗肿瘤药合用，治疗霍奇金病及非霍奇金淋巴瘤。对其他恶性肿瘤无效，而且可能因抑制机体免疫功能而助长恶性肿瘤的扩展。仅在恶性肿瘤引起发热不退、毒血症状明显时，可少量短期应用以改善症状等。

他莫昔芬（tamoxifen，TAM） 为合成的抗雌激素类药物，是雌激素受体的部分激动药，具有雌激素样作用，但强度仅为雌二醇的 1/2；也有一定的抗雌激素的作用，从而抑制雌激素依赖性肿瘤细胞生长，主要用于乳腺癌，雌激素受体阳性患者疗效较好。

戈舍瑞林（goserelin） 是促黄体生成素释放激素的一种类似物，长期使用戈舍瑞林抑制脑垂体促黄体生成素的合成，从而引起男性血清睾酮和女性血清雌二醇水平的下降。主要用于：①前列腺癌，适用于可用激素治疗的前列腺癌；②乳腺癌，适用于可用激素治疗的绝经前期及绝经期妇女的乳腺癌；③子宫内膜异位症，缓解症状包括减轻疼痛并减少子宫内膜损伤的大小和数目。

（二）其他

重组人血管内皮细胞抑制素（endostatin） 为我国研发的内源性肿瘤血管生成抑制剂血管内皮抑素的基因工程药物，可通过多种通路抑制肿瘤血管生成。药理作用机制为抑制肿瘤血管内皮细胞增殖和转移，进而抑制肿瘤血管的生成，阻断肿瘤细胞的营养供给，从而达到抑制肿瘤增殖或转移的目的。临床主要用于配合化疗治疗不能进行手术的非小细胞肺癌。心脏毒性为其主要不良反应，此外还有消化系统不良反应如腹泻、肝功能异常和皮疹等。常静脉滴注，静脉滴注时间 3 ～ 4h，每次 7.5mg/m^2，每日 1 次。

维 A 酸（retinoic acid，维甲酸） 包括全反式维 A 酸（ATRA）、13- 顺式维 A 酸（13-CRA）和 9- 顺式维 A 酸（9-CRA）。全反式维 A 酸主要作用于急性早幼粒细胞白血病发病中起关键作用的早幼粒细胞白血病 / 维 A 酸受体 α（promyelocytic leukemia/retinoic acid receptor alpha，PML/RARα）融合蛋白 RARα 结构域，重新启动髓系细胞的分化基因调控网络，诱导白血病细胞分化成熟，继而凋亡。维 A 酸每日口服 40 ～ 80mg，分 2 ～ 4 次口服，疗程 4 ～ 8 周，取得一定疗效，但短期内易复发；全反式维 A 酸与亚砷酸或化疗药物联合用药可获得较好疗效。

亚砷酸 选择性诱导白血病细胞凋亡，由我国学者张亭栋首次应用到临床，目前该药已被国际公认为治疗急性早幼粒细胞白血病（M$_3$ 型）的一线用药。该病发展迅速且凶险，不使用亚砷酸，患者的化疗后 5 年存活率仅有 10% ～ 15%；使用亚砷酸每天 1 次，每次静脉滴注 5 ～ 10mg，

4～6周为1疗程，M_3型的完全缓解率可达91%以上。亚砷酸一般不引起出血和骨髓抑制等不良反应，且通过缓慢、长时间注射给药可较长时间维持亚砷酸的血药浓度诱导凋亡而不引起重要脏器的毒性反应。

第3节　常用抗肿瘤药物的合理应用

一、给药方法的选择

1. 大剂量间歇给药　对于大多数化疗药物，特别是周期非特异性药物来说，常主张在最大耐受量下采用大剂量间歇给药。临床实践证明，环磷酰胺、卡莫司汀、ADM、丝裂霉素、羟基脲、莫洛司汀、喜树碱等许多抗癌药，采用大剂量间歇疗法比每日连续小剂量给药法好。这是因为一次大剂量所能杀伤的癌细胞数，远远超过小剂量分次用药所能杀灭癌细胞数之和，而且一次给予大剂量药物较多地杀伤增殖期细胞后，还可诱导 G_0 期细胞转入增殖期，增加了患者对抗癌药的敏感性，故可提高疗效。而小剂量连续用药使残存的癌细胞较多，易于产生抗药性和复发。此外，大剂量间歇用药还有利于机体造血系统功能的恢复，从而减轻抗癌药的毒性反应，这是因为保存在 C_0 期的造血干细胞比肿瘤细胞多，在停药间歇期，血液细胞可得到快速补充。

2. 短期连续给药　这种给药法适用于体积倍增时间短的肿瘤，如绒毛膜上皮癌、霍奇金病及弥漫性淋巴瘤等，一般相当于细胞增殖的1～2个周期（5～14日）为一疗程，然后间隔2～3周重复疗程，这样可反复6～7个疗程，泼尼松、巯嘌呤和丙卡巴肼等药物常采用此方法，但往往毒性较大，有较大的危险性，不过也往往获得较长的缓解期。

3. 序贯给药　随着肿瘤的生长，肿瘤细胞的数目和体积不断增加，但肿瘤的生长比率逐渐下降，即增殖细胞相对减少，而增殖细胞对抗癌药较非增殖细胞敏感，特别是细胞周期特异性药物，因此对生长比率不高的肿瘤，应先用细胞周期非特异性药物，如先用大量环磷酰胺，杀伤增殖期细胞后，促使 C_0 期细胞进入增殖期，继用甲氨蝶呤等周期特异性药物，以杀伤进入增殖周期的癌细胞，如此重复数个疗程，有可能消灭 G_0 期细胞，达到根治。对于生长比率高的癌瘤如急性白血病等，则先用周期特异性药物，如阿糖胞苷加巯嘌呤或长春新碱加泼尼松，再继用细胞周期非特异性药物。

4. 同步化后给药　这是一种特殊的序贯给药法，是先用作用于 S 期的细胞周期特异性药如羟基脲、阿糖胞苷，使癌细胞集中于 G_1 期，然后再使用 G_1 期敏感的药物如放线菌素 D，提高疗效；或者先用长春新碱使细胞停止于 M 期，6～24h 后，使癌细胞同步进入 G_1 期，再用环磷酰胺提高疗效。

二、联合用药的选择

联合用药是肿瘤化疗中常用的方法，其目的主要是增加疗效、降低毒性及消除和延迟耐药性的发生。联合用药有先后使用几种不同药物的序贯疗法，也有同时采用几种药物的联合疗法，虽然通常认为联合用药较好，但是并非所有的用药都比单种药物治疗为优，故提出下列几点联合用药的原则。

1. 从抗肿瘤药物作用原理考虑　序贯阻断（阻断同一代谢物合成的各个不同阶段），如甲氨蝶呤与巯嘌呤合用疗效可增加，且对巯嘌呤有抗药性的白血病细胞对甲氨蝶呤更敏感。同时阻断产生同一代谢物的几条不同途径，如阿糖胞苷与巯嘌呤合用，前者阻断 DNA 多聚酶，后者可阻断嘌呤核苷酸互变，又能掺入 DNA 中，已证明此二药合用治疗急性粒细胞白血病疗效较好。互补性阻断（直接损伤生物大分子的药物与抑制核苷酸生物合成的药物合用），如阿糖胞苷与烷化剂合用，在临床上观察到有明显的增效。

2. 从药物的敏感性考虑 因为肿瘤的种类和治疗药物的种类均很多，不同的肿瘤对不同的药物具有不同的敏感性，这在治疗中是必须首先考虑的问题，如胃肠癌宜用 5-FU，也可用喜树碱、塞替派、环磷酰胺、丝裂霉素、羟基脲。鳞癌可用博来霉素、硝卡芥、甲氨蝶呤等。肉瘤类可用环磷酰胺、顺铂、ADM 等。

3. 从细胞周期增殖动力学考虑 前述的序贯给药法就是基于这点。常用作用于细胞周期不同期的药物合用，如选用长春新碱（主要作用 M 期）与作用于 S 期的 5-FU 及细胞周期非特异性药物环磷酰胺合用，分别杀伤各细胞周期细胞，故疗效可提高。

4. 从药动学关系上考虑 抗肿瘤药物在体内的分布和代谢对其疗效有着重要的影响。抗肿瘤药物要进入肿瘤细胞才能发挥抗肿瘤作用，其疗效与细胞内浓度密切相关。例如，长春新碱可减少甲氨蝶呤向细胞外流出，使甲氨蝶呤在细胞内浓度增加，停留时间延长，因此可提高甲氨蝶呤的疗效，临床上在使用大剂量甲氨蝶呤之前常使用长春新碱。抗肿瘤药物的多药耐药性（multiple drug resistance，MDR）与肿瘤细胞表面负责 P- 糖蛋白（P-glycoprotein）的基因表达增加有关，P- 糖蛋白可将药物从细胞内泵出从而产生耐药。CCB 如维拉帕米和粉防己碱等可逆转该作用。另外，有些抗肿瘤药物在体内受到代谢酶的代谢而失活，如果抑制该代谢途径，则可提高其疗效。例如，Ara-C 受胞苷脱氧酶催化脱氨变成阿糖鸟苷而失活，同时应用四氢尿苷（tetrahydrouridine，THU）可逆性抑制该酶，可延缓 Ara-C 的灭活，增强其疗效。

5. 从药物的毒性考虑 往往选用毒性不同的药物联合应用，一方面可增强疗效；另一方面可减小毒性，特别要考虑的是将一些对骨髓抑制不明显的药物作为合并用药，如泼尼松、长春新碱、博来霉素、普卡霉素、L- 门冬酰胺酶等。此外，丙亚胺可减轻 ADM 与柔红霉素的毒性，故可考虑合用。

参 考 文 献

Arnouk H. 2019. Cancer Immunotherapy and Biological Cancer Treatments[M]. New York：IntechOpen.

Neville C. 2020. An Introduction to Cancer Therapy[M]. New York：Nova Science Pub，Inc.

Rege K，Goklany S. 2018. Cancer Therapeutics and Imaging：Molecular and Cellular Engineering and Nanobiomedicine[M]. Munich：World Scientific Pub Co Inc.

（王姝之　彭忠禄　雷小勇　王彦翔）

第8章　新药审评与药品管理

新药审评是药品监督检查工作的起点，新药研制工作能否按国家有关规定有序进行，直接关系到所提供研制资料的真实、可靠及能否作为药品审评的依据。为确保新药质量安全、有效，规范新药申报、审评，加强药品管理和监督十分必要，不仅需要从高水平专业技术角度把好关，还必须有严格的法律管理程序。

药品是特殊商品，与人们的身心健康、生命安全密切相关。鉴于历史上一系列危及人类健康（致残、致畸和致死）的药害事件不断发生，我国政府对新药审评历来采取慎重态度并以立法形式严格管理。特殊管理规定的药品，包括疫苗、血液制品、麻醉药品、精神药品、医疗用毒性药品、药品类易制毒化学品、含特殊药品复方制剂和兴奋剂等。国家鼓励研究和创新新药，推动药品的技术进步。新药的研制与生产，是保障人民群众用药安全、有效、可及的前提与基础工作。健康中国建设，需要不断完善药品安全法律法规，推动药品安全社会共治，保障公众用药安全和合法权益，《中华人民共和国药品管理法》（以下简称《药品管理法》）是我国药品监管的基本法律依据，保护和促进公众健康。

第1节　新药申报与审评

《药品管理法》规定，我国对新药研究、审评、注册管理实行集中统一原则。

为保证药品安全、有效和质量可控，规范药品注册行为，根据《药品管理法》和《中华人民共和国药品管理法实施条例》（以下简称《实施条例》），2018 年，国务院组建国家市场监督管理总局，同时考虑到药品监管的特殊性，单独组建国家药品监督管理局（National Medical Products Administration，NMPA）。2020 年 1 月 15 日经国家市场监督管理总局第一次局务会议审议通过《药品注册管理办法》，同年 7 月 1 日起施行。凡在中华人民共和国境内从事药物研制和临床研究，申请药物临床研究、药品生产或者进口，以及进行相关的药品注册检验、监督管理等均应遵守此法。

一、药品注册与新药申请

（一）药品注册的概念

药品注册（drug registration）是指国家药品监督管理局依照法定程序，对申请人拟上市销售的药品的安全性、有效性和质量可控性等进行系统评价，进行是否同意开展药物临床研究、生产或者进口的审评过程，包括对申请变更药品批准证明文件及其附件中载明内容的审评，并决定是否同意其申请的审批过程。申请人取得药品注册证书后，为药品上市许可持有人。

（二）药品注册分类

根据新的《药品注册管理办法》，药品注册按照中药、化学药和生物制品等进行分类注册管理。中药注册按照中药创新药、中药改良型新药、古代经典名方中药复方制剂和同名同方药等进行分类。化学药注册按照化学药创新药、化学药改良型新药和仿制药等进行分类。生物制品注册按照生物制品创新药、生物制品改良型新药和已上市生物制品（含生物类似药）等进行分类。中药、化学药和生物制品等药品的细化分类和相应的申报资料要求，由国家药品监督管理局根据注册药品的产品特性、创新程度和审评管理需要组织制定，并向社会公布。

1. 中药、天然药物分类

（1）未在国内上市销售的从中药、天然药物中提取的有效成分及其制剂。

（2）未在国内上市销售的来源于植物、动物和矿物等药用物质制成的制剂。

（3）中药材的代用品。

（4）未在国内上市销售的中药材新的药用部位制成的制剂。

（5）未在国内上市销售的从中药、天然药物中提取的有效部位制成的制剂。

（6）未在国内上市销售的由中药、天然药物制成的复方制剂。

（7）未在国内上市销售的由中药、天然药物制成的注射剂。

（8）改变国内已上市销售药品给药途径的制剂。

（9）改变国内已上市销售药品剂型的制剂。

（10）改变国内已上市销售药品工艺的制剂。

（11）已有国家标准的中成药和天然药物制剂。

2. 化学药品注册分类 化学药品注册分类分为创新药、改良型新药、仿制药、境外已上市境内未上市化学药品，包括以下 5 个类别。

1 类：境内外均未上市的创新药，指含有新的结构明确的、具有药理作用的化合物，且具有临床价值的药品。

2 类：境内外均未上市的改良型新药，指在已知活性成分的基础上，对其结构、剂型、处方工艺、给药途径、适应证等进行优化，且具有明显临床优势的药品。

（1）含有用拆分或者合成等方法制得的已知活性成分的光学异构体，或者对已知活性成分成酯，或者对已知活性成分成盐（包括含有氢键或配位键的盐），或者改变已知盐类活性成分的酸根、碱基或金属元素，或者形成其他非共价键衍生物（如络合物、螯合物或包合物），且具有明显临床优势的药品。

（2）含有已知活性成分的新剂型（包括新的给药系统）、新处方工艺、新给药途径，且具有明显临床优势的药品。

（3）含有已知活性成分的新复方制剂，且具有明显临床优势。

（4）含有已知活性成分的新适应证的药品。

3 类：境内申请人仿制境外上市但境内未上市原研药品的药品。该类药品应与参比制剂的质量和疗效一致。

4 类：境内申请人仿制已在境内上市原研药品的药品。该类药品应与参比制剂的质量和疗效一致。

5 类：境外上市的药品申请在境内上市。

（1）境外上市的原研药品和改良型药品申请在境内上市。改良型药品应具有明显临床优势。

（2）境外上市的仿制药申请在境内上市。

3. 治疗用生物制品分类

1 类：创新型生物制品，境内外均未上市的治疗用生物制品。

2 类：改良型生物制品，对境内或境外已上市制品进行改良，使新产品的安全性、有效性、质量可控性有改进，且具有明显优势的治疗用生物制品。

（1）在已上市制品基础上，对其剂型、给药途径等进行优化，且具有明显临床优势的生物制品。

（2）增加境内外均未获批的新适应证和（或）改变用药人群。

（3）已有同类制品上市的生物制品组成新的复方制品。

（4）在已上市制品基础上，具有重大技术改进的生物制品，如重组技术替代生物组织提取技术；较已上市制品改变氨基酸位点或表达系统、宿主细胞后具有明显临床优势等。

3 类：境内或境外已上市生物制品。

（1）境外生产的境外已上市、境内未上市的生物制品申报上市。

（2）境外已上市、境内未上市的生物制品申报在境内生产上市。

（3）生物类似药。

（4）其他生物制品。

4. 预防用生物制品注册分类

1 类：创新型疫苗，包括境内外均未上市的疫苗。

（1）无有效预防手段疾病的疫苗。

（2）在已上市疫苗基础上开发的新抗原形式，如新基因重组疫苗、新核酸疫苗、已上市多糖疫苗基础上制备的新的结合疫苗等。

（3）含新佐剂或新佐剂系统的疫苗。

（4）含新抗原或新抗原形式的多联/多价疫苗。

2 类：改良型疫苗，指对境内或境外已上市疫苗产品进行改良，使新产品的安全性、有效性、质量可控性有改进，且具有明显优势的疫苗，包括以下类别。

（1）在境内或境外已上市产品基础上改变抗原谱或型别，且具有明显临床优势的疫苗。

（2）具有重大技术改进的疫苗，包括对疫苗菌毒种/细胞基质/生产工艺/剂型等的改进。

（3）已有同类产品上市的疫苗组成的新的多联/多价疫苗。

（4）改变给药途径，且具有明显临床优势的疫苗。

（5）改变免疫剂量或免疫程序，且新免疫剂量或免疫程序具有明显临床优势的疫苗。

（6）改变适用人群的疫苗。

3 类：境内或境外已上市的疫苗。

（1）境外生产的境外已上市、境内未上市的疫苗申报上市。

（2）境外已上市、境内未上市的疫苗申报在境内生产上市。

（3）境内已上市疫苗。

（三）药品注册申请的分类

药品注册申请包括新药申请、仿制药申请、进口药品申请及其补充申请和再注册申请。

（1）新药申请是指未曾在中国境内上市销售的药品的注册申请。对已上市药品改变剂型、改变给药途径、增加新适应证的药品注册申请按照新药申请的程序申报。

（2）仿制药申请是指生产国家药品监督管理局已批准上市的已有国家标准的药品的注册申请，但生物制品按照新药申请的程序申报。

（3）进口药品申请是指在境外生产的药品在中国上市销售的注册申请。

（4）补充申请是指新药申请、仿制药申请或者进口药品申请批准后，改变、增加或者取消原批准相关事项或者内容的注册申请。

（5）再注册申请是指药品批准证明文件有效期满后申请人拟继续生产或者进口该药品的注册申请。

（四）药品注册申请人

药品注册申请人（简称申请人）是指提出药品注册申请，承担相应法律责任的机构。境内申请人应当是在中国境内合法登记并能承担相应法律责任的机构；境外申请人应当是境外合法制药厂商。境外申请人办理进口药品注册，应由其驻中国境内的办事机构或者由其委托的中国境内代理机构办理。办理药品注册申请事务的人员应是相应专业技术人员，并熟悉药品注册管理法律、法规和技术要求。

（五）药品上市许可持有人制度

药品上市许可持有人是指取得药品注册证书的企业或者药品研制机构等，通过提出药品上市许可申请并获得许可批件，对药品质量在其整个生命周期内承担主要责任。药品上市许可持有人应当建立药品质量保证体系，履行药品上市放行责任，对取得注册证书的药品质量负责。上市许可持有人和生产许可持有人可以是同一主体，也可以是两个相互独立的主体。根据自身状况，上市许可持有人可以自行生产，也可以委托其他生产企业进行生产。

（六）新药注册的申报与审批

新药注册申报与审批，分为临床研究和生产上市两个阶段。两次申报与审批均要经过形式审查和研制（临床试验）现场核查，以及药品审评中心技术审评并提出相应的意见，最终由国务院药品监督管理部门审批。2017 年 3 月 17 日，国家食品药品监督管理总局令（第 31 号）公布《国家食品药品监督管理总局关于调整部分药品行政审批事项审批程序的决定》，将下列由原国家食品药品监督管理总局做出的药品行政审批决定，调整为由原国家食品药品监督管理总局药品审评中心以总局名义做出：①药物临床试验审批决定（含国产和进口）；②药品补充申请审批决定（含国产和进口）；③进口药品再注册审批决定。其他药品注册申请的审批决定，按现程序，由国家食品药品监督管理总局做出。调整后的审批决定由药品审评中心负责人签发。申请人对审批结论不服的，可以向国家食品药品监督管理总局提起行政复议或者依法提起行政诉讼。多个单位联合研制的新药，应当由其中一个单位申请注册，其他单位不得重复申请；需要联合申请的，应当共同署名作为该新药的申请人。新药申请获得批准后，每个品种包括同一品种的不同规格，只能由一个单位生产。

二、新药审评程序与技术要求

（一）新药审评程序及要求

新药申请的审批流程如下。

（1）申报单位填写新药临床研究（或生产）申请表，连同申报的技术资料和样品报省、自治区、直辖市药品监督管理部门。省级药品监督管理部门进行初审，即对新药的各项原始资料是否齐全进行审查；同时，派员对试制条件进行实地考察，填写考察报告表。

（2）省、自治区、直辖市药品检验所（药检所）按新药审批各项技术要求完成对申报资料的审查和样品的检验。药检所的审核系指对新药的药学（包括药理、毒理）研究资料进行审查和对样品进行实验检验；不包括为申报单位进行新的检测方法的研究。药检所审核完毕后，提出质量标准和对药学（包括药理、毒理）方面的综合审查意见，送省级药品监督管理部门。

（3）省级药品监督管理部门初审通过同意上报的，在新药临床研究（或生产）申请表签署意见，连同申报的技术资料一式 5 份报国家药品监督管理局注册司进行形式审查。

（4）国家药品监督管理局注册司经形式审查合格的，向申报单位发出收取审评费的通知。同时交药品审评中心安排技术审查、审评委员会审评及必要的复核等工作。形式审查不合格的，予以退审。

（5）技术审评通过后，将建议批准的或退审的审评报告及意见，报国家药品监督管理局药品注册司。

（6）办理新药临床研究申请批件，报国家药品监督管理局注册司司长审批。申报单位在取得临床研究批件以后，在选择的临床研究负责和承担单位中，进行新药的临床试验。

（7）办理新药生产申请批件，报注册司司长审核，再转报国家药品监督管理局局长审批。新药质量标准与转正技术审查工作由国家药典委员会负责。

（8）将申请批件发送申报单位。

研制新药必须按照国家药品监督管理局的规定报送研制方法、质量指标、药理及毒理试验结果等有关资料和样品。新药研制者应按规定报送有关资料和样品，经国家药品监督管理局批准后，方可进行临床试验。新药审评期间，新药技术要求由于相同品种在境外获准上市而发生变化的，维持原技术要求不变。

（二）新药临床试验的审评和实施

申请人在药物临床试验实施前，应当将已确定的临床试验方案和临床试验负责单位的主要研究者姓名、参加研究单位及其研究者名单、伦理委员会审核同意书和知情同意书样本等报送国务院药品监督管理部门备案，并抄送临床试验单位所在地和受理该申请的省级药品监督管理部门。开展药物临床试验，应当按照国务院药品监督管理部门的规定如实报送研制方法、质量指标、药理及毒理试验结果等有关数据、资料和样品，经国务院药品监督管理部门批准。国务院药品监督管理部门应当自受理临床试验申请之日起六十个工作日内决定是否同意并通知临床试验申办者；逾期未通知的，视为同意。其中开展生物等效性试验的，报国务院药品监督管理部门备案。药物临床试验被批准后应当在3年内实施，逾期作废，应当重新申请。申请人完成临床试验后应当向国务院药品监督管理部门提交临床试验总结报告、统计分析报告等。

（三）新药生产审评

新药生产的申报与审批分为临床研究和生产上市两个阶段。初审由省级药品监督管理部门负责，复审由国家药品监督管理局负责。申请进行新药临床研究或生产上市，需报送有关资料提供样品，并填写申请表，经省级药品监督管理部门初审后，报国家药品监督管理局审批。省级药品监督管理部门受理新药申报后，应对申报的原始资料进行初审，同时派员对试制条件进行实地考察，填写现场考察报告表并连同初审意见一并上报。省级药检所负责对本辖区内申报新药的质量标准（草案）进行技术复核修订，并对新药样品进行检验。国家药品监督管理局可根据审评的需要安排中国食品药品检定研究院（原中国药品生物制品检定所）进行实验室技术复核。

凡属下列情形，可按特殊程序审评：①未在国内上市销售的从植物、动物、矿物等物质中提取的有效成分及其制剂，新发现的药材及其制剂；②未在国内外获准上市的化学原料药及其制剂、生物制品；③治疗艾滋病、恶性肿瘤、罕见病等疾病且具有明显临床治疗优势的新药；④治疗尚无有效治疗手段的疾病的新药。其中主治病证未在国家批准的中成药"功能主治"中收载的新药，可以视为尚无有效治疗手段的疾病的新药。对符合规定的药品，申请人在药品注册过程中可以提出特殊审批的申请，由国务院药品监督管理部门药品审评中心组织专家会议讨论确定是否实行特殊审批。根据申请人的申请，国务院药品监督管理部门对经审查确定符合特殊审批情形的注册申请，在注册过程中予以优先办理，并加强与申请人的沟通交流。研制单位可直接向国家药品监督管理局提出申请，同时报请当地省级药品监督管理部门进行试制场地考察和原始资料的审核。省级药品监督管理部门填写现场考察报告后，上报国家药品监督管理局。样品检验和质量标准复核由中国食品药品检定研究院负责。

新药试生产期满，生产单位应提前3个月提出转为正式生产申请，报送有关资料，经所在地省级药品监督管理部门初审后报国家药品监督管理局审批。审批期间其试生产批准文号仍然有效。逾期未提出转正式生产申请或经审查不符合规定者国家药品监督管理局取消其试生产批准文号。

新药的补充申请,已经批准生产的新药,在保护期内原生产单位增加规格、改进生产工艺、修改质量标准、改变包装、修改有效期、在原批准适应证的范围内修改使用说明书、进口原料药变更产地等应提出补充申请。提出补充申请的单位必须根据补充申请的不同内容报送必要的资料,经省级药品监督管理部门初审后,报国家药品监督管理局审批。

(1)完成药物临床研究后,申请人向所在地省、自治区、直辖市药品监督管理局报送临床研究资料及其他变更和补充资料,并详细说明依据和理由,同时向中国食品药品检定研究院报送制备标准品的原材料。省、自治区、直辖市药品监督管理局应对申报资料进行形式审查;组织对生产情况和条件进行现场考察;抽取连续3个生产批号样品,向确定的药检所发出注册检验通知;在规定时限内将审查意见、考察报告及申报资料报送国家药品监督管理局并通知申请人。

(2)国家药品监督管理局对所报资料进行全面审评,以《药品注册批件》的形式,决定是否予以批准。符合规定的,发给新药证书;具备药品生产许可证和该药品相应生产条件的,同时发给药品批准文号。国家药品监督管理局在批准新药申请的同时,发布该药品的注册标准和说明书。药品说明书由国家药品监督管理局根据申请人申报的资料核准。药品生产企业应对药品说明书的正确性与准确性负责,并应跟踪药品上市后的安全性、有效性情况,必要时应及时提出修改药品说明书的申请。药品说明书必须按国家药品监督管理局的规定印制。

(3)申请新药所需的3批样品,应在取得药品生产质量管理规范(good manufacturing practice of medical products,GMP)认证的车间生产;新开办药品生产企业、药品生产企业新建药品生产车间或新增生产剂型的,其样品的生产过程必须符合GMP要求。在持有药品生产许可证和GMP认证证书的车间生产的,经国家药品监督管理局确定的药检所检验合格并取得药品批准文号后,可在该药品有效期内上市销售。

第2节 新药管理

新药指未曾在中国境内外上市销售的药品。对已上市药品改变剂型、改变给药途径、增加新适应证的药品注册按照新药申请的程序申报,但改变剂型不改变给药途径,以及增加新适应证的注册申请获得批准后不发给新药证书(靶向制剂和缓释、控释制剂等特殊剂型除外)。新药分为中药、化学药品和生物制品三大类。

一、新药临床研究管理

(一)新药的临床研究

新药的临床研究,指新药开发研究后期的临床药理学研究,以认识新药用于人体的安全有效性,根据不同类别新药的技术要求分为临床试验(clinical trial)和生物等效性试验(bioequivalent test)。新药的临床试验分为Ⅰ、Ⅱ、Ⅲ和Ⅳ期临床试验。

Ⅰ期临床试验(phase Ⅰ clinical trial):是初步的临床药理学人体安全性评价试验,研究内容为药物耐受性试验与药动学研究。其目的是在健康志愿者中研究人体对药物的耐受程度并通过药动学研究,了解药物在人体内的吸收、分布、消除的规律,为新药Ⅱ期临床试验提供安全有效的合理试验方案。

Ⅱ期临床试验（phase Ⅱ clinical trial）：是随机双盲对照临床试验，对新药有效性及安全性做出初步评价，确定剂量，确定试验药品是否安全有效，与对照组比较有多大的治疗价值。通过试验确定适应证，找出最佳的治疗方案包括治疗剂量、给药途径与方法、每月给药次数等，有何不良反应及危险性做出评价并提供防治方法。

Ⅲ期临床试验（phase Ⅲ clinical trial）：是扩大的临床试验，进一步评价新药的有效性和安全性。我国现行新药审批办法规定，在完成 100 对病例的Ⅱ期临床试验的基础进一步完成 300 例的Ⅲ期临床试验；Ⅲ期临床试验的设计原则及要求一般应与Ⅱ期临床试验一致，但并非必须用盲法。

Ⅳ期临床试验（phase Ⅳ clinical trial）：即上市后临床试验，是新药上市后监测，在广泛使用条件下观察疗效和不良反应。Ⅳ期临床试验可包括以下内容：①扩大临床试验；②特殊对象的临床试验；③补充临床试验；④不良反应考察。

（二）新药临床研究的要求

（1）药物临床研究过程中，申请人应指定具有一定专业知识的人员监督执行药物临床试验质量管理规范（GCP）。

（2）申请人发现临床研究者违反有关规定或者未按照临床研究方案执行的，应督促其改正；情节严重的可要求暂停临床研究或终止临床研究，并将情况报告国家药品监督管理局和有关省、自治区和直辖市药品监督管理局。

（3）申请人完成每期临床试验后，应向国家药品监督管理局和有关省、自治区、直辖市药品监督管理局提交临床研究和统计分析报告。临床研究时间超过 1 年的，申请人应自批准之日起每年向国家药品监督管理局和有关省、自治区、直辖市药品监督管理局提交临床研究进展报告。

（4）药物临床研究被批准后应在 2 年内实施。逾期未实施的，原批准证明文件自行废止；仍需进行临床研究的，应重新申请。

（5）参加临床研究的单位及人员应熟悉临床试验用药物的性质、作用、疗效和安全性；了解临床研究者的责任和义务；获得由受试者自愿签署的知情同意书；及时、准确、真实地做好临床研究记录。对申请人违反 GCP 或者要求改变试验数据、结论的，应向所在地省、自治区、直辖市药品监督管理局和国家药品监督管理局报告。

（6）承担临床研究的单位和临床研究者，有义务采取必要的措施，保障受试者的安全。临床研究中出现大范围、非预期的不良反应或者严重不良事件时，或有证据证明临床研究用药物存在严重质量问题时，国家药品监督管理局局或者省、自治区、直辖市药品监督管理局可采取紧急控制措施，责令暂停或终止临床研究，申请人和临床研究单位必须立即停止临床研究。临床研究者应密切注意临床研究用药不良事件的发生，及时对受试者采取适当的处理措施，并记录在案。临床研究过程中发生严重不良事件，研究者应在 24h 内报告有关省、自治区、直辖市药品监督管理局和国家药品监督管理局及申请人，并及时向伦理委员会报告。

（7）临床研究期间如发生伦理委员会未履行职责、不能有效保证受试者安全、违反 GCP 等情形时，国家药品监督管理局可要求申请人修改临床研究方案、暂停或者终止临床研究。

（8）对已批准的临床研究，国家药品监督管理局和省、自治区、直辖市药品监督管理局应进行常规的或者有因的现场考察或者数据稽查。国家药品监督管理局做出修改临床研究方案、责令暂停或者终止临床研究的决定，申请人或者临床研究单位应执行。有异议的可在 10 日内提出意见并书面说明理由。

（9）临床研究用药物的使用由临床研究者负责。研究者必须保证所有研究用药物仅用于该临床研究的受试者，其用法与用量应符合研究方案。研究者不得把研究用药转交任何非临床研究参加者，且临床研究用药物不得销售。

（10）境外申请人在中国进行国际多中心药物临床研究的，应按有关规定向国家药品监督管理局提出申请。

二、新药监测期管理

我国曾对新药实行过一定期限的行政保护制度，新药证书持有者可获得 6 ～ 12 年的生产保护。在我国专利法将药品纳入专利保护的情况下，为防止外国制药企业利用行政保护来达到延长生产独占权的目的，阻碍中国企业合法仿制其专利到期药品，根据新的《药品注册管理办法》和《实施条例》，国家药品监督管理局取消了过去新药保护政策，取而代之建立了药品技术性监测期制度。这是根据保护公众健康要求，对保障不同新药的安全性所采取的一项主动和积极的措施。新药进入监测期后，国家药品监督管理局不再受理其他申请人同品种的新药申请；不批准其他企业生产和进口。监测期内的药品，不得进行新药技术转让。

新药的监测期自批准该新药生产之日起计算，不超过 5 年。设立监测期新药从批准之日起 2 年内没有生产的，国家药品监督管理局可批准其他药品生产企业生产该新药的申请并继续进行监测。监测期内新药，药品生产企业应经常考察生产工艺、质量、稳定性、疗效和不良反应等情况，每年向所在地省、自治区、直辖市食品药品监督管理局报告。如发现新药有严重质量问题、严重或者非预期的不良反应，必须及时向省、自治区、直辖市食品药品监督管理局报告，立即组织调查并报告国家药品监督管理局。药品生产企业不按规定履行新药监测期责任的，省、自治区、直辖市食品药品监督管理局应责令其改正。

新药进入监测期之日起，国家药品监督管理局已经批准其他申请人进行药物临床研究的，可按药品注册申报与审评程序继续办理；符合规定的，国家药品监督管理局可批准生产或者进口，并对境内药品生产企业生产的该新药一并进行监测。国家药品监督管理局对已受理但尚未批准进行药物临床研究的其他同品种申请，应退回申请人。

进口药品注册申请首先获得批准后，已批准境内申请人进行临床研究的，该申请可按药品注册申报与审评程序继续办理；符合规定的国家药品监督管理局可批准生产；申请人也可撤回该申请，重新提出已有国家标准药品的注册申请。

《药品不良反应报告和监测管理办法》第三十七条：设立新药监测期的国产药品，应当自取得批准证明文件之日起每满 1 年提交一次定期安全性更新报告，直至首次再注册，之后每 5 年报告一次；其他国产药品，每 5 年报告一次。第二十一条：药品生产、经营企业和医疗机构发现或者获知新的、严重的药品不良反应应当在 15 日内报告，其中死亡病例须立即报告；其他药品不良反应应当在 30 日内报告。

三、新药技术转让

新药技术转让是指新药证书的持有者，将新药生产技术转让给药品生产企业，并由该药品生产企业申请生产该新药的过程。根据国家食品药品监督管理局于 2009 年 8 月 1 日发布的《药品技术转让注册管理规定》（以下简称《技术转让规定》）。药品技术转让分为"新药技术转让"和"药品生产技术"。2013 年，《国家食品药品监督管理局关于做好实施新修订药品生产质量管理规范过程中药品技术转让有关事项的通知》（国食药监〔2013〕38 号）对药品生产企业整体搬迁、兼并等情形涉及的药品技术转让进一步放开了限制，但这部分放开的药品生产技术转让在 2016 年 12 月 31 日后国家药监部门不予受理。

多个单位联合研制的新药，进行新药技术转让时，应经新药证书联合署名单位共同提出，并签订转让合同。新药技术转让应由新药证书持有者与接受转让方共同向接受转让方所在地省、自治区、直辖市食品药品监督管理局提出申请，填写《药品补充申请表》报送有关资料并附转让合同。根据《药品注册管理办法》，新药证书（正本）拥有单位申请技术转让时，须向所在地省级药品监督管理部门提交以下资料：①申请新药证书（副本）的报告；②新药证书（正本、复印件）、新药生产证书批件（复印件）、质量标准、说明书；③提供受让单位的"药品生产企业许可证"（复印件）、药品 GMP 证书（复印件）、双方签订的技术转让协议或合同（原件副本）。

以上资料经审查合格后转报国家药品监督管理局，由国家药品监督管理局审核同意后核发给注明受让单位名称的新药证书（副本）。接受技术转让的生产企业，在取得新药证书（副本）后，应在转让单位指导下，完成试制样品的工作；并将申请生产的报告、全套技术资料，试制样品自检报告及新药证书（副本），报至所在地省级药品监督管理部门。

省级药品监督管理部门应对受让单位生产条件、样品试制现场进行考察，填写考察表，并通知省级药检所对受让单位现场抽样连续三批样品并进行检验（生物制品的检验由中国食品药品检定研究院负责）。省级药品监督管理部门将审核意见、申请报告、新药证书（副本和复印件）、试制现场考察报告、检验报告书、该新药通过国家药品监督管理局审评的资料转报至国家药品监督管理局，经审核符合要求的，由国家药品监督管理局核发批准文号。

第 3 节　我国药品管理法规、机构和安全性评价规范

一、我国药品管理法规和机构

结合我国国情和"药情"出发制定的第一部药品管理"基本法"《药品管理法》于 1985 年正式施行。这是药品监督管理法律法规体系核心，也是我国新药研制、申报、注册、审评、生产和经营等工作走上法治化轨道的标志。我国现行的有关药品的法律法规主要有《药品管理法》《实施条例》《中华人民共和国药典》《野生药材资源保护管理条例》《医疗用毒性药品管理办法》《放射性药品管理办法》《血液制品管理条例》《麻醉药品和精神药品管理条例》《药品类易制毒化学品管理办法》《中华人民共和国中医药条例》《疫苗流通和预防接种管理条例》《中药品种保护条例》《药品行政保护条例》等。

为了鼓励药品领域的研究开发活动和技术创新，规范新药的研制和审批，加强药品的监督管理，维护药品市场的秩序，保障用药安全，维护人民身体健康，我国已经先后出台了许多有关的知识产权法律和行政法规。包括《中华人民共和国专利法》《中华人民共和国商标法》《新药审批办法》、《新药保护和技术转让的规定》《中华人民共和国反不正当竞争法》等。

我国在 1998 年成立国家药品监督管理局（State Drug Administration，SDA），2003 年改为国家食品药品监督管理局（State Food and Drug Administration，SFDA），是国家综合监督食品、保健品、化妆品安全管理和主管药品监管的直属机构，负责对药品研究、生产、流通和使用实施行政和技术监督；负责食品、保健品、化妆品安全管理的综合监督、组织协调和依法组织开展对重大事故查处；负责保健品审评。

2018 年独立组建国家药品监督管理局（National Medical Products Administration，NMPA），由国家市场监督管理总局管理，负责药品（含中药、民族药）、医疗器械和化妆品安全监督管理。拟订监督管理政策规划，组织起草法律法规草案；拟订部门规章，并监督实施；研究拟订鼓励药品、医疗器械和化妆品新技术新产品的管理与服务政策。

国家药品监督管理局主管中国境内的药品监督管理工作，主要负责药品研制、生产、流通、

使用全过程的监督管理，以及对药品监管部门自身的监督管理，依法严厉查处各种违法违规行为。省级以下药品监督管理机构由地方政府分级管理，业务接受上级主管部门和同级卫生部门的组织指导和监督。对省、市、县三级食品药品监督管理机构与同级卫生部门职能进行整合，以切实加强食品药品安全监管，落实地方各级政府食品药品安全综合监督责任。

根据现行法律法规，药品管理工作涉及多个政府职能部门。

（一）市场监督管理部门

国家、省（区、市）市场监督管理机构管理同级药品监督管理机构。市、县药品监督管理机构作为同级政府的工作机构，保证其相对独立地依法履行职责，保证其对消费环节食品安全和药品研究、生产、流通、使用全过程的有效监管。

（二）卫生健康部门

1. 负责组织拟订国民健康政策，拟订卫生健康事业发展法律法规草案、政策、规划，制定部门规章和标准并组织实施。统筹规划卫生健康资源配置，指导区域卫生健康规划的编制和实施。制定并组织实施推进卫生健康基本公共服务均等化、普惠化、便捷化和公共资源向基层延伸等政策措施。

2. 协调推进深化医药卫生体制改革，组织深化公立医院综合改革，健全现代医院管理制度，提出医疗服务和药品价格政策的建议。制定并组织落实疾病预防控制规划、国家免疫规划及严重危害人民健康公共卫生为题的干预措施，制定检疫传染病和检测传染病目录。负责卫生应急工作，组织指导突发公共卫生事件的预防控制和各类突发公共事件的医疗卫生救援。

3. 组织拟订并协调落实应对人口老龄化政策措施，负责推进老年健康服务体系建设和医养结合工作。

4. 组织制定国家药物政策和国家基本药物制度，开展药品使用检测、临床综合评价和短缺药品预警，提出国家基本药物价格政策的建议。

5. 组织开展食品安全风险检测评估，依法制定并公布食品安全标准。负责职责范围内的职业卫生、放射卫生、环境卫生、学校卫生、公共场所卫生、饮用水卫生等公共卫生的监督管理，负责传染病的防治监督，健全卫生健康综合监督体系。牵头 WHO《烟草控制框架公约》履约工作。

6. 制定医疗机构、医疗服务行业管理办法并监督实施，建立医疗服务评价和监督管理体系。负责计划生育管理和服务工作，完善计划生育政策。

（三）中国医药管理部门

1. 负责拟定中医药和民族医药事业发展的战略、规划、政策和相关标准，起草有关法律法规和部分规章草案，参与国家重大医药项目的规划和组织实施。

2. 承担中医医疗、预防、保健、康复及临床用药等的监管管理员。规划、指导和协调中医医疗、科研机构的结构布局及其运行机制的改革。拟定各类中医医疗、保健等机构管理规范和技术标准并监督执行。

3. 负责监督和协调医疗、研究机构的中西医结合工作，拟定有关管理规范和技术标准。

4. 负责指导民族医药的理论、医术、药物的发掘、整理、总结和提高工作，拟定民族医疗机构管理规范和技术标准并监督执行。

5. 组织开展中药资源普查，促进中药资源的保护、开发和合理利用，参与制定中药产业发展规划、产业政策和以医药的扶持政策，参与国家基本药物制度建设。

6. 组织拟定中医药人才发展规划，会同有关部门拟定中医药专业技术人员资格标准并组织实施。

7. 会同有关部门组织开展中医药师承教育、毕业后教育、继续教育、相关人才培训工作，参与指导中医药教育教学改革，参与拟定各级各类中医药教育发展规划。

8. 拟定和组织实施中医药科学研究、技术开发规划，指导中医药科研条件和能力建设，管理国家重点中医药科研项目，促进中医药科技成果的转化、应用和推广。

（四）发展和改革宏观调控部门

国家发展和改革委员会的主要职能：①负责监测和管理药品宏观经济；②负责药品价格的监督管理工作；③依法制订和调整药品政府定价目录；④拟订和调整纳入政府定价目录的药品价格。

（五）人力资源和社会保障部门

人力资源和社会保障部门统筹建立覆盖城乡的社会保障体系，其主要职能：①负责统筹拟订医疗保险、工伤、失业保险政策、规划和标准；②拟订养老保险全国统筹办法和全国统一的养老、失业、工伤保险关系转续办法，会同有关部门实施全民参保计划并建立全国统一的社会保险公共服务平台。

（六）医疗保障部门

医疗保障部门负责拟定医疗保险、生育保险、医疗救助等医疗保障制度的法律法规草案、政策、规划和标准，制定部门规章并组织实施；制定定点医药机构协议和支付管理办法并组织实施，建立健全医疗保障信用评价体系和信息披露制度，监督管理纳入医保范围内的医疗服务行为和医疗费用，依法查处医疗保障领域违法违规行为；负责医疗保障经办管理、公共服务体系和信息化建设；组织制定和完善异地就医管理和费用结算政策。建立健全医疗保障关系转移接续制度，开展医疗保障领域国际合作交流。

（七）工业和信息化管理部门

工业和信息化部门负责拟定和实施生物制药产业的规划、政策和标准；承担医药行业管理工作；负责中药材生产扶持项目管理和国家药品储备管理工作。同时，配合药监部门加强对互联网药品广告的整治。

（八）商务管理部门

商务部作为药品流通行业的管理部门，负责研究制定药品流通行业发展规划、行业标准和有关政策，配合实施国家基本药物制度，提高行业组织化程度和现代化水平，逐步建立药品流通行业统计制度，推进行业信用体系建设，指导行业协会实行行业自律，开展行业培训，加强国际合作与交流。

（九）海关

海关负责药品进出口口岸的设置；药品进口与出口的监管、统计与分析。

（十）新闻宣传部门

新闻宣传部门负责加强药品安全新闻宣传和舆论引导工作。

（十一）公安部门

公安部门负责涉药刑事案件的受理和立案侦查；协同药监部门打击违法制售假、劣药品及有关麻醉药品和精神药品生产、销售、使用中的违法犯罪行为。

2019 年 12 月 1 日修订的《药品管理法》开始施行，明确将"保护和促进公众健康"作为药品管理的立法宗旨，完善了药品安全责任制度，加强了药品监督管理，对维护人民健康和用药安全有效，意义重大，影响深远。

新《药品管理法》强调对制售假劣药品等违法行为加大处罚打击力度；增加食品药品监督管理部门对涉嫌生产、经营假药、劣药的行政强制措施，进一步加强对药品广告管理，禁止处方药在大众媒体进行广告宣传，建立处方药与非处方药分类管理制度和药品生产企业、经营企业必须执行 GMP 和药品经营质量管理规范（good supply practice，GSP）等内容；对简化、完善药品生产、经营企业审评环节，统一药品审评及药品价格、回扣等问题也做出相应规定。

为保证新药研制单位申报资料和试验结论科学、公正、真实、可靠，国家药品监督管理局对药品临床前试验管理研究机构采取备案制，对药品临床试验管理医疗机构实行资格审核认定制；对新药审评采取专家库制度，增加相关专业和专家数量，使之更具广泛性、代表性、权威性。评审时采取随机遴选有关专家，以保证评审工作透明度和公正性，这些都体现新药管理的重大改革和进步。

药品监督管理技术支撑机构是药品监督管理的重要组成部分，为药品行政监督提供技术支撑与保障。在国家药品监督管理部门中，与执业药师执业工作有关的部门主要包括以下机构。

（1）中国食品药品检定研究院（原国家药品监督管理局医疗器械标准管理中心，中国药品检验总所）是国家检验药品生物制品质量的法定机构，负责药品、生物制品、医疗器械的检验、复检等技术监督；标定和管理药品标准品、对照品；对省级和企业、医疗机构进行业务指导；药学研究、工程类高级技术职称的评审；国家药物安全性评价等。

（2）国家药典委员会成立于 1950 年，是法定的国家药品标准工作专业管理机构，主要负责制定、修订各类药品、直接接触药品的包装材料和容器、药用辅料的标准；试行标准转正的技术审核；相应的技术培训、标准化建设及《中国药品标准》的编辑、出版和发行等。

（3）国家药品监督管理局药品审评中心，是国家药品监督管理局药品注册技术审评机构，为药品注册提供技术支持；按照国家药品监督管理局颁布的药品注册管理有关规章，负责组织对药品注册申请进行技术审评。

（4）国家药品监督管理局药品评价中心（药品不良反应监测中心），是国家药品再评价工作的机构，内设包括办公室、综合业务处、化学药品监测和评价一部、中药监测和评价部、化学药品监测和评价二部、医疗器械监测和评价部、化妆品监测和评价部、医疗器械监测和评价二部，共八个部门。

（5）国家药品监督管理局食品药品审核查验中心，根据《国家药监局关于所属事业单位机构调整事宜的通知》，国家药品监督管理局食品药品审核查验中心（Center for Food and Drug Inspection of NMPA，CFDI）为国家药品监督管理局直属事业单位（正局级），是专门从事药品认证管理的机构。

（6）国家药品监督管理局执业药师资格认证中心，负责执业药师资格考试、注册、继续教育和业务规范等。

（7）国家中药品种保护审评委员会（健康食品审批中心），国家中药品种保护评审委员会与国家食品药品监督管理局保健品审评中心实行一套机构、两块牌子管理，负责中药保护品种、保健品的技术审查与审评工作。

二、我国药品安全性评价规范

为确保药品安全性，有效性和质量可控性，我国参比国际有关规定，采取并制定有关药品质量的模式规范，特别是 5P（GAP、GMP、GLP、GCP、GSP）规范，形成较完备的药品质量管理体系。

（一）中药材生产质量管理规范

中药材生产质量管理规范（good agriculture practice，GAP）是基于对药材生产过程进行规范化质量管理而提出的概念，是中药现代化、国际化、标准化的基础。实施 GAP 对保证中药材、中药饮片和中成药质量有十分重要意义。GAP 内容广泛复杂，涉及药学、生物学、农学及管理科学，是一项复杂系统工程，但核心是规范生产过程以保证药材质量稳定可控。GAP 强调既保持中国传统医药特色，如地道药材和传统栽培技术和加工方法等，又倡导学习世界先进经验，如生产技术和管理模式等。中药材采纳新技术、新工艺、新品种一定要符合安全有效原则。生物技术、转基因品种应经认真鉴定和安全性评价后方可应用，2016 年取消 GAP 认证。

（二）GMP

GMP 是基于对药品生产过程监督管理，保证生产出药品符合国家药品标准，药品质量均一，不发生药品混淆或污染等情况而制定的根本措施和生产规范。我国于 1992 年 12 月 28 日起实行，1995 年由卫生部、国家中医药管理局在全国范围内推行 GMP 认证。自 2019 年 12 月 1 日起，取消 GMP、GSP 认证，实现生产许可证和 GMP 认证两证合一。取消 GMP 认证证书后，不是取消 GMP，而是要求保证药品生产全过程持续符合和遵守 GMP，GMP 现场检查相关内容合并到生产许可证核发环节。药品生产许可证副本载明通过 GMP 现场检查的生产线。

GMP 主要由硬件和软件组成，从对原料、制剂等药品生产全过程，一直到销售、退货及药品管理部门全体人员应具备条件等都做了详细规定。

（三）药物非临床研究质量管理规范

药物非临床研究质量管理规范（good laboratory practice of drug，GLP）是关于药物非临床研究中实验设计、操作、记录、报告、监督等一系列行为和实验室条件等质量管理的规范，也是一套保证药物非临床试验质量的体系。具体指在实验室条件下，为评价药品安全性，用实验系统（用于毒性试验的动物、植物、微生物和细胞等）所进行的各种毒性试验，包括单独给药的毒性试验、反复给药的毒性试验、三致试验（致癌、生殖毒性、致突变）、依赖性试验、局部用药的毒性试验及与评价药物安全性有关的其他毒性试验。

我国于 1999 年 11 月 1 日正式实施 GLP。GLP 主要针对药品、食品添加剂、农药、化学试剂、化妆品及其他医用物品对动物的毒性评价而制定，目的是严格控制药品等安全性评价中各环节，包括可能影响实验结果准确性的各种主客观因素，研究人员素质、实验设计、条件设施、标准操作规程（standard operation program，SOP）、管理监督、试验数据及总结资料等。它对新药能否进入临床研究，预测临床研究风险程度和最终评价开发价值起举足轻重作用。

GLP 实验室是新药研制全过程中的配套实验室。承担新药临床前安全性评价单位资格，须经政府主管部门和专家委员会认证评审，符合 GLP 要求后其实验结果才能得到承认。

实验动物规范化是 GLP 重要组成部分。1988 年国家科委颁布我国第一部《实验动物管理条例》，卫生部颁布《医学实验动物管理条例实施细则》和《实验动物标准》，成立医学实验动物管理委员会，并实行试验动物、技术人员、设备条件合格证制度，把我国实验动物管理推向规范化、法治化轨道。

（四）GCP

GCP 是指导我国药品临床试验的法规性文件，对提高我国新药临床试验，科研水平及与国际水准接轨有重要战略意义和积极推动作用。我国于 1999 年 9 月 1 日正式颁布并实施。

GCP 规定，所有以人为对象的研究必须符合《赫尔辛基宣言》和国际医学科学组织委员会颁布《人体生物医学研究国际道德指南》道德原则，即公正、尊重人格、使受试者最大程度尽可能避免伤害。这种管理模式主要体现在以下几方面：

1. 采用各国公认药物临床试验管理模式　GCP 是标准化临床试验管理模式，不是组织者个体行为。在道德和学术完整性基础上，保证临床试验所需满足的先决条件与应用原则一致；使临床试验在国际公认规范模式下实施，为实现各国试验数据共享公用和相互承认提供共同基础。同时，也为协调世界标准，促进药物国际转移做出贡献。

2. 更加符合法定程序和道德规范　GCP 要求只有在受试者权益得到充分保障情况下，医生才可进行人体临床试验。因此，临床试验必须遵循基本伦理道德规范，具备完整科学资料并按规定程序申报，经国家药品监督管理局批准后方能由指定临床医院严格按 GCP 管理规范进行。

3. 保证试验结论科学可靠　建立严格科学试验设计和质量管理体系是 GCP 关键，其中试验方案设计须遵从随机、盲法、对照、重复原则；而临床试验全过程，从设计、实施及数据收集和处理，资料总结，结论推导等都必须遵循科研基本法则；对试验每一阶段采取相应质量控制，以保证所得到数据真实可靠和正确处理。

4. 保障受试者权益　GCP 认真执行《赫尔辛基宣言》精神，为受试者公开提供权利、安全性和健康保证，采取包括组织上成立伦理委员会及受试者签署知情同意书等一系列措施，这是 GCP 的灵魂，也是目前临床试验必须遵从的原则。

伦理委员会（ethic committee）作为独立临床试验监督机构，以《赫尔辛基宣言》为指导原则，不受任何参与试验的组织或个人影响。其工作纲领是确保受试者权益，从为受试者提供公众保障角度对临床试验进行监督。为保证伦理委员会有广泛代表性，GCP 规定其至少由 5 人组成，其中至少一人从事非医药相关专业工作，至少一人来自其他单位。具体工作内容包括对临床试验进行审查；试验方案只有在伦理委员会签发赞同的意见后方能实施；试验期间所有试验方案修改或发生任何严重不良事件，均应向伦理委员会报告，并采取相应措施等。

知情同意书（informed consent form）是每位受试者表示自愿参加某一临床试验的文件证明。临床试验前，研究者须使受试者充分了解试验性质、目的、可能受益和危险、可供选用的其他治疗方法及自己的权利和义务等。每名志愿受试者在知道详情前提下，应对所参加试验签署书面知情同意书，以表明自己同意参加并配合完成该临床试验。当发现涉及试验用药有重要新资料时，须将知情同意书作书面修改，报伦理委员会批准并再次取得受试者同意。

5. 强化申办者职责及监督作用　申办者（sponsors）即申报主办者，是发起一项临床试验，并对试验启动、管理、财务和监察负责的公司、机构或组织。申办者通常为制药公司，若为外国机构，则必须有一个在中国具有法人资格代表按中国法规履行规定责任。申办者按国家法律法规有关规定，向国家药品监督管理局递交临床试验申请，并可委托合同研究组织执行临床试验中某些工作和任务。GCP 规定，临床试验实行"申办者负责制"，包括对整个试验过程及研究者工作监控管理；实行申办者任命并为研究者所接受的监察员制度，这是 GCP 维护受试者权利，并使临床资料具有可信性的又一新举措。

监察员（monitors）是申办者与研究者之间的主要联系人，应由有适当医学、药学专业资格，熟悉 GCP 有关法规及临床试验经验的人担任。监察员主要负责监视临床试验或多中心试验进行，以证实受试者权益受到保障，试验数字准确、完整无误，保证试验遵循已批准方案、GCP 和有关法规进行。其人数取决于临床试验的复杂程度和参与试验的医疗机构的数目。我国应尽快适应这种管理模式的变化和挑战。

6. 规范研究者职责 试验研究者（investigators）是实施临床试验并对质量及受试者安全与权益负责人员，GCP 对试验研究者提出严格要求，如研究者必须经资格审查，由具有临床试验专业特长、资格和能力人担任。试验研究者须严格按临床试验方案和 GCP 要求实施、监督及评价临床试验等，其工作质量优劣直接关系试验结论真实性和可靠性。

（五）GSP

GSP 是基于对药品经营条件控制、经营行为规范，维护正常药品经营秩序，杜绝假药、劣药，从而保证药品质量和患者用药安全而采取的重要手段和规范，目的是保证药品在运输、储存和销售过程中的质量和药效。

第4节 药品管理

药品（medicine）指用于预防、治疗、诊断人的疾病，有目的调节人的生理功能并规定有适应证或者功能主治、用法和用量的物质，包括中药材、中药饮片、中成药、化学原料药及其制剂、抗生素、生化药品、放射性药品、血清、疫苗、血液制品和诊断药品等。

国家重视发展现代药和传统药，充分发挥其在预防、医疗和保健中的作用。现代药（modern drug）指通过化学合成、生物发酵、分离提取及生物或者基因工程等现代科学技术手段获得的药品。传统药（traditional drug）指按照传统医学理论指导用于预防和治疗疾病的物质，主要来源为天然药物及其加工品，包括植物药、动物药、矿物药和部分化学、生物发酵制品。现代药和传统药的发展是相互促进、相辅相成的，也是我国医药产业的特色。努力发展现代药和传统药，将对保障人民身体健康，满足人们对健康水平日益增长的需求，促进经济发展发挥重要作用。

药品管理（drug administration）涉及药品研制、生产直到临床使用的全过程，内容广泛，包括药品临床前实验研究和临床试验研究、药品审评（含对新药审评、对已批准生产药品再评价）、药品生产（药品质量标准，药品标准品、对照品，批准文号管理、药品通用名称及商品名称）、药品购进、国家基本药物、假药和劣药界定、处方药与非处方药分类管理，以及对麻醉药品、精神药品、医疗用毒性药品、放射性药品等实施特殊管理等规定和办法。药品管理是国家为保证药品质量，增进药品疗效，保障人民用药安全、维护人民健康和权益所采取的重要举措。

一、国家基本药物

（一）概念

国家基本药物（the State Basic Drug），最初是源于为解决贫困和发展中国家药品供应所做的努力。1975 年 WHO 推荐一些国家制订基本药物，旨在使广大成员国，特别是发展中国家大部分人口得到基本药物供应。1985 年，内罗毕会议扩展基本药物概念，使其重视包括合理用药内容。WHO 基本药物目录（现行版）收载的药物是当今世界各国治疗疾病的常用药品，疗效较好、不良反应较少、价格较适中。

为响应 WHO 倡导，我国在 1992 年决定制订并推行国家基本药物制度。国家基本药物目录的出台，对我国药品生产和使用，医疗体制改革及临床合理用药产生重大影响。它既使国家有限的医药卫生资源得到合理、有效利用，又满足了广大人民群众防病治病基本需求。制定国家基本药物政策的目的，是为了加强国家对药品研制、生产、经营、使用、监管环节的科学管理和宏观调控，合理配置资源，保证满足社会公众的健康要求。使基本药物政策充分发挥其以下应有的作用：保障全体人民的身体健康；规范合理用药；促进医疗保险体制的改革；正确引导药物的研究与开发。2021年11月国家卫生健康委员会发布关于就《国家基本药物目录管理办法（修订草案）》公开征求意见的公告，在制定国家基本药物目录的程序中强调由咨询专家组根据疾病防治和临床需求，经循证医学、药品临床使用监测和药物经济学等对药品进行技术评价，提出遴选意见，形成备选目录。《2021年药品目录》收载西药和中成药共2860种，还有中药饮片892种。

（二）药物的遴选

我国基本药物遴选，既参照WHO基本药物示范目录，又根据我国具体情况、临床用药特点及疾病发病率情况，采取专家遴选与广泛征求意见相结合方式进行。遴选坚持临床必需（防治必需）、安全有效、价格合理、使用方便、中西药并重、基本保障、临床首选和基层能够配备的原则。同时，国家基本药物应当是《中华人民共和国药典》收载的，国家卫生健康部门、国家药品监督管理部门颁布药品标准的品种，或国家药品监督管理局批准正式生产的新药及正式批准进口药品。除急救、抢救用药外，独家生产品种纳入国家基本药物目录应当经过单独论证。

列入国家基本药物的品种，国家保证生产和供应，并在基本药物范围内制定公费医疗报销药品目录。国家基本药物既保持相对稳定，又将不断进行调整、补充、完善和发展。

下列药品不纳入国家基本药物目录遴选范围：①含有国家濒危野生动植物药材的；②主要用于滋补保健作用，易滥用的；③非临床治疗首选的；④因严重不良反应，国家药监部门规定暂停生产、销售或使用的；⑤违背国家法律、法规，或不符合伦理要求的；⑥国家基本药物工作委员会规定的其他情况。

二、处方药与非处方药

（一）处方药与非处方药的概念

1. 处方药（prescription drug）　国外常用术语还有ethical drug、legend drug，是指凭执业医师和执业助理医师处方才可购买、调配和使用的药品。主要包括：①刚上市新药，对其药效和副作用还需进一步观察；②产生依赖性药品，如吗啡类镇痛药及某些催眠安定药；③毒性较大药品如抗肿瘤药等；④须经医生开处方并在其指导下用药，或需实验室确诊的某些疾病用药，如治疗心血管病药品。

2. 非处方药（nonprescription drug）　国外常用术语有home remedies、proprietary nonprescription drug等，美国称其为"柜台销售药"（over the counter drug, OTC）。OTC现已成为国际通用非处方药的简称，是指由国家药品监督管理部门公布的，不需要凭执业医师和执业助理医师处方，消费者可以自行判断、购买和使用的药品。非处方药主要是治疗感冒、发热、头痛、咳嗽、过敏症（如鼻炎）及关节、消化系统病症等的药物，大多安全而有效。

（二）处方药与非处方药的分类管理

处方药与非处方药的分类管理，是国际上通行的药品管理模式。通过加强对处方药监督管理，规范对非处方药的监督管理、药品生产和经营行为，引导公众科学合理用药，将对减少药物滥用和不良反应的发生，以及保证用药的安全有效具有十分重要的作用。我国《处方药与非处方药分类管理办法（试行）》自2000年1月1日起施行。国家药品监督管理局负责处方药与非处方药分类管理办法的制定。各级药品的监督管理部门则负责辖区内处方药与非处方药分类管理的组织实施和监督执行。

处方药和非处方药的生产企业须有药品生产企业许可证，生产品种须取得药品批准文号。非处方药的标签和说明书除符合规定外，用语应科学、易懂，便于消费者自行判断、选择和使用。

鉴于我国药品生产经营企业状况和公众长期形成的传统就医购药现状，我国将采取"积极稳妥、分步实施、注重实效、不断完善"的方针推进各项工作。

非处方药分为甲、乙两类，专有标识图案则分别为红色和绿色，其中红色用于甲类非处方药品，而绿色则用于乙类非处方药品。医疗机构根据需要可决定或推荐使用非处方药。消费者则有权自主选购非处方药，并须按非处方药标签和说明书所示的内容使用。

处方药只能在国务院卫生健康主管部门和国家药品监督管理局共同指定的、专业性医药期刊进行广告宣传；而非处方药经审评可在大众传播媒介进行广告宣传。

（三）非处方药的管理要求

1. 包装 非处方药的包装必须印有国家指定的非处方药专有标识，以便消费者鉴别要点和执法人员监督检查；包装必须符合质量要求，方便储存、运输和使用；每个销售基本单元的包装必须附有标签和说明书。

2. 标签和说明书 非处方药的标签和说明书是指导患者正确判断适应证、安全用药的重要文件。非处方药的标签和说明书必须经过国家药品监督管理部门批准，用语要科学、易懂，便于消费者自行判断、选择和使用。标签内容不得超出其非处方药说明书的内容范围。

3. 警示语或忠告语 非处方药的标签及说明书或者包装上必须印有警示语或忠告语，如"请仔细阅读药品使用说明书并按说明使用或在药师指导下购买和使用！"。

4. 广告管理 非处方药是方便消费者自我保健、治疗的药品，消费者应详细了解其治疗功效。因此，非处方药可以在大众媒介上进行广告宣传，但广告内容必须经过审查、批准，不能任意夸大或篡改，以正确引导消费者科学、合理地进行自我药疗。

（四）处方药的管理要求

1. 标签、说明书 对于进入流通领域的处方药，生产企业应将相应警示语或忠告语，如"凭医师处方销售、购买和使用！"醒目地印制在药品包装或说明书上。我国实行特殊管理的药品，包括麻醉药品、精神药品、医疗用毒性药品和放射性药品，一般均属于处方药，其说明书和标签也必须印有规定的标识。

2. 广告管理 处方药只能在国务院卫生行政部门和国家药品监督管理部门共同制订的专业性医药报刊上进行广告宣传，不得在大众媒介上发布广告或者以其他方式进行以公众为对象的广告宣传。其目的是严格管理，防止消费者可能产生误导，使消费者能正确地理解和使用处方药。

（五）非处方药遴选

（1）非处方药的包装必须印有国家指定的非处方药专有标识，必须符合质量要求，方便储存、运输和使用。

（2）西药非处方药分类是参照《国家基本药物目录》，根据非处方药遴选原则与特点，划分23类，中成药非处方药分类是参考国家中医药管理局发布的《中医病证诊断疗效标准》，将其中符合非处方药遴选原则的38种病证归属为7个治疗科，即内科、外科、骨伤科、妇科、儿科、皮肤科、五官科。

（3）根据非处方药遴选原则，特殊药品包括毒性药品、麻醉药品和精神药品原则上不能作为非处方药。

（六）非处方药申报与审评

属于以下情形的，申请注册的药品可同时申请为非处方药。

（1）已有国家药品标准的非处方药的生产或者进口。

（2）经国家药品监督管理局确定的非处方药改变剂型，但不改变适应证、给药剂量和给药途径的药品。

（3）使用国家药品监督管理局确定的非处方药的活性成分组成新的复方制剂。

符合国家非处方药有关规定的注册申请，国家药品监督管理局在批准生产或者进口的同时，将该药品确定为非处方药。不能按照非处方药申请注册的药品，可经广泛临床应用后，申请转换为非处方药。

非处方药改变剂型，但不改变给药途径的，且其制剂符合非处方药要求的，一般不需进行临床试验，但口服固体制剂应进行生物等效性评价试验。使用国家药品监督管理局确定的非处方药活性成分组成新的复方制剂，应说明其处方依据，必要时应进行临床试验。

非处方药的说明书用语应科学、易懂，便于消费者自行判断、选择和使用该药品，并必须经国家药品监督管理局核准。非处方药的包装必须印有国家规定的非处方药专有标识。经国家药品监督管理局批准的非处方药，在使用中发现不适合继续作为非处方药的，国家药品监督管理局可将其转换为处方药。

（七）"双跨"药品的管理要求

既作为处方药又作为非处方药的药品，就是"双跨"药品。界定"双跨"药品的身份主要是看其适应证。某些药作为处方药时包含多个适应证，有些患者能够自我诊断和自我药疗的适应证，可在三限（限适应证、限剂量和限疗程）的规定下，将此部分适应证作为非处方药，可以安全地用于患者的小伤小病；而患者难以判断的部分仍作为处方药，于是，"双跨"药品应运而生。

1. 包装、标签、说明书管理　"双跨"药品既能按处方药管理，又能按非处方药管理，因此必须分别使用处方药和非处方药两种标签及说明书，其包装颜色也应当明显区别。"双跨"品种的非处方药部分，药品生产企业必须在国家药品监督管理部门公布转换为非处方药的品种名单及其说明书范本之后，到所在地的省级药品监督管理部门进行非处方药的审核登记，审核登记后使用非处方药的包装、标签和说明书，按非处方药进行管理。

2. 商品名管理　同一药品生产企业生产的同一药品，成分相同但剂型或规格不同的，应当使用同一商品名称。药品商品名称不得有夸大宣传、暗示疗效作用。据此，"双跨"药品不管是作为处方药还是非处方药管理，应当具有相同的商品名，并且其商品名称不得夸大或暗示药品作为处方药或非处方药的疗效。

3. 销售管理　"双跨"药品在作为处方药时，必须凭执业医师或助理执业医师开具的处方经药师审核后才能购买；而作为非处方药时，患者可以仔细按说明使用或在药师指导下购买和使用。

4. 广告管理　"双跨"药品作为处方药时不得在大众媒体发布广告或者以其他方式进行以公众为对象的广告宣传，而作为非处方药时则可以在大众媒介上进行广告宣传。因此，"双跨"药品在大众媒体发布广告，进行适应证、功能主治或疗效方面的宣传，其宣传内容不得超出其非处方药适应证（或功能主治）的范围。

三、特殊药品管理

药品是关系到公众生命健康的特殊商品，由于不同药品所具有的特性，使其临床使用和管理的风险存在一定的差异。《药品管理法》规定：疫苗、血液制品、麻醉药品、精神药品、医疗用毒性药品、放射性药品和药品类易制毒化学品等国家实行特殊管理的药品，不得在网络上销售。

为使中华民族繁荣昌盛，人民身心健康，提高生存质量，国务院于 1987～1989 年相继发布了《麻醉药品管理办法》《精神药品管理办法》《医疗用毒性药品管理办法》《放射性药品管理办法》，对麻醉药品、精神药品、医疗用毒性药品和放射性药品等实行特殊管理。具体规定了对特殊药品的标准、种植、生产、包装、检验、运输、收购、经营、调配、供应、使用、进出口及罚则等，并分别列出了相关品种。2019 年 12 月 1 日，《中华人民共和国疫苗管理法》正式实施，旨在进一步加强疫苗管理，保证疫苗质量和供应，规范预防接种，促进疫苗行业发展，保障公众健康，维护公共卫生安全。在我国特殊管理的药品包括如下。

1. 疫苗（vaccine） 是指为预防、控制疾病的发生、流行，用于人体免疫接种的预防性生物制品，分为免疫规划疫苗和非免疫规划疫苗。

2. 血液制品（blood products） 是指各种人血浆蛋白制品，包括人血白蛋白、人胎盘血白蛋白、静脉注射用人免疫球蛋白、肌注人免疫球蛋白、组织胺人免疫球蛋白、特异性免疫球蛋白、乙型肝炎免疫球蛋白、狂犬病免疫球蛋白、破伤风免疫球蛋白、人凝血因子Ⅷ、人凝血酶原复合物、人纤维蛋白原和抗人淋巴细胞免疫球蛋白等。血液制品的原料是血浆。人血浆中 92%～93% 是水，仅有 7%～8% 是蛋白质，血液制品即从这部分蛋白质分离提纯制成。

3. 麻醉药品（narcotic drugs） 是指连续使用后易产生生理依赖，能成瘾的药品，包括阿片类、可卡因类、大麻类、人工合成麻醉药类及国家药品监督管理局指定的其他易成瘾的药品、药用植物及其制剂。

4. 精神药品（psychotropic substances） 是指直接作用于中枢神经系统，能使之兴奋或抑制，连续使用会产生精神依赖性的药品。长期吸用可导致慢性中毒，出现人格改变及对社会和家庭等无责任感。

5. 医疗用毒性药品（medicinal toxic drugs） 是指毒性剧烈，治疗量与中毒剂量相近，使用不当会致人中毒或死亡的药品。特殊管理的毒性药品分中、西两大类，其中西药包括原料药，中药包括原药材和饮片。

6. 放射性药品（radioactive drugs） 是指用于临床诊断或者治疗的放射性核素制剂或其标记物，包括裂变制品、加速器制品、放射性同位素发生器及其配套药盒、放射免疫分析药盒等。放射性药品分两大类，其中一类是放射性同位素本身，即药物的主要成分，而另一类为放射性同位素标记的药物。

根据相关规定，国家药品监督管理部门对药品类易制毒化学品，实施一定的特殊管理。对兴奋剂药品，依其品种不同实施不同层次的管理。

参 考 文 献

韩培 . 2020. 中国新药注册与审评技术双年鉴 [M]. 北京：中国医药科技出版社 .

李歆，李锟 . 2021. 药事管理学 [M]. 武汉：华中科技大学出版社 .

翟铁伟，宋航 . 2021. 药品生产质量管理 [M]. 北京：科学出版社 .

（唐松云 谢 磊 张 伟 袁 敏）

第9章　循证医药

循证医药包括循证医学（evidence-based medicine，EBM）和循证药学（evidence-based pharmacy，EBP）。其中循证医学是以临床医学研究、信息学和网络技术为支撑，指导医务工作者从事临床实践、解决临床问题的一种创新理念和思维模式，对促进临床医学、医学科研、卫生决策、医学教育和新药开发等具有重要的意义。而循证药学作为循证医学的分支，对现代药学的发展起着非常关键的作用，提供了一个比经验药学更为合理的决策思想，在药学服务发展中大有可为。我们应当接受循证的理念，充分开展实践，加以推广，大胆假设、小心求证，在当前最佳证据的基础上制订临床决策。循证药学已经成为未来药学工作者必备的技能之一，药学服务人员及临床药师要尽快掌握其精髓，以便今后更好地开展药学服务。

第1节　循证医学

循证医学被誉为21世纪的临床医学，是遵循科学证据的医学，讲求以证据为基础，科学客观地进行规范化的诊疗。

一、循证医学的定义

1. 疾病谱的改变　20世纪中期，随着免疫接种的普及，传染性疾病的发病率逐年下降，人类疾病谱随之发生变化，健康问题已从传染病和营养缺乏性疾病等转变为与环境、心理和社会因素有关的肿瘤、心脑血管疾病和糖尿病等慢性非传染性疾病。疾病从单因性向多因性改变，其相应的治疗也变成综合性治疗。

2. 现代临床流行病学出现　随着临床流行病学原理和方法在临床研究中被广泛应用，随机对照试验（randomized controlled trail，RCT）被公认为评价药物临床疗效最有效的方法，产生了大量临床随机对照试验的研究结果。但是，尽管采用的均是随机对照试验设计，不同研究者针对相同临床问题得出的结果却大相径庭，出现了随机对照试验结果的多样性，而每项随机对照试验结果都自称是由权威专家提供的最高级别的证据。临床医师面对各种不同结果，难以抉择出最合适的结果，因此，亟待解决这类困境。

3. Meta 分析统计方法出现　Meta 分析统计方法是1976年由心理学家 Glass 首次提出的统计学方法，并将其运用于教育学研究领域中对多个研究结果的综合定量分析。随后，这一统计学方法被广泛应用于医学领域。

4. 计算机及网络技术的提高和普及　计算机及网络技术是20世纪科技发展的重要标志之一。计算机及网络技术、国际 Cochrane 协作网和世界各国 Cochrane 中心网的建立与发展，为临床医生快速地从光盘数据库及网络中获取医学证据，提供了现代化技术手段。以上四个基础条件的出现，促使循证医学得以产生。1992年，加拿大麦克马斯特大学的 Sackett 教授及 Guyatt 博士（生物医学系教授）在《美国医学会杂志》（*JAMA*）撰文，首次提出"循证医学"这一概念。

循证医学历经近30年的发展，其概念也在不断完善。1996年 Sackett 教授将循证医学定义为"慎重、准确、明智地应用当前所能获得的最佳研究证据为患者进行医疗决策"，强调循证医学的实践应将个人的临床专业知识与现有的最佳研究证据相结合。2000年修改为"循证医学是将最佳研究证据与临床专业知识和患者价值观相结合"。2006年再次修改为"循证医学要求将最佳研究证据与我们的临床专业知识和患者独特的价值观及情况相结合"。2017 年 Guyatt 博士在《柳叶刀》发表综述，回顾了循证医学发展的历史，认为目前循证医学的每一个领域都在积极发展，并且取得了一定的进展。无论未来怎样，循证医学已成功地提供了一个框架，就是将研究证据充分整合到医疗服务中，并提高了对个体患者价值观和偏好的必要性的认识，这将继续对临床医学和相关领域做出持久的贡献。总之，循证医学概念的演变，体现了循证医学在认识上的升华，强调其不仅仅是简单的医学证据与实践的特定联系，更是一种优化医疗实践的启发式思维和行为模式。

二、循证医学的特点

循证医学实践强调最佳研究证据、临床专业知识、患者独特的价值观和患者情况四者的完美组合，为患者制订最佳并使其满意的诊疗决策图。

（一）最佳研究证据是实践循证医学的决策依据

患者情况证据是指与临床相关的研究，包括基础医学研究，特别是以患者为研究对象的临床研究及其系统评价或 Meta 临床专业知识分析，如诊断性试验（包括体格检查）的准确性和精确性，预后指标的预测能力，治疗、康复和预防措施的效果和患者价值观最佳研究证据的全面性。如果临床医生仅依靠自己的经验而忽视最新、最佳的研究证据，可能将过时的，甚至有害的方法应用于患者，给患者造成严重的损害。实践循证医学的模式所涉及的最佳研究证据是指采用明确的方法，从科学性和临床相关性角度严格评价后获得的研究证据，具有以下特征。

1. 科学和真实 实践循证医学的证据必须设计科学，结果真实可靠，能引导临床医务人员为患者做出正确的医疗决策。

2. 具有临床价值 真实、科学的研究证据必须同时具有临床重要性，以患者为中心评价诊疗措施的疗效和安全性，进行同类诊疗技术的比较，关注终点指标并进行成本 - 效果或成本 - 效用分析。

3. 综合评价证据总体 阿奇·科克伦（Archie Cochrane）曾提出，医学界应根据特定病种 / 疗法，将所有相关的随机对照试验联合起来进行综合分析，并随着新的临床试验的出现不断更新观念，以便得出更为可靠的结论。那时大约每天有 14 篇临床试验文献发表。截至 2022 年 4 月中文生物医学文献数据库题录更新 5117 篇，西文生物医学文献数据库题录更新 38 284 篇。目前，每年发表的生物医学文献更是难以计数，平均每天发表的随机对照试验和系统评价也不再是屈指可数。这些数据为医学工作者开展循证医学提供了方便。所以，全面评估诊疗技术时，应综合评估针对同一临床问题的所有相关研究，才可能得出正确的结论；不能依靠单一研究，因为单个研究涉及地区、人群和样本量等的局限性。

4. 分类与分级 并不是所有医学研究都真实可靠，全球每年用于资助研究的 2000 亿美元中，85% 浪费在设计十分糟糕或重复的研究。因此，证据需要按主题或内容分类，如属同类则按质量分级，以帮助医务人员快速、高效获取有用信息。

5. 动态和更新 随着对疾病的深入研究，认识的升华、医疗条件的改变、人群的更迭、新评价体系和标准的出现，诊疗技术也在不断更新，研究证据也需要不断更新，才能为患者做出当前最好的决策。

6. 开放与共享 证据作为解决问题的知识产品，消耗人类的各种资源生产出来，应向所有需要者开放，为人类所共享，方便获取。为此，经过去粗取精、去伪存真，已建立了具有不同智能化程度的循证医学数据库资源，最大限度地发挥证据的价值。

（二）临床专业知识是实践循证医学的基础

临床专业知识是指临床医生应用长期临床实践所获得的临床技能和经验对患者的疾病状态、诊断、干预措施的利弊及患者的价值观与期望迅速做出判断的能力。忽视临床技能与经验，生搬硬套地应用获得的最佳临床研究证据，有可能被误导。

（三）患者价值观是实践循证医学的人文关怀体现

患者价值观是指在临床决策中，患者对自身疾病状况的关心程度、期望和对诊断、治疗措施的选择。循证医学提倡医生在重视疾病诊断、治疗的同时，应力求进入患者的内心世界，从患者的角度出发，去了解患病的过程及感受，尤其是对疾病的担心与恐惧感，疾病对机体与身心功能的影响，对治疗方案、措施的态度和期望等。建立医患之间平等友好的合作关系，形成医患诊治联盟，这样才能保证有效的诊治措施，取得患者的合作，使患者获得最佳的治疗和预后效果。鼓励患者参与临床医疗决策是为了尊重患者的权利；不同的患者因其对自身疾病的关心程度、对医生给予的诊治措施的期望值及对不良反应的耐受性等不同，最终的选择会存在明显差别。例如，对于房室结折返导致的室上性心动过速，可采用传统的药物治疗，也可进行射频消融术，但是后者可能出现多种不同的结局：手术成功；手术成功但破坏了房室结，患者需要安置起搏器；手术失败，甚至死亡。有的患者因发作频繁，而且发作时非常痛苦，宁愿选择即使可能出现严重不良反应的射频消融术；但有的患者因发作较少，不愿承受可能发生的严重不良反应，宁愿选择继续采用传统的药物治疗。

（四）患者情况是实践循证医学的个体化医疗体现

患者情况是指患者独特的临床特征和所处的医疗环境。不同患者即使患相同的疾病，因个体体质、年龄、性别、疾病临床特点、病情、病程、合并疾病等差别，均会影响医疗决策。而患者就医的医疗环境不同，医生技能、可获得的医疗资源、医院的设备条件和管理等差别，也会影响疾病诊断的准确性和干预措施的选择和效果。

三、循证医学的产生

虽然循证医学在 20 世纪 90 年代初进入人们的视野，其初衷是关注如何教育临床医生遇到问题时正确理解和应用研究证据、优化临床决策，但其历史渊源可追述至希波克拉底时代，强调医疗实践应建立在科学可信的研究证据基础上。纵观循证医学问世近 30 年，多方面的原因促进了它的产生和发展、内涵和外延的不断拓展。

1. 有限卫生资源与无限卫生需求的矛盾呼唤卫生资源的合理配置和高效使用　随着人口增长、年龄老化、新技术和新药物的应用，人类对健康需求的层次提高，医疗费用高于国内生产总值的速度增长，国家卫生总费用已超过社会经济的承受能力；而高新技术、高档设备、高价药品的层出不穷，更加剧了有限卫生资源与无限增长的卫生需求之间这一全球性的矛盾。如何在保证或提高医疗质量的前提下，促进医务人员医疗决策的科学化，合理应用现有的医学技术如药物、诊断和防治措施等，充分发挥有限卫生资源的效率，控制医疗费用上涨，均已成为迫在眉睫的系列问题。

2. 医学信息突飞猛进迫使改变传统的文献管理方式　2010 年 7 月，PubMed 检索平台已收录了 2000 万篇医学文献，平均每分钟发表 4 篇新文献。然而临床研究活动的活跃导致的信息爆炸，并未使研究证据的质量同步提高；人类大脑处理无限证据固有的局限性，使医务人员在时间、精力和技能上都无法在信息海洋中既系统、全面又快速、有效地鉴别出真实、可靠的医学文献，为患者制订最新、最佳医疗决策。布赖恩·海恩斯（Brian Haynes）等采用循证医学文献评价原则评估杂志发表文献，经过方法学和临床价值两方面的严格筛选，发现可剔除 99.96% 的文献，即临床医生每年只需阅读大约 20 篇新文献就可以掌握最新进展；而要掌握本专业领域的最新进展，每年只需阅读 5 ~ 50 篇新文献。迄今，具有不同智能化程度的循证医学数据库层出不穷，Brian Haynes 等提出的由经过评价后的证据形成的"5S"证据金字塔，可帮助临床医生针对问题快速获得由高质量证据整合后形成的证据资源。

3. 知识更新呼唤新的教育模式　1956 年，哈佛大学医学院院长伯韦尔（Burwell）教授曾说过，医学生在校期间所接受的知识中，有一半在 10 年内将证明是错误的，而糟糕的是，没有一位教师知道，哪一半是错误的。最新研究发现：每 3 年，70% 的知识可能已经过时。这就形象地说明，随着时间的飞逝，我们现有的知识和临床技能正在逐渐过时。为了更新知识和提高临床技能，临床医生常常参加一些继续教育（continuing medical education，CME）项目培训，但系统评价 CME 的随机对照试验发现，传统的灌输式项目虽能短时期内增加知识，却既不能改变临床医师的长期临床实践行为，也不能改善疾病的最终结局。如何使医务人员主动更新过时的知识，成为一名终身的自我教育者，亟须改变传统的灌输式医学教育模式。

循证医学的产生是以临床医学为基础，以研究证据为支撑，与相关学科间有密不可分的关系。

1. 临床流行病学　20 世纪 30 年代美国耶鲁大学 John R. Pual 教授首先提出临床流行病学的概念。20 世纪 70 年代后期，学者 David Sackett、Robert Fletcher 和 Alvan Feinstein 等共同创建了现代临床流行病学。临床流行病学借鉴流行病学、生物统计学、卫生经济学和社会医学的理论和方法，对临床医学研究进行严格的设计、衡量和评价，提高临床医学科研水平和医疗实践，促进医学模式的转变，推动医学的发展。临床流行病学的发展促进了临床研究数量和质量的提高，为循证医学的发展提供了大量高质量的证据。临床流行病学建立了系列评价各类临床研究证据的原则和方法，使临床医生能鉴别各类研究证据的真伪，将最佳研究证据应用于医疗实践，为患者做出最佳的医疗决策。临床流行病学是循证医学的学术基础，循证医学是临床流行病学的进一步应用、发展和升华。

2. 信息科学　20 世纪后期兴起的现代科技革命中计算机技术、信息通信技术、互联网技术及数据处理和统计学软件的开发，一方面使医学领域逐步摆脱耗时、费力、检索效果差的手工文献检索，通过快速、高效的联机检索克服了时空障碍，极大地提高了获得最新信息的速度和能力；另一方面，使医学信息和证据的产生、使用和传播以前所未有的速度发展和更新，极大提高了海量信息的发现、采集、筛选、挖掘和加工整合能力，为科学证据的生产、共享、使用和传播提供了有效的手段和良好的载体。

3. 传统医学　传统医学是以经验为主，依靠临床医生的直觉、经验或病理生理机制进行医疗决策。病理生理机制对于我们认识疾病的发生、发展规律，了解疾病的基础知识必不可少。但实验室、动物实验和离体组织研究所获得的结果与复杂人体的情况间存在一定的距离，用于指导临床实践显然不够。而循证医学强调遵循以人体为研究对象的临床研究证据，正确地认识各种诊断和干预措施的真正价值。但是循证医学并不能取代临床经验、临床技能，任何临床研究证据必须结合患者的具体情况、临床医生的经验，才能决定能否应用于自己的患者。循证医学将使传统医学实践趋于更完善、更科学。

四、循证医学实践条件与要素

基于医务人员所处的医疗条件、拥有的循证医学数据资源、自身技能的不同，临床医生可采用三种不同的模式实践循证医学。

（一）循证医学基本要素

医生、患者、证据和医疗环境构成循证医学临床实践的四个基本要素。

1. 医生 临床医生是实践循证医学的主体，具备专业知识和临床经验是循证临床实践的技术保证，对疾病的诊断和对患者的处理都是通过医生来实施的，因此，临床医生要成为循证临床实践的主体，需要具备：①系统的医学理论知识；②临床基本操作技能；③临床医疗实践经验；④严谨的科学态度；⑤敬业精神；⑥良好的职业道德。

2. 患者 患者是医疗卫生服务实践的主体，由于经济状况、宗教信仰、社会文化背景和个人喜好的不同，所以在循证临床实践过程中，医生要充分尊重患者的价值取向、愿望和需求，从患者的角度思考问题。从患者的利益出发，让患者拥有充分的知情权，与患者良好地合作，确保在诊疗过程中有良好的依从性，形成医生与患者的诊治联程。医生对于任何诊治决策的实施，都必须获得患者的接受与合作，才会取得相应的效果。因此，患者平等友好地参与、合作是循证医学临床实践的关键。

3. 证据 证据是指当前所能够获得的最好证据，"最好"不一定是最科学或最佳，而是解决某个患者具体临床实际问题的最适宜手段。证据既包括医生的临床经验，也包括应用临床流行病学原理和方法获得的研究结论，以及系统综述（systematic review，SR）和临床实践指南（clinical practice guideline，CPG），还包括基础实验研究结论等。但是，循证医学临床实践应用的证据必须具有真实性、可靠性、适用性和临床价值。

4. 医疗环境 循证医学临床实践要在具体的医疗环境下进行。因为医疗环境的不同（如不同的国家地区、不同级别的医院、同一级别不同的设备条件和医务人员的业务水平等），医生针对同一个患者，可以选择的最好证据（如诊断和治疗措施）也不相同。因此，循证临床实践必须结合当时、当地的具体医疗环境进行。

医生、患者、证据和医疗环境构成循证医学临床实践的基础，缺一不可。

（二）循证医学实践方法

完整的循证医学实践包括 5 个步骤，如下所示。

1. 提出拟解决的问题 临床医生每天都会面临许多临床问题，并不是所有问题根据已有的知识储备都能解决。因此，应综合分析采集的病史、体格检查、实验室和影像学检查结果等，发现患者存在的有关疾病病因、诊断、预防、治疗、预后等方面的不确定问题，优选亟须解决的问题，按照 PICOS 原则确定问题的要素，以方便检索相关文献资料。PICOS 中，P（participant）：目标人群。I（intervention）：干预措施，通常为药物、用药方案或用药管理措施。C（comparison）：对照干预措施，通常为其他药物或非药物干预措施。O（outcome）：药物治疗的安全性、有效性和经济性指标。S（study design or setting）：研究设计或实践环境。

2. 系统全面查找证据 基于问题类型，选择恰当的数据库，特别是经过专家筛选、根据证据的科学性和临床重要性建立的循证医学网上信息资源。为省时、省力、高效回答临床问题，应改变传统的检索方式，采用 Brian Haynes 等提出的证据金字塔模型，自上而下依次检索相应的数据库资源。

3. 严格评价证据 若检索到的证据来自己评价的循证医学数据库资源，此步骤可省略。若检索到的是未评价过的文献资料，应采用临床流行病学和循证医学评价文献的原则，严格评价文献的真实性、临床重要性和适用性，鉴定出高质量的最佳证据，而不能盲目相信。不同研究类型的文献资料的评价方法不同。

4. 综合分析，应用证据 研究证据并不能取代临床判断，文献所获得的结果是所有研究对象的"平均效应"，患者与临床研究中病例存在性别、年龄、并存症、疾病严重程度、病程、依从性、社会因素、文化背景、生物学和临床特征的差别。即便是真实、可靠且具有临床价值的研究证据也并不一定能直接应用于患者,医务人员必须综合考虑最佳证据、临床专业知识、患者的具体情况、所处的医疗环境和患者的价值观,做出相应调整,再指导临床决策。

5. 后效评价,与时俱进 评价按照上述 1 ~ 4 步骤实践后的效果和效率,若与预期结果一致,可进一步指导类似患者的临床决策;反之,应详细分析原因,找出问题,再针对问题进行新的循证研究和实践;如此循环往复以不断去伪存真,止于至善。

（三）实践循证医学的条件

1. 高素质的临床医生 临床医生是实践循证医学的主体,不仅要掌握相关医学专业的理论知识和技能,还需要具备一定的临床研究方法学、统计学、文献检索和文献严格评价等知识,较强的协作、沟通和交流能力。同时,医学研究非常活跃,很少有永恒不变的"真理",临床医生应终身学习,随时更新知识,跟踪本领域最新研究进展,才能保证为患者提供高质量的医疗服务。而层出不穷的临床研究证据,只有为临床医务工作者所熟知和应用,才能对疾病诊治产生重大影响。

2. 最佳研究证据 最佳研究证据是实践循证医学的物质基础。值得注意的是,循证医学强调使用当前最好的证据,即证据的时效性。因为,临床研究新证据不仅可以否定已被接受的临床诊断性试验和治疗方案,还将随时被更强、更准确、更有效和更安全的新证据取代。证据在进行医疗决策时是必要的,但不是唯一的,临床决策是一个十分复杂的过程,受许多因素的影响和制约,除研究证据外,还有患者和医生的因素,如患者的价值观、文化程度、宗教信仰、经济状况,医生的经验和外部因素如医疗保险、国家的政策法律、卫生资源的可获得性等。因此,临床决策必须综合考虑多方面的因素。好的证据帮助医生做出好的决策,但不能代替医生的作用。

3. 必要的软硬件设施 必要的软硬件设施是实践循证医学的技术保障,包括网络、计算机或便携式电子设备用于数据库检索、快捷易用的循证医学数据库资源、计算机检索系统等。

（四）中国实践循证医学的特殊性

如何结合中国的实际情况,借用西方科学研究的证据,提高我国的医疗卫生服务水平,是一个十分值得认真思考和讨论的问题。在中国推行循证医学会面临以下几个关键性问题:①绝大多数疾病的循证医学数据库资源多是根据欧美国家的研究证据建成,缺乏或没有足够的我国本土化证据的加入,其推荐意见直接套用到人种不同的中国患者及国内相对落后的医疗条件是否适用;②中国多数临床医生检索、评价和利用证据的意识和能力尚处于较低水平;③重要的医学文献绝大多数以英文发表,即使中国所有医生都熟练掌握了检索、评价与使用医学文献的技能,许多医生仍可能因语言障碍而不能直接快速阅读英文文献;④多数医疗机构缺乏高质量的循证医学数据库资源供医务人员方便、快速查寻;⑤中国的临床医生非常繁忙,实践循证医学的时间、精力有限;⑥中西医并重、中西药并用的特殊国策对高质量证据产生和使用的挑战。

（五）实践循证医学的意义

循证医学的产生和发展,迅速在医疗、医学教育、科研和卫生管理等方面产生了极大的影响。

1. 促进临床决策的科学化、规范就医行为 对临床医学而言,实践循证医学的目的是解决临床医疗实践中的难题,从而促进临床医学的发展。循证医学强调在临床医师个人经验、专业知识和患者参与医疗决策的基础上,结合现有最佳证据为患者做出最佳决策,从而提高临床医务工作者的素质,规范临床实践行为模式。

2. 促进医学教育模式的转变 实践循证医学的目的是促进医学教育模式的转变。从传统的医学教育模式即以授课为基础的学习，向循证医学教育模式即以问题为基础的学习的转变：①有助于培养医学生积极思维的方法、探索精神、创新能力，为今后从事临床及科研工作打下基础；②有助于强化医学生自学能力、横向思维能力、运用知识的能力、不断更新知识的能力；③培养学生具备医生的素质及能力，包括与患者交流的能力，了解医疗与社会的关系，加强与人相处的协作能力，从而有助提高学生在面对一个具体患者时，进行临床思维、诊断与鉴别诊断、处理及治疗程序，以及回答患者与家属各种问题的能力。

3. 为临床医学研究和管理提供正确的导向 循证医学的实践要求我们一方面根据临床具体问题不断查寻资料，使我们能全面、系统了解当前某一领域的研究现状，从中发现一些未解决的临床问题，作为今后研究的立题依据，为临床研究提供导向，实现"有证—查证用证，无证—创证用证"的循证医学实践模式；另一方面，我们不断严格评价获得的研究证据，能发现前人在研究某一临床问题时，在设计、实施、资料分析和论文撰写中存在的缺陷，避免今后研究中出现同样的问题，有助于促进临床科研方法学的规范化、提高研究质量。在管理方面，循证医学的理念同样可促进卫生决策、新药开发、医疗保险的科学化，合理利用卫生资源。

第 2 节　循 证 药 学

循证药学是贯穿药学科学研究和实践的重要决策方法，是循证医学的一个重要分支，是循证医学在药学领域的延伸，其遵循循证医学的基本原则，强调对患者的任何决策都需要在将当前最佳证据、临床药师的专业技能和经验、患者意愿三者结合情况下做出。在循证药学实践中，遵循"基线调查，遴选问题，有证查证，无证创证，后效评价"的步骤。循证药学在临床药物治疗、个体化给药方案设计、药物临床评价、药物遴选等临床药学各领域有广泛的应用。

一、循证药学的概念

循证药学作为循证医学理念在药学领域的运用和发展，是遵循最佳科学证据的药学实践过程，又称为"循证药学实践"，指临床药师在药学实践过程中，慎重、准确和明智地应用当前最佳证据，同时结合自身的专业知识、技能和经验，考虑患者的价值和意愿，解决临床用药问题，提供符合患者需求的药学服务过程。循证药学的核心是寻找证据、分析证据、评价证据、运用证据，据此做出合理的用药决策。

循证药学的主要服务对象为患者；实践主体是参与临床药物治疗，提供药学服务的临床药师；实践领域涉及以合理用药为核心的全部药学服务活动；实践方法是借鉴和应用循证医学的理念、原则和方法。广义的循证药学概念则是运用循证的理念和方法学，解决药学各领域的实践和研究方法问题，涉及药物研发、生产、流通、应用、管理及药学教育等领域。

二、循证药学的产生

循证药学是循证医学在药学领域的延伸，是贯穿药学研究和实践的重要决策方法。传统的药物治疗是建立在非系统观察的临床经验基础之上。在此之前，大多根据临床医师的经验和推论来评价临床药物治疗方案选择和治疗效果，临床药师参与临床药物选择治疗多是凭经验或治疗药物监测结果及不系统的药物临床研究资料或药动学研究资料。

循证药学的概念主要涉及两个方面：①作为临床药师或药剂师，应该通过系统收集文献，评价药物研究证据，获得药物疗效、安全性、经济性等资料，评估其在制订合理用药方案中的作用，并以此作为临床药物治疗的决策依据；②作为新药研发机构和研究人员，要求基于此前所有可得最佳证据及其不足开发新药。其核心内容在于临床药师如何正确寻找证据（搜集和利用文献），分析证据（判断研究报告中可能存在的偏倚），运用证据（使用科学的评价方法，以做出科学合理的用药决策）。

循证药学是 20 世纪 90 年代发展起来的一门新兴学科，伴随循证医学的发展及其在药学实践领域的应用而逐渐产生。2001 年，Wiffen 参考循证医学的定义，在其著作中将循证药学定义为"慎重、准确和明智地将当前所得最佳证据运用于患者的治疗决策"。目前，循证药学已受到国内外医药界的关注，相关理论和实践的研究文献也增长迅速。

三、循证药学的基本要素

（一）研究证据

高质量的证据是循证药学的核心。循证药学以利用当前最佳证据，解决临床实际用药问题为己任。因此，在临床药学实践中，临床药师需收集、求证和运用最佳证据。最佳证据是指目前为止相对最好、最合适的证据。如果有循证临床实践指南、系统综述和 Meta 分析等二次研究证据，可优先收集和应用，如果无二次研究证据则需要寻找原始研究证据。

原始研究证据是直接以患者为研究对象，开展临床研究而获得第一手数据，经过统计分析、处理和总结获得证据。其主要包括研究论文、学术报告、会议论文集等。原始研究证据中的临床研究可分为实验性研究和观察性研究。研究方法包括随机对照试验，交叉试验、队列研究等，其中以随机对照试验的证据级别最高。在循证药学实践中应首选前瞻性、多中心、大样本、长期随访、采用终点结局指标的研究进行解读，寻找最佳证据。

二次研究证据是尽可能全面、系统地收集某一问题的全部原始研究证据，进行严格评价、整合、处理、分析、加工和总结后得到更高层次的证据，如系统评价、临床实践指南、临床分析决策等。

（二）药师的专业知识、技能和经验

临床药学提倡将所得到的最佳临床用药证据和临床药师个人专业知识、技能和经验紧密结合，为患者制订最佳的临床给药方案和药学监护计划。忽视临床药师的临床实践经验，即使获取了最佳证据也可能用错。事实上，面对复杂的临床用药问题，针对某一具体患者，没有放之四海而皆准的"最佳证据"，必须由临床药师根据丰富的临床经验，灵活地运用这些证据，才能解决临床实际问题。由此可见，临床药师的专业知识、技能和经验是循证药学实践的基本保障。

（三）患者意愿

患者意愿是指患者所关心和期望的事项。临床药学的核心是一切以患者为中心，患者利益至上。循证药学提倡在临床药物治疗决策中，不仅要重视临床证据和临床药师的经验，而且要充分尊重患者的选择和意愿，力求从患者的角度出发，了解患者对药物治疗的认识、期望和选择，提高患者的用药依从性，获得最佳的治疗效果。

总之，循证药学是遵循证据的科学，是遵循最佳科学依据的药学实践过程。其核心思想是临床药师对患者的药物治疗应基于当前可得的最佳证据，结合自己的专业知识、技能和临床实践经验，并考虑患者的选择和意愿，将三者完美结合，做出合理的用药决策。

四、循证药学与循证医学的区别与联系

循证药学和循证医学是紧密联系的。循证医学的理论体系和研究方法在药学领域的应用催生了循证药学这一新兴学科。循证药学作为循证医学的一个分支学科，沿袭了循证医学的理论

精髓，遵循了循证医学的基本原则，借鉴了循证医学的实践模式。反过来，循证药学的发展又丰富了循证医学的研究内容和方法，拓展了循证医学的研究领域，促进了循证医学的发展。尽管循证药学和循证医学最终目标是一致的，即为患者和公众的健康服务，提高医疗服务质量和水平，提升全民健康素质，但两者在实践主体、关注环节等方面均存在不同。

五、循证药学实践的基本条件

（一）全面、深入地理解循证药学的思想和原则是循证药学实践的关键

循证理念的核心是决策有据，并强调证据的科学性和合理性。循证药学强调制订最佳的药物治疗方案和药学监护计划，必须基于当前能得到的最佳的药物临床研究证据，临床药师丰富的专业知识、技能和临床经验，并尊重患者的选择和意愿，将三者完美结合后做出的最佳用药决策。由此可见，高质量的临床用药证据是循证药学实践的物质基础；高素质的临床药师是循证药学实践的主体和保障；充分考虑和尊重患者的选择和意愿是循证药学实践的有效保证。

（二）必要的软硬件条件是循证药学实践的技术保障

强大的技术团队、广泛有效的宣传和培训、方便快捷的信息查询和处理、完备的专业数据库、严格的质控和管理体系是循证药学实践的重要技术支持和保障。因此，为实现高质量的循证药学实践和服务，建立和完善循证药学研究、实践和教育所需的软硬件设施是必要的，如图书馆、计算机信息网络、数据库和研究生招生点等。

（三）各个部门的支持、指导和管理是循证药学实践的重要保障

目前，中国循证药学还处于起步阶段，需要得到政府主管部门（如卫生健康委员会、国家药品监督管理局、工业和信息化部、教育部等）的高度重视、直接参与、宏观指导、政策和经费支持。同时，应积极开展国际合作与交流，获得国外有关学术团体或组织（包括 WHO、国际药学联合会、国际 Cochrane 协作网等）的支持和帮助，共同推进循证药学的可持续发展。

六、循证药学实践的方法与步骤

（一）提出问题

提出明确的临床药物治疗相关问题或者患者用药相关问题是循证药学实践的第一步。当面临许多用药问题时，可通过基线调查，确定临床急需解决的优选问题。临床药师根据临床诊断，结合患者具体情况和药物治疗标准，提出药物治疗相关问题，如药物选择、给药途径、给药剂量、给药间隔、给药疗程的确定，药物不良反应识别和规避，联合用药的合理性等。临床药师应勤于学习临床药学专业知识，增强对药物相关问题的敏感性，善于在临床实践中发现、提出和解决存在或潜在的用药问题，为临床合理用药提供最佳、最急需的证据。

循证药学重点关注与患者用药相关的实践、管理和研究工作，可采用 PICOS 原则将临床原始问题转化、构建为一个规范的、临床可回答的问题。

（二）查找证据

循证药学实践是遵循证据的药学实践过程，也是全面、系统地查证、寻证的过程。临床证据及其质量是循证药学的关键，是实践循证药学的基石。临床药师应善于获取有价值的药学信息、临床试验证据及系统评价结论，并将其应用于循证药学实践，为药物治疗决策服务。

1. 有证查证 对于一般临床问题，借鉴循证医学检索策略，利用各种数据库检索文献，查找适宜的证据是最便捷的解决手段，即"有证查证"。值得注意的是，随机对照试验的系统评价

是公认药物效果评价的最高级别研究证据之一，也是帮助药师临床决策的最佳证据来源。

2. 无证创证　当现有证据尚不能解答临床问题时，可首先考虑开展系统评价，通过全面收集原始研究结果，经严格质量评估，定性或定量合成数据，充分考虑研究可能引起的偏倚、药物应用的风险利弊等因素后，综合解释研究结果，并用于指导实践；当现有证据不足以支持决策时，需要将实际问题转化为可供研究的科学问题，选择最佳研究设计并开展研究，生产新的证据支持决策，即"无证创证"。

（三）评价证据

从真实性、重要性、临床适用性3个方面出发，严格、规范、科学、客观、系统地评价所获得的证据（包括查证和创证）的质量，从中找到能够解决临床问题的最佳证据，这是实践循证药学的核心环节。

（四）应用证据

将经过严格评价所获得的最佳证据（包括查证和创证）科学、合理地应用于指导临床药物治疗方案的设计与调整、药学监护计划的制订和评价，促进临床用药的安全、有效，实现循证药学实践的最终目的。

（五）后效评价

通过上述4个步骤做出临床用药决策，然后制订详细的临床药物治疗方案与药学监护计划并付诸实施后，应关注应用最佳证据，指导解决临床具体问题的结果，并对结果进行分析评价，即进行后效评价。只有经过后效评价，才算真正完成了循证药学实践的全过程。一个成功的循证药学实践过程，可用于指导进一步的实践，反之则应分析问题，查找原因，重新查找证据、评价证据、应用证据，一直到取得理想的效果，止于至善。

总之，一个完整的循证药学实践过程包括提出明确的临床药物治疗相关问题，进行基线调查，遴选问题；尽可能全面、系统地寻找针对问题的证据，做到有证查证、无证创证；对所获得的证据做出科学的评价，以获得最佳证据；应用所获得的最佳证据，制订最佳的药物治疗方案和药学监护计划；最后对药物治疗方案与药学监护计划实施效果进行后效评价。

七、循证药学的现状

目前，循证药学主要应用于新药准入及药物疗效评价、指导临床药学实践、指导药物经济学评价及指导中药进入临床等方面。

（一）利用 Meta 分析寻找最佳用药证据

指导新药准入、评价药物疗效的 Meta 分析方法能够对现有的研究资料进行分析、评价，获得更客观、准确的关于新药对某种疾病是否具有特殊疗效、不良反应是否减少、疗效是否比现有药物更好、能否明显降低药费等方面的证据，为新药的准入做出最佳选择，使新药引进的决策更加科学。

（二）应用循证药学指导临床药学实践

应用循证药学指导临床药学实践，既可以指导联合用药和判定药物不良反应，还可以科学对比、评价多种药物联合应用是否优于单一药物的疗效。例如，研究吉西他滨联合铂类药与单药方案对非小细胞肺癌治疗效果比较，收集吉西他滨联合铂类治疗晚期非小细胞肺癌的随机对照试验，结果显示，与单药方案相比，联合用药可明显提高非小细胞肺癌患者的有效率和生存率，但同时也增加了不良反应发生率。

循证药学系统评价主要采用 Meta 分析或文献综述的方法，将涉及某药物的安全性报告（包括非随机对照临床研究、随机对照试验、病例对照研究、队列研究、病例系列报告及个案病例报告等）列出的所有临床数据进行系统检索，然后评估报告的质量，将资料进行定性或定量综合，得出有关干预措施安全性的证据。

第3节　循证药学与医学的应用

一、循证药学在临床药学上的应用

（一）指导临床药学实践与个体化用药

临床药学的主要任务是以患者为中心，以合理用药为核心，为患者提供优质的药学服务，确保患者用药安全、有效、经济。循证药学作为新兴学科，通过查证、评证、用证，指导临床医师和临床药师为患者制订合理的给药方案，指导临床药师遵循循证药学理念、原则和方法，开展日常的临床药学实践活动，指导药学信息的收集和评价，促进临床合理用药，干预不合理用药，提高合理用药水平和药物治疗效果。

在临床实践过程中，由于病情复杂多变、患者对药物反应的个体差异困扰着医务工作者。临床医师和临床药师肩负着为患者做出科学、准确的临床用药决策，制订安全、有效、经济、高依从的个体化用药方案的重任。解决这些问题单凭临床经验是不够的。循证药学为临床药师深入临床实践，解决药物治疗相关问题，提供了可行且目前最有效的模式和方法。

循证药学实践实际就是遵循证据的个体化药学实践过程，是将证据应用于临床，从总体到个体、从普通到个别的推理演绎过程。如果要完成从证据到个体实施的过程，必须满足两个前提条件：①真实可靠的研究证据；②证据能被正确地应用于个体。在循证个体化实践过程中，临床药师要充分考虑每个患者的个体情况、需求、意愿和价值观，广泛收集证据，同时结合当地的医疗环境、技术条件等外部因素，为患者制订个体化给药方案，指导患者合理用药。

循证药学对于提高临床药学服务质量和水平，提高用药的安全性、有效性和经济性，提升临床药师职业素质，促进临床药学发展具有重要价值和意义。

（二）指导药物临床评价

1. 指导药物有效性评价　有效性评价是药物临床评价的重要组成部分，针对某一疾病，运用循证药学的理念、原则和方法，正确评价治疗药物的有效性，制订有效的给药方案，指导临床合理用药。

药物有效性评价主要通过原始研究和二次研究来完成。其中，原始研究主要包括随机对照试验和观察性研究。随机对照试验是评价药物临床疗效的最佳原始研究设计之一。观察性研究也可用于评价药物有效性，主要包括队列研究、病例对照研究和病例系列研究等。

二次研究最常用的方法是系统评价。随机对照试验的系统评价是公认药物效果评价的最高级别研究证据，也是帮助临床药师临床决策的最佳证据来源。

2. 指导药物安全性评价　安全性是合理用药的前提。药物不良反应 / 事件、用药错误、药源性疾病等严重影响药物应用的安全性。临床评价药物不良反应的发生率，根据发生率的高低可分别采用队列研究和随机对照试验。当不良反应发生率较低时，队列研究因样本量较大，更容易发现低概率的不良反应，其结果更加真实可靠，证据级别更高。反之，当不良反应发生率较高时，随机对照试验可提供高质量的最佳证据。

3. 指导药物经济学评价　循证药学应用于药物经济学评价主要是在遵循循证药学思想和原

则的前提下，鉴别、测量、比较、分析和评价不同药物治疗方案，以及其他治疗方案或服务项目所产生的经济效果，为临床合理用药和疾病防治决策提供科学依据。

在药物经济学研究过程中，循证药学可为其研究提供有力的证据和方法学支持，主要体现在以下三方面：一是药物安全性和有效性评价是药物经济评价的前提和基础，因此循证药学为药物经济学评价提供临床证据的肯定依据和研究前提；二是循证药学的原则和方法对药物经济学研究方法具有借鉴价值；三是循证药学所广泛采用的 Meta 分析，可为药物经济学研究提供更具代表性和可行性的高质量临床证据。

因此，在药物经济学研究过程中应遵守循证药学的原则和方法，从试验设计开始，增加成本信息的收集，从而得到给药方案经济性的可信结果。例如，中药用于脑卒中疾病治疗缺乏相关评价指标和体系，导致在其药物经济学评价过程中出现诸多指标不规范的现象，制订中药治疗脑卒中循证药物经济学评价技术要点，利用循证的核心理念、方法和技术，在关键设计与操作流程方面进行翔实的阐述，为临床治疗决策提供支持依据。

（三）指导药物利用评价

药物利用评价是指在药物治疗过程中，根据预先确立的标准，对用药全过程进行评价，并提出纠正措施，改进用药模式，达到改善治疗效果，提升药学服务质量的工作。对药物及其应用过程中遇到的问题不能仅靠临床经验和推论，否则有时会得出错误结论，而应采取科学的评价方法，而科学的评价方法离不开循证药学思想的指导。循证药学实践要求临床药师在对药物及其应用的合理性进行评价时，应尽可能收集系统、全面的证据，客观、公正地评价证据，科学、合理地应用证据，得出科学、可靠的结论，为临床用药决策和药物应用合理性评价提供最可信证据，实现药物利用评价的最终目的。

（四）指导药物临床试验

药物临床试验是在患者或志愿者身上进行的系统的药物临床研究，为药物研发过程的关键环节。目前，药物临床试验有严格的质量管理规范要求，所采用随机对照试验等科学试验方法是循证药学所要求和强调的。

然而，目前有些药物临床试验仍存在一些问题，研究质量有待提高。主要问题：诊断标准无来源、未交代或不完整；研究对象无对照组或未随机分组；观察指标主要是远期指标和经济指标；统计方法与统计资料不相称等。可见，要获得科学的药物临床试验结论，不仅需要严格执行 GCP，还需要按照循证药学的理念、原则和方法，进行科学的设计和评价。

循证药学作为药物临床试验研究的有力工具，架起国际文献互通的桥梁，大量的循证药学相关的文献研究为临床医生的治疗提供指南服务，对已有的随机对照试验和观察性研究进行系统评价，在现有研究水平上得出更具指导性的科学结论，为后续研究开展提供参考和借鉴，从而保证 GCP 与循证药学相互促进、相得益彰。

（五）指导基本药物遴选

基本药物是适应基本医疗卫生需求，剂型适宜，价格合理，能够保障供应，公众可公平获得的药品。基本药物遴选应遵循安全、有效、经济、适宜的原则，充分考虑药品安全性、有效性、经济性和适宜性，满足不同需求的人群。

1977 年开始，WHO 提出"基本药物"概念，组织世界各国制订基本药物目录，现在包括中国在内的全球 156 个国家制订了本国基本药物目录。2000 年开始，WHO 基本药物处接受循证药学的理念和方法。2002 年，我国国家药品监督管理局药品评价中心在基本药物调整工作中进行了循证评价试点。2003 年起，WHO 正式运用循证药学方法和系统评价的证据进行基本药物的遴选工作。

2003 年 3 月，国家药品监督管理局药品评价中心在京召开了"循证评价在基本药物目录遴选中的应用研讨会"，提出将采取多种办法，深入开展基本药物遴选中的循证评价与评证决策，逐步探索出一套相对完善的药品循证技术规范，以推行国家基本药物全面循证评价为契机，制订社区、基层、农村基本药物目录。2004 年开始，国家再次启动国家基本药物目录的循证评价和调整。2021 年 11 月国家卫生健康委员会发布关于就《国家基本药物目录管理办法（修订草案）》公开征求意见的公告，再次强调应由咨询专家组根据疾病防治和临床需求，经循证医学、药品临床使用监测和药物经济学等对药品进行技术评价，提出遴选意见，形成备选目录；评审专家组对备选目录进行技术论证和综合评议，形成目录初稿，送国家基本药物工作委员会各成员单位征求意见，修改完善形成目录送审稿，再经国家基本药物工作委员会审核，按程序报批。说明循证药学为国家基本药物遴选提供了更为客观公正的决策手段。此外，运用循证药学的理论和方法，可基于最佳的临床研究证据和系统评价证据指导、决策医疗机构需购进或淘汰的药物品种，规范医疗机构新增药品或淘汰药品制度，减少人为干扰，保障临床药品供应的科学性、规范性和合理性。

（六）指导药物经济学评价

1. 在未来药物评价领域中经济学指标与疗效和安全性同等重要 循证药学的最终目的是使患者的治疗效果最佳和经济负担最小。为此临床治疗应充分考虑成本 - 效果的证据，依据药物经济学方法制订科学的成本 - 效果处方，为安全、合理、有效用药及治疗决策提供科学依据，利用循证药学对药物经济学研究建立合理的评价指南，进行方法学评价（研究的设计方法、样本大小及选择、成本测量和估计、结果衡量和估计、贴现率、敏感度分析、偏倚的控制、资料的统计分析、结论的报告），保证试验结果和结论准确可靠。目前，我国进行药物经济学方面研究多是回顾性分析，采用前瞻性的随机对照试验研究较少，前瞻性研究较好的方法是进行多中心研究，但是耗时长，耗资大。

2. 指导中药临床疗效评价体系的建立 虽然近年来对中药疗效评价的研究取得了一定的进展，但是多沿用传统的经验总结方法或套用现代医学的疗效评价指标，缺乏系统的疗效评价标准和操作规程。中药走向世界，就要让世界承认它的疗效，必须进行随机对照、大样本、多中心的前瞻性临床试验，采用循证药学的方法建立全面、系统、客观的安全性和有效性评价方法体系。只有以临床与科研相结合，回顾性与前瞻性研究相结合，以病毒学改变、肝脏病理学和疾病终末事件发生为疗效的评价指标，建立体现中医药治疗优势和特色同时被国际认可疗效和安全性评价体系，才可以充分发挥中药疗效的优势，促进中医药与国际药学接轨及中医药的科学发展。

二、循证医学与循证药学结合下的运用

（一）循证医学模式下合理用药安全预警体系的构建

1. 设置导诊分诊 利用导诊分诊台，为患者提供导医服务，使患者的就诊更加有针对性。在门诊就诊的患者因病情、病种复杂多样，加上患者对医院的科室设置不熟悉、不了解就医的程序，容易因就诊的科室不正确耽误治疗或者造成疗效不好，而医院导诊分诊台的设立，通过对就诊患者进行预检和针对病症的导医服务安排患者到正确的科室就诊，既节约了患者的就医时间、使疾病得到及时准确的治疗，同时也提高了医院医疗资源的利用效率。

2. 细分临床科室 让门诊的诊疗针对性更强结合医院拥有的医疗资源，按照疾病的病种设立临床诊疗中心，使不同病症的患者，在来院就医时都可以选择到相关的临床科室进行针对性诊疗，从而提高诊治的针对性、准确性，提高治疗效果。

3. 组织医生进行专业知识的学习和培训　鼓励医生努力提高医疗水平和业务能力。在如今信息社会的条件下，医学理论和医疗技术的发展日新月异，因此，医院应该通过多种多样的形式对医生进行专业知识和技能的培训，让医生的专业能力能够跟上最前沿的医学发展，以提高临床用药的安全性和治疗效果。

4. 充分利用发达的网络和 IT 技术　建立医院的信息管理系统网络和引入计算机技术，让医院的临床用药安全性、合理性和科学性得到了极大的提高。医生使用用药软件，将门诊处方的开立与药房取药通过医院信息管理系统有机地联系到一起。一方面医生在开立处方时，能够通过电脑随时查看药房的药品信息，寻找到适合的对症药品；另一方面，用药软件还拥有提示和预警功能，在医生开出的药物不合理时，可以予以提示，避免了因用药配伍不当、用法用量不准确等因素造成药品不良事件的发生；同时，该软件的审核功能，还可以让医生对临床用药的准确性和安全性进行再次审核，如发现不恰当的用药可以及时拦截和修改，重新录入。这种药用软件在医院的实际应用，有效地提高了医院医生处方的合格率，减少了因用药不合理、不准确造成的药品安全事件的发生。

（二）依据循证药学理论指导，建立合理用药安全预警

（1）医院在循证医学模式下构建合理用药安全预警体系同时，在循证药学理论指导下，逐步建立起了合理用药安全预警。

（2）通过运用循证药学模式，临床医师与药师相互配合，从药品的采购到存储、使用及用药反应的监测全程予以安全监测和管理，有效地提升了医院药师的知识水平和业务能力，使临床用药的合理性和有效性得到了提高。

（3）建立药品全程的信息化监测、管理模式：在循证药学理论的指导下，医院引入信息化技术对药品实施了全程的信息化管理模式。从药品的采购入库开始，将相关药品的数量、产地、价格、有效期等基础数据完全录入系统之中，使药品的采购和使用都有证可查；同时，通过开发软件的预警功能，对药品库存的最高限和最低限设置预警，便于掌握药品的采购时机，方便了对药品的合理采购；另外，医院还开发、使用了软件的自动盘点和数据分析功能，随时可对库存的药品进行存量的盘点，并出具库存药品的分析报告。通过应用全程信息化药品管理模式，循证药学理论在医院的药品管理中得到了有效的应用，提高了药品管理水平。

（4）建立审方药师与临床药师相互配合的机制：在药品的临床实际使用过程中，审方药师通过对药方合理性、准确性的审核，确保了药品的使用安全；临床药师则通过患者的临床用药反应和药物治疗效果，验证药品的实际疗效。通过对临床用药的事前审核和事后监测结果进行定期总结和分析，可以有效提高临床用药的效果。

（5）依据循证药学理论指导抗菌药物的临床应用：医院临床使用的抗菌药物主要包括抗生素及合成抗菌药物，抗菌药物的不当使用、滥用，极易产生耐药性，甚至会给人体健康和生命安全造成严重威胁。依据循证药学指导，对抗菌药用临床应用的种类、剂量、使用方式及不良反应进行科学的观察分析，可以指导抗菌药物的正确临床应用，确保用药安全。

（三）依据循证护理学理论指导，建立合理用药安全预警

循证护理模式是与传统的经验护理相对的一种新型护理模式，是护理人员通过对临床护理实践经验和患者愿望的总结，结合护理学研究的最新成果，进行临床护理的决策依据，是循证医学的重要组成部分。

改变观念，重视循证总结和循证护理理论研究在循证护理模式的实践过程中，要重视和鼓

励护理人员的积极参与，鼓励护理人员主动发现和总结在护理实践中的问题，并积极探寻解决问题的措施，通过对实践经验的不断总结，结合物证护理理论的学习，逐步建立起科学的循证护理规范流程，减少药品使用过程中的不良事件。

循证护理模式是循证护理理论在临床护理实践中的实际应用，是循证护理理论的发展。在循证护理模式的临床实践过程中，护理人员要重视对护理操作实践的"循证"，查找最新、最先进的护理理论研究成果，将遇到的实际问题与文献资料进行验证，通过对现实问题与护理专业知识、文献研究成果及患者的实际需求进行有机的结合，制订有效的护理方案。最后，动态监测实施所制订的护理方案所得护理效果，依据监测结果不断地改进护理方案，以达到满意的临床治疗效果。

三、循证医学在中医药的运用

中医药以其悠久的历史、独特的理论体系和良好的临床疗效，在我国医疗保健卫生中发挥着重要作用。中医强调"整体理论"和"辨证论治"，但临床疗效评价方法的科学性和规范性不足。20 世纪末，WHO 召开的传统医学大会提出，世界要以开放的头脑接受传统医药，而传统医药能被广泛接受的关键依赖于肯定的临床疗效。WHO 制定传统医学发展策略，提倡以证据为基础评价传统医学即循证的传统医学，为提高传统医学的安全性、有效性及质量控制提供了新的思路与方法。循证医学与中医药学在实践中从碰撞走向融合，产生了循证中医药学，成为循证医学中国化发展的重要创新之一。

（一）循证中医药学的内涵

1. 从"经验"到"证据" 从某种意义上讲，现代医学基于循证医学发展，即遵循科学证据的医学。其核心思想是在临床实践和医疗卫生决策中，应尽量以客观、科学的研究结果为依据做决策。循证医学通过系统收集临床医学各领域（病因、诊断、预防、治疗、康复和预后等方面）开展的研究，进行全面的综合分析和评价，为临床医疗科研及医疗卫生决策提供可控的科学依据。

研究阶段是"求证"的过程，临床实践即"用证"的过程。英国临床流行病学家 Cochrane 在 1979 年提出并率先开展系统评价，对临床实践和研究产生了划时代的影响。循证医学的三个基本原则：①综合最佳证据；②评价证据可信度；③考虑个体患者的困境、价值和偏好。循证医学通过对医学研究产生的证据进行分级评价、信息整合，构建证据体，指导更广泛的临床实践。循证医学作为一种重要的理念和方法，根据其应用对象不同，产生了不同的分支，包括循证临床实践、循证预防医学、循证护理、循证药学、循证医学教育等。

2. 为什么要从"经验"到"证据" 循证医学与传统医学有着重要区别。传统医学以个人经验为主，医生根据自己的实践经验、高年资医师的指导，教科书和医学期刊上零散的研究报告为依据对患者进行治疗。其结果：一些真正有效的疗法因不为公众所了解而长期未被临床采用；一些实践无效甚至有害的疗法因从理论上推断可能有效而长期广泛使用。中医学是一门实践性极强的学科，加拿大循证医学专家 Sackett 提到，循证医学的理念最早起源于中国清朝乾隆年间，即用已有研究证据去解释论证中国典籍的某些论点，考据古代医学记载的真实性。考据学于明末清初兴起，在乾嘉时期达到全盛，作为清代学术的主流，影响清代学术的众多方面。

在当时乾嘉汉学"求真、求实"的学术思想指引下，注释、校勘、音韵、训诂、辑佚等研究方法大量应用到医籍的考证研究中，这是寻找"证据"且对证据进行严格评价的萌芽。例如，温病学是历代医家对于温病防治经验的积累和理论总结，发展到明清时期已渐趋成熟，诸多医家创造性地提出比较完整的温病辨治体系。

当前的临床实践证明，运用温病学理论仍能在严重急性呼吸综合征、新冠肺炎等突发公共卫生事件的防治中发挥积极作用。经验，是指经历或暴露而获得的知识或体验。信息，是指用于回答某种问题所提出的答案或形式，通常以资料和知识体现。知识，是对真实事物或抽象概念的理解。

证据，指用于支持决策的可靠依据，可强可弱。因此，基于中医药诊疗特色的从"经验"到"证据"的路径，即通过对医疗经验的观察获得信息，整合信息提炼理论，以构建知识体系，再经过研究验证形成证据。经验信息知识证据观察理论验证基于中医药诊疗特色的从"经验"到"证据"的路径。

（二）基于循证实践的中医临床相关研究实施

（1）充分认识中西医临床防治研究思路的异同，西医临床防治研究模式是首先提出假说，开展基础研究及动物实验，提出理论依据并完成安全性评价，继而开展人体研究，包括观察性研究及随机对照临床试验，最终通过系统评价等获得最佳证据。中医临床防治研究的模式则不同，首先干预措施已经过临床使用，来源于经验积累或历史性验证，再开展观察性研究，包括个案、病例系列、对比分析等，获得疗效及安全性初步证据，接着采用临床试验验证疗效与安全性，最后通过基础研究探索干预措施的科学内涵，发展和完善理论。西方医学发展至今，也开始强调个性化治疗、精准治疗，中医学始终强调个体化治疗，因此，无论对中西医何种医疗干预措施的评价，需充分考虑个性化、整体化两个层面。十几年来，刘建平教授带领团队开展中医整体性复杂干预的系列研究，逐步拆解中医干预的构成要素和作用环节，中医整体性复杂干预需要创建综合评价方法体系，如开展混合方法研究，充分采集、分析定量与定性研究资料，更全面地对中医疗效、可应用性等多方面进行评估。同时，要重视对患者体验的评估，以提高患者生活质量为重要指标。

（2）在应用来自外部证据时，需要强调个体化的治疗，即高度重视中医临床研究中 PICOS 的设计，突出中医优势。中医临床研究选题应聚焦在中医治疗的优势疾病，或疾病的优势干预环节，这就要求研究者将研究人群做更细致的划分，通过临床试验验证中医药在该病哪个环节针对哪类人群的何种疗效更突出。中医药的干预措施复杂，以中药类研究为例，经典辨证论治的中药汤剂，质量难以做到完全一致，辨证加减的应用，使安慰剂对照很难制作，近年来中药颗粒剂的应用使中药复方临床研究中药品的稳定性更高，但其安慰剂的制作尚需进一步研究，韩梅等针对中药配方颗粒的安全性开展概括性评价，研究结果提示中药配方颗粒单独使用或联合西医常规治疗一起使用，在治疗疾病的痊愈率和有效率两个结局上均优于对照组，并且不良事件的发生率较低，部分研究显示出较好的依从性和便捷性。中成药相对容易符合标准化的临床研究要求，开展上市中成药适应证的疗效评价，争取获得高质量研究证据，是中医药国际化的关键思路。

（3）规范真实世界临床研究的开展，实现多维度研究数据挖掘与共享真实世界研究的模式提供了证据多元化的基础，增加了证据应用的外推性，使证据的转化效率得以提高。近年来，中医药领域对真实世界研究抱有极大的兴趣和热情，但是开展的真实世界研究仍缺乏系统性的方法学指导，甚至存在概念的误解和方法学上的误用。

综上所述，循证医学理念起源于中医药，循证医学也必将成为中医药传承与创新发展的重要方法学支撑，促进中医药从"经验"到"证据"的转化，发挥中医药原创优势，推动我国生命科学领域的新突破。

（三）循证中医药学发展现状与存在问题

循证中医药学已发展二十余年，经历了摸索、碰撞、融合多个阶段，形成了循证中医药方法学的研究范式和系列教材。刘建平教授通过多年来对循证中医药相关研究现状的反思，发现存在"四多""四少"现象，应全面系统掌握循证医学研究方法。循证医学研究方法包括证据综合方法（如系统综述、Meta 分析等），证据评价方法（如批判性评价），以问题为导向的临床研究（如随机对照试验、真实世界研究等），规范的医疗实践方法（如临床实践指南、临床路径等），稽查医疗行为等。循证医学给传统医学带来了发展机遇，在科学决策方面，促进了经验向实证的转化；在临床实践方面，促进了诊疗行为的规范化，同时它促进了科研水平的提升，通过对中医经典方剂的现代验证、名老中医经验的总结，开发新的疾病预防、治疗手段。

（四）中医传承结合循证医学的基本研究方法

按照循证实践步骤"5A"，通过提问（ask）→ 获证（acquire）→ 评价（appraise）→ 应用（apply）→ 评估（assess）基本步骤，简要概述循证实践研究思路。

提出可回答的问题：如何将经典理论的传承、名老中医经验传承中信息的需要转变为临床相关的、可回答的问题，是开展循证研究的基础，可以从临床诊疗实践经验中寻找规律，将所要研究的问题 PICOS 化。需要明确干预措施的性质，如复方中药、具体手法或者是由多种干预技术结合形成的复杂干预技术等，这对于研究对象的选择、对照组的选择、结局指标的选择非常关键。

对证据进行系统检索：研究者通过证据检索，将一级和二级研究资源的信息提供给指南编制人员、临床医生、患者。在信息化时代，证据的检索和获取变得更加快捷，精准、高效的证据检索非常重要。对中医药研究领域的主题词及自由词进行积累，会提高检索策略构建的精准度。

严格地评价证据：需要对证据进行严格评价，评价的内容包括真实性和临床可应用性，真实性评价包括证据的可靠性和可能存在的偏倚。可靠性评价应根据其研究类型做到全面且有针对性，如对"随机化"的评价方面，要明确其随机分配的方法、随机方案执行过程中的隐藏和实施细节，必要时应联系原始研究作者进行信息核对。中医药干预措施的可应用性受很多因素影响，如非药物干预的施术者、干预场所、组织形式等，都需要在评价时加以考虑。

将评价与临床技能相结合应用于临床实践：该环节需要考虑对系统评价的综合结果、证据的强度与可靠性、效应值的估计、可应用性、成本 - 效益分析。通过严格评价我们获得了有助于临床决策强度与可靠性、效应值的估计、可应用性、成本 - 效益分析。通过严格评价我们获得了有助于临床决策的内容，此时要概括该评价结果对未来后续研究具有何种价值。因此，我们根据证据是否充分，可以将研究的干预措施明确为能改善结局的、根据现有证据应当被禁止使用的、在已知效果和已知副作用间有重要分界线的。对于大多数临床问题，中医药研究证据可能普遍相对不足，但相较于谨慎模糊的结论，更需要对下一步研究的优先性进行综合考量。

后效评价：包括应用证据与临床决策后对患者诊疗效果的影响，如应用证据后对医疗费用的影响、对医疗质量促进的影响、对提高临床研究水平的影响等。目前，中医药领域研究的后效评价绝对不足，亟待开展。通过后效评价，形成研究闭环，对基于证据的实践结果进行评估，再根据评估的结果调节干预措施的某些因素，最终实现稳定、动态的循证系统。

参 考 文 献

董斐，刘建平 . 2021. 从"经验"到"证据"：循证医学促进中医药传承创新发展 [J]. 南京中医药大学学报，37（5）：642-647.

李幼平，李静 . 2020. 循证医学 [M]. 北京：高等教育出版社 .

沈思君，鹿华彦，徐艳苹 . 2021. 从用药咨询在药学门诊的实践看药学服务的重要性 [J]. 中国处方药，19（8）：54-56.

Djulbegovic B，Guyatt G H. 2017. Progress in evidence-based medicine: a quarter century on[J]. Lancet，390（10092）：415-423.

（唐松云　张　伟　涂　剑　刘叶琴）

第 10 章　临床药理动物实验设计

医学上如传染病原和预防接种、抗生素的应用和肿瘤等的重大发现，特别是那些能引起突飞猛进的创新，几乎都是在动物实验的基础发现的。除了选择实验动物的基本原则存在共性外，不同疾病研究中的动物模型也存在一定的特点。因此有必要围绕不同的流程步骤进行设计，注重影响因素，做好数据记录和分析整理。临床药理动物实验设计主要涉及实验动物选择、设计原则、流程步骤、常见模型和数据分析等方面。

第 1 节　实验动物选择

临床药理学的临床前研究往往以符合《实验动物管理条例》的实验动物作为研究对象，认识药物的药效学、药动学和毒理学的特点及规律，为开发新药和评价药物提供科学依据。由于包括动物在内的生物学研究普遍存在个体差异，要取得精确可靠的实验结论必须进行科学设计。因此，如何选择适合的动物成为实验前期准备中一个重要的组成部分。通常要考虑的因素包括研究对象的生物学性状及其背景、相似性及基因一致性、实验可重复性和结论的准确性、实验中的伦理问题、购买的性价比，实验动物的体重、年龄和性别差异等。挑选实验动物进行临床药理学研究首先必须遵循一些普遍性原则。

一、实验动物选择的基本原则

学术界较为公认的普遍性原则有相似性、相符性、标准化、随机性、重现性，以及包含替代（replacement）、减少（reduction）和优化（refinement）的 3R 原则。

1. 相似性原则　临床药理学研究服务的最终对象是人，因此选择的实验动物应与人类具有某种相似性。例如，灵长类动物大猩猩、黑猩猩、眼镜猴等，基因与人类高度近似，得到的实验数据比较接近人，这样也容易得到学术界的认可，易于推广和应用。有些动物自发的疾病类型如自发性糖尿病中国地鼠和青光眼家兔等与人较为相似，也能运用此类动物模型开展研究。此外，部分动物的组织器官病变与人类相似，也可作为特定的疾病模型，如 OLETF 大鼠常作为糖尿病肾病的理想研究动物模型，因其在糖尿病发病晚期，肾脏常出现与人类非常相似的结节性肾小球硬化，肾脏系膜基质、肾小球和基膜的病理切片也相符；豚鼠成为研究结核病的最佳动物，因其对结核杆菌高度敏感，在皮肤接种结核杆菌后发生局部红肿等变态反应，可有效鉴别结核分枝杆菌感染和卡介苗接种；妊娠期恒河猴是研究生物制剂对生殖发育毒性、发育免疫毒性的理想实验动物，因为该动物血液生化指标、免疫功能的改变与人类妊娠期相似。

2. 相符性原则　不同的物种因生理解剖结构特征不同，对实验条件和刺激的反应也不一样，故应选择切合实验目的、能达到实验要求、对所给实验刺激有明显应答的动物。例如，小鼠具有 Y 形双子宫，卵巢外包绕着系膜，形成一个封闭的不与腹腔相通的单位；而羊、猪、猴等卵巢外不具备系膜包绕。因此制备自发性腹腔异位妊娠的动物模型，可在羊、猪、猴中选择。这样，通过在实验前详细了解选择对象，能避免手术处理时造成的误判操作，可降低实验风险，提高成功率。制备抗生素类动物模型不应选择豚鼠，因其对抗生素敏感，特别是内酰胺类青霉素、大环内酯类红霉素、四环素类金霉素，可引起肠炎甚至致死，但适用于复制过敏性休克和变态反应性动物模型。大鼠肝脏的再生能力很强，肝外科实验常用其建模。

3. 标准化原则　实验动物须到具有供应资质、能提供质量合格证的正规单位购买。购买的动物也要放置在相同等级的标准化实验环境中饲养，保持环境的一致性。只有模型性状稳定且显著、携带菌群已知可控、遗传背景清晰的实验动物，才能称为标准化实验动物。使用标准化动物有利于减少疾病、微生物、寄生虫等对实验的影响，减少不同遗传性状、动物个体差异所引起的实验反应，减少误差。例如，裸鼠移植瘤实验常使用近交系动物，同源导入近交系控制一个已知的目的基因导入原近交系，常用来制备研究此目的基因的动物模型。其影响实验成功非常关键的因素在于个体间的组织相容性及移植瘤的高度一致性。

现今的学术论文特别是高水平论文发表前，杂志社提出对实验动物的质量合格证审核；申报成果时，动物质量合格证与实验使用证明也是必须审核的资料。这些审核要求均突显了对这一原则的重视程度。

4. 随机性原则　随机性是指每个实验对象在接受处理（用药、化验、分组、抽样等）时，有相等的机会，随机遇而定，可减轻主观因素的干扰，减少或避免偏性误差，是实验设计中的重要原则之一，包括单纯随机和均衡随机两种方法。单纯随机指所有个体（患者或动物）完全按随机原则（随机数字表或抽签）抽样分配，虽然做到绝对随机，但在例数不多时，往往难以保证各组中性别、年龄、病情轻重等的构成比基本一致，故在药理实验中较少应用。均衡随机又称分层随机，首先将易于控制且对实验影响较大的因素列为分层指标，使各组的这些指标保持一致，再按随机原则将各个体分配到各组，使各组在性别、年龄、病情轻重等的构成比上基本一致。如先将同一批次动物（种属、年龄相同）按性别分为 2 大组，雌、雄各半；每大组动物再分别按体重分笼，从体重轻的笼开始逐一抓取动物，按循环分组法分别放入各组笼中，再从体重次轻的笼中抓取动物分组，直至体重最重的笼中动物分配完。这种均衡随机常用于药理学实验。

5. 重现性原则　有了足够的重复数才会取得较高的重现性，为了得到统计学所要求的重现性，必须选择合适的重复数。

（1）实验动物的基本例数：实验例数将决定重现性与结论的可靠性，每组实验动物往往会设置"基本例数"。通常实验质量越高、误差越小，所需例数越少，但不能低于"基本例数"。

1）小鼠、大鼠、鱼、蛙等小动物实验，计量资料每组 10 例，计数资料每组 30 例。

2）兔、豚鼠等中等动物实验，计量资料每组 6 例，计数资料每组 20 例。

3）犬、猫、猴、羊等大动物实验，计量资料每组 5 例，计数资料每组 10 例。

（2）实验重复数的数量：统计学中的显著性检验规定的"P"表示不能重现的概率，$P < 0.05$ 或 0.01 往往反映了重现性的高低。在重现性良好的前提下，P 值相同，重复数越多，则价值越小。说明误差波动大，或两药的均数差太小。所以，仅靠增加实验例数提高重现性有一定限度。除应重视重复数的数量，还须重视它的质量。

（3）实验重复数的质量：应保证每次重复都在同等情况下进行，即实验时间、地点、条件，动物品系、批次，药品厂商、批号，临床病情的构成比或动物病理模型的轻重分布应当相同。质量不高的重复，不仅浪费人力和物力，有时还会导致错误的结论；还应尽量采用精密、准确的实验方法，以减少误差。

6. 3R 原则　最早由英国动物学家威廉·吕塞尔（William Russell）和微生物学家雷克斯·伯奇（Rex Burch）提出，即替代、减少和优化。作为一个系统理论，3R 原则既要求符合伦理规范，又应兼顾动物福利。

（1）替代是指使用没有知觉的实验材料代替活体动物，或使用低等动物替代高等动物进行试验，并获得相同效果的科学方法。根据是否使用动物或动物组织，可分为相对替代和绝对替代。相对替代是用无痛方法处死动物，使用其细胞、组织或器官，进行体外试验研究，或利用低等动物替代高等动物的实验方法；而绝对替代则是在实验中完全不使用动物。根据替代动物的不同，替代可分为直接替代（如志愿者或人类组织等）和间接替代（如鲎试剂替代家兔做热原试验等）。根据替代的程度，又分为部分替代（如利用替代方法代替整个实验研究计划中的一部分或某一步骤等）和全部替代（如用新的替代方法取代原有的动物实验方法等）。以艾滋病研究为例，最早考虑用濒危的高级灵长类动物黑猩猩研究 HIV-1，但不论来源，还是饲养、维持都需要投入高额资金。之后经过大量研究发现，猫的免疫缺陷病毒与人同属慢病毒，初期会出现与人相似的腹泻、淋巴结肿大、消瘦、口腔溃疡等症状；与人类免疫缺陷病毒一样，也对中和抗体介导的免疫反应具有抵抗力。所以得出，由猫替代高级灵长类动物，作为艾滋病研究的模型。

（2）减少是指在科学研究中，在动物实验时，使用较少量的动物获取同样多的试验数据或使用一定数量的动物能获得更多的试验数据的科学方法。减少的目的不仅是降低成本，还是在用最少的动物达到所需的目的，同时也是对动物的一种保护。目前减少动物使用量常见的方式：①充分利用已有的数据（包括以前已获得的实验结果及其他信息资源）；②实验方案的合理设计和数据的统计分析；③替代方法的使用；④严格操作，提高试验的成功率；⑤使用高质量的实验动物。

（3）优化指在必须使用动物进行有关实验时，要通过改进和完善实验程序，尽量减少非人道程序对动物的影响范围和程度，避免或减轻给动物造成的疼痛和不安，或为动物提供适宜的生活条件，以保证动物实验结果可靠性和提高实验动物福利的科学方法。其主要内容：①实验方案设计和实验指标的优化，如采用恰当的实验动物种类、品系、年龄、性别、规格和质量标准，进行合理的分组，选择科学、可靠的检测指标等；②实验技术和条件的优化，如采用麻醉技术、熟练掌握操作技术和提供适宜的实验环境等。

除了遵守上述普遍性原则，选择实验动物还应具有一些更富地方特色的依据，如湖南宁乡花猪已有 1000 余年的饲育史，具备独特的基因构成，既有与啮齿类动物相近的特性，体型较小，繁殖和抗病能力都很强，又具有小型猪在生理解剖结构、疾病发生方面与人类更为相似的优势。故我国科研人员近些年在其遗传育种方面展开研究，培育了新的小型猪实验动物品系。中缅树鼩在我国云贵高原有固定的种群，体型小，繁殖周期短，与现存的灵长类动物有较近的亲缘关系，可自发乳腺癌。昆明动物研究所以此为基础，培育出树鼩种群，并建立了树鼩乳腺肿瘤模型。

二、各种疾病动物模型

疾病动物模型是运用生物医学或生物工程手段在动物身上复制或模拟与人类或其他动物类似疾病的状态，包括心脑血管疾病、肿瘤、免疫缺陷、神经性疾病和传染病等不同类型，供实验前设计准备。

（一）心脑血管疾病动物模型

人类常见的心脑血管系统疾病主要有 As、高血压和心肌缺血等，由于临床前研究阶段在患者体内进行各项实验受限，因此须广泛运用相应的动物模型开展研究。

1. As 早期采用的实验动物是禽类（鸡、鸽）和家兔。鸡和鸽短期饲喂胆固醇，会发生主动脉可预测区域的病变，能形成脂纹期病变，自发主动脉粥样硬化，在研究早期即具重要价值；兔本是草食动物，高脂饲料喂养可诱导出现粥样硬化病灶，因其成模速度快、重复性好，成本低，是最早用于制造高脂血症模型的动物，但其病变的局部解剖学情况和脂质代谢过程与人类不同，而且动物长期食用脂肪容易出现腹泻或皮肤病等不良反应，甚至出现死亡。之后，大鼠、小鼠、猪、犬、非人灵长类等多种实验动物也被应用于 As 的研究。其中非人灵长类特别是恒河猴，可发生广泛的心、脑和肾等处 As，是研究 As 的良好模型，还是常发生心肌梗死的少数动物之一。猪可自发 As，在用高脂饲料诱发下，可加速粥样硬化的形成。其病变特点及分布情况与人类相似，主要分布在主动脉、冠脉和脑动脉，由增生的血管平滑肌细胞、少量泡沫细胞、胆固醇结晶、纤维帽和灶性钙化组织构成。由于小型猪在生理解剖和粥样硬化病变的特点方面接近于人类，近年常被用作 As 研究的模型动物。大鼠是啮齿类动物，对胆固醇有先天耐受力，不易自发形成 As，且动物易出现"厌食"，故不易掌握每只大鼠每天高脂饲料的精确用量；但其饲养方便、抵抗力强、食性与人相近，所形成的病理改变与人早期相似，不易形成似人体的后期病变，较易形成血栓。

因此，建立合理且实用的高脂血症动物模型，首先，要考虑造模动物对膳食的脂质调节、代谢能力和生理功能等应尽可能与人类相似，较准确地反映人类疾病的各种变化，从而为疾病的预防和治疗提供思路。其次，动物应较易饲养、方便取材、指标检测简便，还应充分考虑实验目的、饲养条件和所需经费等客观条件。

2. 高血压　是我国常见的心血管疾病之一，受遗传和环境因素相互作用而形成。犬和大鼠常用于高血压的研究，其中犬尤其适合于神经精神性高血压的研究。因为犬与人类的高血压存在多处相似：①早期血压波动显著，逐渐升高，并维持在较高水平；②环境和紧张刺激可引起血压明显升高；③高血压发展过程中出现高级神经活动障碍；④血中儿茶酚胺类递质的含量增加。大鼠对药物的反应与人类相似，其繁殖、饲养、手术和血压测定也比其他动物方便，故常被选用。自发性高血压大鼠（spontaneous hypertension rat，SHR）是较好的模型之一，具体表现在如下方面：①高血压早期无明显器质性改变。②病程与人相似，血压上升早期或高血压前期有高血流动力的特征，即血压波动、心率加快、心排出量增加、左心室压力变化速率增加、肾血流量减少等；血压随年龄增加而升高加剧，到 6 个月时上升到最高水平；紧张刺激和大量食盐等环境因素加重高血压的发展。③继发心血管损害，可出现心脑肾合并症；降压治疗，则能防止或减轻病变的进展和并发症的发生。除了 SHR，目前还培育出如遗传性高血压大鼠、自发性血栓形成大鼠，米兰种、蒙斯特种、以色列种和里昂种高血压大鼠等多种类型的模型。

3. 心肌缺血　犬、猪、猫和兔都可通过结扎冠脉等方法阻塞冠脉，开展对冠心病及心肌梗死的研究。其中犬的心脏解剖与人类近似，占体重的比例较大，冠状血管手术容易操作，心脏抗紊乱的能力较强。而且犬较容易驯服，可供慢性观察，所以是心肌缺血实验良好的模型动物。

（二）肿瘤动物模型

肿瘤学属医学科学的一个分支，其中以实验动物作为主要研究对象，创立了实验肿瘤学。通过建立肿瘤动物模型可以探索肿瘤生长的本质及其发生发展的规律，为寻找对肿瘤成长及发展有抑制作用的药物和治疗方法应用于临床提供实验依据。目前较为常见的肿瘤动物模型有自发性肿瘤模型、诱发性肿瘤模型和移植性肿瘤模型。

1. 自发性肿瘤模型　选用近交系动物，是指实验动物未经任何有意识的人工处置，在自然情况下发生的肿瘤。选用自发性肿瘤模型为对象进行研究，首先因为这一类肿瘤模型比诱发性肿瘤模型与人类所患的肿瘤更为相似，有利于将动物实验结果应用到人；其次是这一类肿瘤发生的条件比较自然，有可能通过细致观察和统计分析发现原来没有发现的环境或其他的致病因素，可以观察遗传因素在肿瘤发生上的作用。但自发性肿瘤模型的发生情况参差不齐，观察时间可能较长，实验耗费较大，不能在短时间内获得大量肿瘤学材料。因实验动物种属、品系的不同，肿瘤发生的类型和发病率存在很大差异，目前可用于肿瘤研究的小鼠品系或亚系有 200 多个。

2. 诱发性肿瘤模型　利用化学致癌物质诱发实验性肿瘤的动物模型，是肿瘤实验研究中的常用方法之一。较常见的化学致癌物包括多环碳氢化合物、亚硝胺和偶氮、染料等，尤其强致癌物诱发肿瘤的成功率高，恶性程度大，如各种移植瘤。实验方法主要如下。

（1）经口给药：将化学致癌物溶于水或混合于食物中，自然喂养或灌胃，从而诱发肿瘤的发生，如食管癌、胃癌和大肠癌等肿瘤动物模型的诱导。

（2）涂抹：将煤焦油、3, 4- 苯并芘及 2- 甲基胆蒽等致癌物涂抹于动物背侧及耳部皮肤，主要诱发乳头状瘤和鳞癌等皮肤肿瘤。

（3）注射：将化学致癌物制成溶液或悬浮物，经皮下、肌内、静脉等途径注射入体内而诱发肿瘤，其中皮下注射和静脉注射最常用。

（4）气管灌注：将颗粒性致癌物制成悬浮液直接注入或用导液管注入动物气管内，常用于诱发肺癌，实验动物常采用金仓鼠或大鼠。

构建此类动物模型时，应注意各类化学致癌剂诱发动物致癌的特点。

（1）芳香胺及偶氮染料类致癌物：①通常需要长期、大量给药才能致癌；②肿瘤多发生于膀胱、肝等远离作用部位的器官；③有明显的种属差异；④由其代谢产物致癌，其本身并不是直接致癌物；⑤致癌作用往往受营养或激素的影响，如奶黄仅在以缺少蛋白质和核黄素的饲料喂饲大鼠时才引起肝癌，且雄性大鼠较敏感；而邻位氨基偶氮甲苯则易起雌性大鼠的肝癌。

（2）亚硝胺类：①致癌性强，小剂量一次给药即可致癌；②对多种动物（包括猴、豚鼠等不易诱发肿瘤的动物）的许多器官（包括食管、脑、鼻窦等不易引起癌的器官）能致癌，甚至可以通过胎盘致癌，如大鼠妊娠期予以二乙基亚硝胺可较快地引起仔鼠的神经胶质细胞瘤；③不同结构的亚硝胺具有明显的器官亲和性，如对称的二甲基亚硝胺衍生物常引起肝癌，甲基苄基亚硝胺等不对称的亚硝胺常诱发食管癌；二丁基亚硝胺能引起大鼠膀胱癌，二戊基亚硝胺能诱发肺癌，而 N- 亚硝胺类烷化剂 N- 甲基 -N'- 硝基 -N- 亚硝基胍则能引起胃肠癌。

（3）黄曲霉素：毒性很强，很小剂量（1mg/kg）即可使犬、幼龄大鼠、火鸡或小鸭致死；其致癌性也极强，是已知化学致癌物中作用最强的药物之一，最小致癌剂量比亚硝胺还要低，能诱发多种动物（鱼、猴等）出现肝癌，也可引起肾、胃及结肠发生腺癌，滴入气管内可引起肺鳞状细胞癌，皮下注射可引起局部肉瘤，还有报道称可引起泪腺、乳腺、卵巢等部位肿瘤。

3. 移植性肿瘤模型　目前现存的动物移植性肿瘤约有 400 余种，肿瘤移植一般分为同系式同种与异种移植两大类，自体式同系动物肿瘤移植不产生排斥现象，移植肿瘤的稳定性至关重要，为了达到可靠的稳定性，通常需连续传代 15 代以上，其侵袭和转移的生物学特征及对化疗药物的敏感程度均不稳定。根据瘤源需要选用纯种或杂种动物，一般用杂种动物即可，但有的瘤源必须用纯种动物才能接种成功，如小鼠白血病模型的复制需用 L615 纯种小鼠。所用动物必须发育良好，身体健康。实验用小鼠体重以 18 ～ 24g，大鼠体重以 50 ～ 80g 为宜。

（三）免疫缺陷动物模型

免疫学多选用实验动物作为研究对象，特别是各种近交系和突变系动物、无菌动物、悉生动物及无特定病原体动物的培育，为免疫学研究提供了重要手段，大大地促进了免疫学的发展。

免疫学研究中选择动物时要特别注意动物遗传因素的影响，还要注意动物的年龄、感染、营养、药物、母源、应激、免疫抑制剂等因素对动物免疫反应的影响。研究表明，小鼠、豚鼠、家兔等对特异性抗原的免疫反应受遗传控制。动物体内免疫反应的基因决定着动物对各种疾病的易感性，自身免疫病和体液免疫反应。这种免疫反应的基因紧密连接在这些动物体内主要的组织相容系统上，如带等位基因 H-2^b 的小鼠 C57L、129/J 比对小鼠白血病病毒和肿瘤病毒易感的 C58、AKR、C3H 等的抵抗力强。受遗传因素的影响，不同品系动物的免疫反应存在明显差异，不同种类动物的免疫反应也会表现出差异，如家兔是研究Ⅳ型变态反应的首选实验动物，而不能采用豚鼠和大鼠。

1. 各种实验动物的免疫学特性及其应用

（1）小鼠：建立了 MHC（主要组织适合性基因群，H-2）同类品系，对遗传学特性和免疫活性细胞的亚类均已做了详细地分析，其中先天缺乏补体成分（C4、C5 等）的品系有多种，如 K/HeN、AKR/N、B10、DZ/DsnN。小鼠的免疫球蛋白有 IgM、IgA、IgE、IgG_1、IgG_2a 和 IgG_2b，近交系小鼠对不同抗原的免疫反应在常染色体遗传控制下，这种常染色体上有支配免疫反应的基因（lr），基因连接在主要组织相容位点（H-2）上。基因 lr 可能与 T 细胞功能有关，而与 B 细胞的关系不大。

（2）大鼠：连接在主要组织相容综合体（H）上的免疫反应基因（lr）控制着对 CT（L- 谷氨酸和 L- 酪氨酸）和 GA（L- 谷氨酰胺和 L- 氨基丙酸）的免疫反应，与豚鼠相似。大鼠和豚鼠的免疫反应基 lr 控制着体液抗原 - 抗体反应和细胞免疫。已证明大鼠对绵羊红细胞（SRBC）和牛 γ- 球蛋白（BGG）的免疫反应有品系的差异，有反应素抗体 IgE，蠕虫感染常能诱发大量的 IgE 抗体。常规的免疫法只能使大鼠产生少量反应素，在体内存在的时间较短。Hooded Lister 和 Spragus-Dawley 品系大鼠能产生较多的 IgE，再次注射抗原后 IgE 也随之上升。

（3）豚鼠：建立几种容易引起迟发型过敏反应的近交系，是自身免疫病（实验性变态反应性脑脊髓膜炎）的模型。血清中的补体效价很高，胸腺存在于颈部。在大部分成熟的 T 细胞膜上存在着 MHC II 类抗原（免疫应答基因相关 Ia 抗原）。豚鼠已确定的免疫球蛋白有 IgG（IgG_1、IgG_2）、IgA、IgE。IgG_1 是变态反应的媒介，IgG_2 能在抗原抗体作用中结合补体。豚鼠的皮肤已被用作结核菌素的皮内试验和接触过敏物质的迟发型变态反应的研究，选用 2 ～ 3 月龄或体重为 350 ～ 400g 的豚鼠最合适。豚鼠 13 系比 2 系对结核菌素型变态反应敏感，而豚鼠 2 系比 13 系对接触性过敏反应敏感，Hartley 系豚鼠则对结核菌素型变态反应和接触反应都较敏感。说明抗体发生迟发型变态反应的能力同样也处于基因的控制之下。

（4）兔：实验室多采用新西兰兔制备抗体。有些品系的兔只有 20% 的抗体效价或无效价，故可将 10 只兔作为一组以得到高效价的血清。兔的集合淋巴小结（产生 IgA）、圆囊（在回盲肠连接处的集合淋巴小结）和阑尾都含有 T 细胞，集合淋巴结和阑尾内还同时存在 B 细胞。这种界限分明的 T 细胞、B 细胞系统及 B 细胞迅速增殖和迁移（肠道淋巴器官中，B 细胞参加免疫反应，但不长久停留），可使肠道局部缺乏免疫反应。兔的 IgA 大量存在于肠黏膜和初乳中，这种分泌型抗体的合成是在肠、乳房和支气管腺体间质的浆细胞及脾和淋巴结中。兔的反应素抗体相当于人的 IgE，兔的 IgM 能增强反应素的形成，而 IgG 能抑制反应素抗体生成。兔被用作过敏反应的研究。IgG 和 IgE 引起的过敏反应，临床症状相似，机制都是抗原 - 抗体结合和血小板 - 白细胞凝集形成沉淀物，释放药理活性物质（组胺和 5- 羟色胺）进入肺循环，IgG 诱发血小板或嗜碱性细胞释放影响血管的胺要依赖补体的作用，而 IgE 诱发释放的胺不依赖补体。

2. 各种免疫缺陷动物的特性及其应用

（1）裸小鼠（nude mouse）：先天性胸腺缺陷的突变小鼠，由于第 V 连锁群内裸体位点的等位基因发生纯合而形成的突变小鼠新品种，主要特征表现为无毛、裸体，而且缺乏正常胸腺。其 T 细胞缺损，不产生细胞毒效应细胞，表现为脾细胞失去膜表面的 θ 抗原（θ 抗原是某些淋巴样细胞在其 T 细胞活化前的一种分化抗原）和丧失对有丝分裂刺激物反应的能力；B 细胞正常，NK 细胞略有升高。

（2）重度联合免疫缺陷（severe combined immune-deficiency，SCID）小鼠：是一种联合免疫缺陷小鼠，由位于小鼠 16 号染色体上的 $Prkdc$（protein kinase，DNA activated，catalytic polypeptide，又名 scid）基因突变而来。其 T 细胞及 B 细胞数极少，其结果是抗体产生应答和细胞性免疫应答的缺陷。血中的免疫球蛋白量也极少，T 细胞和 B 细胞缺少抗原受体，T 细胞受体和免疫球蛋白基因再构成有关重组酶的活性低下。SCID 小鼠的巨噬细胞和 NK 细胞功能基本正常，腺嘌呤核苷脱氢酶活性属正常，还可使其他种类动物或者其他品系小鼠的杂交瘤在腹水中增殖。因此，SCID 小鼠作为严重联合免疫缺陷的模型动物，具有极高的应用价值。

（3）NOD/SCID 小鼠：通过基因编辑技术，在非肥胖性糖尿病（non-obese diabetes，NOD）小鼠品系上引入 SCID 基因突变，从而建立的新型免疫缺陷小鼠。NOD/SCID 小鼠缺乏适应性免疫系统，不再发生自发免疫性糖尿病，同时还表现出 NOD 小鼠所具有的多种固有免疫缺陷，包括 NK 细胞活性低、没有溶血补体活性，骨髓发育缺陷，是一种更易于异种移植成功并可稳定应用的动物模型。突变 SCID 基因的纯合影响了 T、B 细胞的正常发育。

（4）NPG 小鼠：也称为 NSG 或 NOG 小鼠，NOD 遗传背景的小鼠 *Prkdc* 基因突变，同时 IL-2 受体蛋白的 γ 链基因被敲除。而 *Prkdc* 基因在 T 细胞受体和 B 细胞抗体合成的基因重排阶段均具有不可或缺的功能，故此基因突变造成小鼠 T 细胞和 B 细胞均缺失，表现为细胞免疫和体液免疫的重度联合免疫缺陷。IL-2 受体的 γ 链是具有重要免疫功能的细胞因子 IL-2、IL-4、IL-7、IL-9、IL-15、IL-21 的共同受体亚基，基因敲除后机体免疫功能严重降低，尤其是 NK 细胞的活性几乎丧失。所以 NPG 小鼠既缺乏 T 细胞、B 细胞，也缺乏功能性的 NK 细胞，是迄今为止免疫缺陷程度最高的小鼠模型，被公认为最好的进行人源异种移植的受体。目前这种小鼠已被广泛用于造血、免疫、药物、病毒和肿瘤等多方面的人源化模型的研究。

（5）BRG 小鼠模型：即 BALB/c Rag2 IL2rg 小鼠模型，是一种超级免疫缺陷小鼠。通过采用 *RAG-1* 与 *RAG-2* 基因缺陷的小鼠杂交，由于这两种 *RAG* 基因所表现的蛋白在 V（D）J 重组中非常重要，因此 *RAG* 基因缺陷小鼠能有效达到无血清免疫球蛋白和无正常功能的 B 细胞和 T 细胞，不存在渗漏的个体，可能是未来取代 SCID 小鼠成为理想细胞移植接受者的动物模型，对开展人源化研究、传染病研究、自身免疫性疾病研究及异种移植试验研究都非常实用。

3. 各种补体缺损症或补体异常的动物的特性及其应用

（1）小鼠 C5 缺损症：C5 缺损小鼠的品系有 A/meJ、AKR、DBA/2J、B10、D2（old）、CA6 等，以及日本纯系化的小鼠如 DDD、KK、SII、RR、SS、NC 等。C5 缺损小鼠能在通常的饱饲养环境中健康生存，但因缺乏 C5 可提高对多种传染病的易感性，容易反复感染病菌，对肿瘤细胞或移植物的排斥反应弱，易于发生自身免疫病。

（2）大鼠 C4 缺损症：这种大鼠 C4 的数量不高于正常血清的 20%，目前仅 Wistar 品系雄性大鼠有报道可出现高百分率 C4 活性低的个体。

（3）豚鼠 C3 缺损症：近来报道，品系 2 豚鼠的 C3 缺损症发生率为 47%，此种缺损症表现为常染色体共显性遗传。

（4）兔 C6 缺损症：C6 缺损兔表现健康，但因欠缺杀菌作用，被动皮肤过敏反应和移植物排斥反应均降低，出现血液凝固障碍。

（四）神经性疾病动物模型

神经系统实验应根据其神经系统特性选择动物。

DBA/2N 小鼠（35 日龄）的听源性癫痫发生率为 100%，是研究癫痫的良好模型。

沙鼠适合于脑梗死所呈现的脑卒中、术后脑贫血及脑血流量的研究，因为它的脑椎底动脉环后交通支缺损（异于其他动物）。结扎沙鼠一侧颈总动脉数小时，20% ～ 65% 的沙鼠出现脑梗死。

高原鼠兔对吗啡不敏感，可用于神经系统方面研究吗啡对人的中枢作用，应注意吗啡对犬、兔、猴、大鼠的作用与人类一致，表现为中枢抑制，而对小鼠和猫则主要表现为中枢兴奋。

豚鼠常用作脱髓鞘疾病研究的动物模型，因其对实验性变态反应性脑脊髓炎（与人类脱髓鞘病相似）较兔、大鼠、小鼠、羊、猫、猴更为敏感。

猫与犬都具有发达的神经系统,是神经研究的良好模型。猫普遍适用于研究冲动传导、知觉及机体各系统对接触化学刺激因素如药物、工业废料等各种反应。灵活型和迟钝型的神经实验常选用犬,但犬是红、绿色盲,因而不能参与以红、绿色刺激进行的条件反射实验。

绵羊的蓝舌病和人类的脑积水相似,故适宜于脑积水研究。

黑猩猩的智力发育和人类幼儿及智能低下的成年人相近,对黑猩猩学习行为所取得的数据,可应用于人类幼儿教育,对智力低下成年人的教育也有参考价值。猴的高级神经活动发达,常用于行为学的研究。研究小儿麻痹症,猴也是优选动物。

(五)传染病动物模型

选用病毒学研究的实验动物,应首先考虑采用该病毒的易感动物。病毒学研究常选用的实验动物有金黄地鼠、小鼠、豚鼠、家兔、绵羊、禽类、猴等。分离病毒广泛使用的是乳鼠,对柯萨奇病毒、呼吸道病毒、肠道病毒和虫媒病毒感染有高度易感性。目前研究虫媒病毒常选用小鼠乳鼠及刚断乳的幼鼠,柯萨奇病毒 A 型需用出生一天内的小鼠培养。用感染乳鼠脑制备补体结合抗原,滴度较高且非特异性反应较少。灵长类动物广泛用于致病性研究,特别是可能由"慢病毒"感染引起的一些疾病。

选择实验动物还应注意影响实验效果的各种因素。因为不同种属动物对同一致病因素的易感性不同,可能对某种动物是病原体,而对另一动物并不致病;即使是同一种属动物的不同品系,对同一刺激的反应也有很大差异。此外,病毒学研究中,接种途径的改变往往导致不同的感染结果。所以实验中应尽量利用经微生物控制的动物和纯种动物。

第 2 节 动物实验设计的要素与方法

为了获得有关生物学、医学等方面的新知识或解决具体问题,动物实验是必须由经过培训的、具备研究学位或专业技术能力的人员进行或在他们的指导下进行。临床药理学的动物实验是研究药物效果的重要组成部分,精准的实验设计、合理的安排和科学的实施往往是决定成败的关键。因此,我们有必要在设计动物实验时,既考虑创新性、科学前瞻性,还要结合实际考虑可实施性。

一、动物实验的三大要素和基本原则

无论哪种动物实验都离不开受试对象、处理因素和实验效应这三大要素。动物实验中的受试对象即实验动物,处理因素是各种干预手段,在临床药理动物实验中常包括各类实验药剂,因此,通常要考虑应用阳性对照药,开展毒理学实验检测药物毒性。处理因素的数量应恰当,既不能过多,能对比突出实验效果即可;也不能太少,否则可能造成实验偏差。受试对象通过处理因素的干预,得到实验效应,通过客观和主观的处理方式得到实验数据和结果。客观的处理方式如生化仪、气血分析仪器等仪器测量所得到的指标,属于客观指标;主观的处理方式需要通过人的综合分析得到的指标,属于主观指标,容易受分析人员能力、情绪等因素的影响,如观察动物在药物干预下行为学的改变、病理切片的判断分析等。所以针对主观指标应该通过交叉分析、重复分析的方法尽量减少人为因素的影响,从而保证实验效应的质量。

动物实验主要遵循对照、随机、重复、盲法、均衡和动物福利等基本原则。

(1)对照原则:是用来检验处理因素对实验对象产生的实验效应的常用方法,包括阴性对照、阳性对照和自身对照。对照组的数量不能少于1,与实验组相比,除处理因素以外的所有干预手段均应保持一致。例如,抗结肠癌药的实验研究中,观察 COX-2 抑制剂塞来昔布对结肠癌裸鼠移植瘤肿瘤转移、微血管生成的影响。通过裸鼠背部皮下接种人结肠癌 HT-29 细胞 16 日，随机分为对照组、塞来昔布低剂量 [25mg/（kg·d）]、中剂量 [50mg/（kg·d）、75mg/（kg·d）]和高剂量组 [100mg/（kg·d）]，化疗药奥沙利铂对照组。塞来昔布是实验中的处理因素，这里的对照组即为阴性对照组，没有接受药物处理但腹腔注射同剂量的生理盐水减小非处理因素造成的实验误差。化疗药物奥沙利铂是一种已经运用于临床的化疗药物，疗效确切，在实验中作为阳性对照组，对裸鼠移植瘤模型干预的结果作为这个实验体系的标准，检验塞来昔布的实验效应。值得引起注意的是，如果本实验中作为阳性对照的化疗药奥沙利铂组无效，即使塞来昔布组有效也只能视为无意义，并应找出奥沙利铂无效的原因。自身对照是利用对照的实验手段处理同一个实验对象，对照处理可以同时进行也可以先后进行。

（2）随机原则：即在实验过程中任何一个实验个体被抽取和分组的概率都是相同的。如选取已编号的 20 只家兔开展实验，分为 A、B、C、D 四组，通过抽签或者随机数字法将编好号的 20 只家兔分组，这样任一编号后的家兔分组的概率都一样。分组、抽样都属于非处理因素，随机原则使非处理因素对实验的不同组别间的影响尽可能保持相同，再使用统计学处理得到实验结果。

（3）重复原则：重复原则不但适用于检验他人的实验结果，同时也是同一实验检验的必守原则。例如，实验设计中首先需要明确实验动物总数及各组的动物数，都会对应一个最小值，以便进行统计分析。理论上实验个体数目越大，体现的结果误差越小，可信度越高，但同时要统筹考虑经济性原则和动物福利原则。无谓地扩大实验总群数目将会造成资源的浪费，还违背了动物福利原则。

（4）盲法原则：数据分析者只针对动物实验结果进行分析处理，对相应的组别、处理手段和采集方式等信息完全不知情，避免了主观意识对结果分析干扰所造成的错误结论。这种完全屏蔽信息而采取盲做的方式，不会让操作者的主观判定干扰实验事实，因此对保持实验结果的客观性有重要的意义。

（5）均衡原则：均衡是指对所有实验对象施加的除处理因素以外的包括实验动物的年龄、体重、性别、实验器官及部位、遗传背景、饲养环境等条件均保持一致。整个实验过程中要重视上述非处理因素的一致，尽量均衡，避免遗漏细节从而对实验结果产生影响。

（6）动物福利原则：随着社会的发展，实验动物的福利及动物实验的伦理问题越来越引起人们的关注。几乎每种动物实验都会让实验主体产生焦虑、紧张、害怕甚至恐惧乃至痛苦的不良影响，因此所有能降低不良影响的手段和措施对实验对象来说就是福利。实验前，由动物伦理委员会对申请者提交的资料进行伦理审查，保障实验动物的福利和伦理符合要求。

二、动物实验设计的研究步骤和内容

科学正确地设计动物实验和依据标准，有序地进行实验操作才可能得到可重复有效的数据。因此，实验设计是成功的关键，直接关系到实验数据的质量，也直接关系到研究文章的水平。动物实验设计的研究步骤具体如下。

1. 查阅文献 科学研究必须要查阅文献。通过借助计算机和文献库广泛查阅文献，以了解研究问题的背景，明确相关的研究方法和选择的动物模型，并且排除不必要的重复研究。这个阶段的动物实验应认真考虑 3R 原则，文献查阅也将证明替代动物实验的方法是否可行。

2. 提出假设 一个完整假设的提出必须经过观察和记录所有的相关信息、分析信息并归类、在此基础上提出假设三个阶段。

3. 设计实验 高质量的实验设计应该具有充足的生物医学研究证据，从而保证实验结果的可靠性。因此，不仅应大胆假设，而且要有严格的、具有独创性的实验设计证实这个假设。假设一般包含对观察到的现象和可能发生的现象两者间关系的推测，大胆假设非常重要，特别是当提出的假设已经打破传统观念时，有可能会有伟大的发现，接下来就需要通过动物实验验证。证实假设的方法很多，但都必须经过严格、公认的程序检验。同时，专业化的条件也是必不可少的，通过选择几种不同品系的实验动物、实验过程、给药方式和饲养管理条件等，保证实验结果的一致性。

4. 验证假设　验证假设包括构建合适的动物模型和明确相应的实验方案。

（1）动物模型的构建：选择最佳动物模型总结如下。①符合 3R 原则中的替代原则，采用系统发育水平最低的动物；②充分查阅文献，与同一研究领域的同事讨论，与供应商或动物模型资源库联系，确定动物模型的渠道来源；③采用的动物具备研究要求的种属或品系专一的特点，或者符合特定研究目的；④考虑实验期间维持动物模型所需的条件；⑤最终确定动物模型前征求相关兽医的意见。

（2）实验方案的确定：实验方案是针对提出的问题、研究目标和假说，提出实验操作计划，包括确定研究变量、可控的实验操作、适合的测定参数（可准确反映实验变量控制的效应），获得样品和产生试验数据的最佳方法，以及研究中所有实物和数据的收集及测定的时间安排等。

需要讨论的实际操作问题包括动物模型的持续时间，模型中预期疾病的进程（明确测定的最适时间点），人员参加项目的时间、实验花费。如果动物接受化学或生物学处理，首先必须确定给药的最适方法，如通过饲料口服或可溶性物质饮服、强制性灌胃或注射，然后确定已知或潜在的危害因子是否存在，采用危害因子最小风险措施进行预防。所有实验操作步骤应通过实验动物中心操作规程（SOP）详细规定，满足 GLP 标准的要求，还应该明确数据分析方法。如果组间差异必须通过统计学计算，则要求实验设计阶段确定对应的统计学检验方法。

三、动物实验设计中的注意事项

1. 动物样本的确立　动物实验设计中确定样本大小即每组数量，既要满足科学研究有效性的要求，又要符合各国法律法规对使用动物数量的限制。科研人员在美国和大多数欧洲国家申请项目，必须向动物管理委员会提供实验中动物使用数量的理由，以保证应用恰当的动物数量。由于科研目的的不同，采用的实验种类不一样，所以计算实验样本大小的方法也就不一样。

（1）小规模预试验：正式实验前应充分重视小规模预试验的重要性，即应用少量动物得到预示数据或将操作技术完善，找出最适实验对象、用药剂量和实验条件及检测指标，如温度、刺激强度、营养液组方等，为正式实验做必要的准备，提高实验的重复稳定性和灵敏度。假设某科研人员要确定某基因在炎症动物模型中是否表达增强。已具备的条件是实验室有测定该基因的技术方法，现在需确定一群小鼠中该基因的差异。该研究人员预实验设计 10 只小鼠，分别在诱发炎症前、后测定该基因的表达强度。像这种小规模预实验，由于没有任何前期数据估算实验所需动物的数量，只能根据经验推测预估。而这个预实验的结果可以为正式实验提供对实验标准误差和炎症效应程度的一个粗略估算，为计算正式实验样本量的大小提供依据。另外，在测试新的化合物时更能体现小规模预实验的重要性，故预实验的数据往往是申请资助项目时证明其合理性的重要依据，可增加立项率。值得提醒的是，所有预实验也应经过实验动物管理和使用委员会同意。

（2）基于目标决定成败的实验：由于实验过程成功的概率相当不稳定，因此这类实验所用动物数量很难计算。如通过基因插入到受精卵或 ES 细胞构建转基因动物，需要的样本数量较大，原因：一是基因或 DNA 片段整合到细胞基因组中的成功率变化很大；二是移植后受精卵着床的成功率不一样；三是 DNA 随机整合到基因组时，其表达随整合位置和拷贝数的不同，变化也很大。而用 ES 细胞同源重组制作基因敲除或敲入小鼠，结果变异性要较小，比起基因插入转基因动物制作的方法，需要的动物较少。

（3）检验假说的正式实验：大多数动物实验属检验假说的正式实验，一般实验前已得到一些有用信息，可以用来计算实验所需的动物数量。在这类实验中，科研人员可以测定 3 种类型的变量：①二分变量，表现为"是 / 否"两种结果各自的百分率，如在某一限定时间内疾病的发生率；②连续变量，如某一物质在体液中的浓度（如血药浓度）；③某一事件的发生时刻，如疾病出现的时间。

2. 对照组的设定　由于过多的变量（如遗传、环境、感染因子等）对动物实验的结果会产生影响，故为消除这些外来变量或可能存在的未知变量的影响，应设定对照组。对照组应至少符合如下三方面的要求。①对等：除处理因素外，对照组具备与实验组对等的一切非处理因素，具有高度的可比性。②同步：设立的对照组与实验组在整个研究进程中始终处于同一时间和空间。③专设：任何一个对照组都是为相应的实验组专门设立，不得借用文献上的记载或以往的结果或其他研究的资料作为本研究的对照。

总之，每个实验都应使对照组与实验组动物有一个直接对应的关系。对照组主要有阳性对照、阴性对照、空白对照、安慰剂对照、实验条件对照和自身对照等。

（1）阳性对照：设定阳性对照的目的是作为一个标准，测量各实验组间的差异程度。例如，动物给予阳性药物作为对照，其结果是产生可重复的生理学改变，然后采取处理手段的实验组可用来测定是否发生如阳性药类似的改变，一般希望阳性对照组有改变。阳性对照同时也用来证明动物反应是可探测的，为实验方法提供质量控制。

（2）阴性对照：设定阴性对照的意义是保证未知变量对实验动物引起相反的效应不存在，即排除假阳性结果。例如，阴性对照组的动物不给予药物处理。

（3）空白对照：空白对照是模拟处理组的过程而实际上没有给予动物受试物或处理。例如，胆总管结扎的动物模型，空白对照组同样进行了暴露腹腔的手术操作，但未进行胆总管结扎。

（4）安慰剂对照：安慰剂（placebo）是指没有药物治疗作用的片、丸、针剂，对长期服用某种药物引起不良后果的人具有替代和安慰作用。设置安慰剂对照的目的是为克服研究者、受试对象、评价者等由于心理因素所形成的偏倚，还可消除疾病自然进程的影响。

（5）实验条件对照：对照组不施加处理因素，但施加某种与处理因素相同的实验条件，包括操作技术、被试因素溶媒或其他载体等。凡对实验效应产生影响的实验条件宜采用此法。

（6）自身对照：在同一个体观察实验处理前后某种指标的变化，即把实验处理前的观察指标作为实验处理后同一指标变化的对照，可有效减少个体差异对实验处理反应的影响。例如，研究治疗烧伤的某新药，可选用存在对称部位被烧伤的受试对象（如实验动物的双前肢或双后肢），一边用烧伤新药，另一对称部位用其他公认的阳性对照药。

3. 实验分组　应遵循随机原则，即除处理因素外，其他所有可能产生混杂效应的非处理因素在各组中尽可能保持一致，保证各组的均衡性，也是资料统计分析时进行统计推断的前提。随机包括如下三方面。①抽样随机：每一个符合条件的实验对象参加实验的机会相同，即总体中每个个体有相同的机会被抽到样本中，保证样本的代表性。②分组随机：每个实验对象分配到不同处理组的机会相同，保证其他因素在对比组间的均衡性。③实验顺序随机：每个实验对象接受处理先后的机会相同，使实验顺序的影响也达到均衡。

在随机的前提下有五种主要的分组实验设计方法。

（1）完全随机设计：亦称单因素设计，即将受试对象随机分到各处理组中进行试验观察，或分别从不同总体中随机抽样进行对比观察，适用于两个或两个以上样本的比较，各组间样本量可相等，也可不相等，但是样本相等时统计分析效率较高。通过 t 检验、方差分析、秩和检验、卡方检验等进行统计分析。这种设计方案简单，统计分析简便；但是实验效率不高，只能分析单因素。

（2）配对实验设计：将受试对象按某些特征或条件配对，然后分别把每对中的两个受试对象随机分配到实验组和对照组，再给予每对中的个体以不同处理，连续实验若干对，观察每对间的差别有无意义。配对设计的特征或条件：①动物实验常以种属、品系、性别相同，年龄、体重相近的两只动物配对；②临床疗效观察常将病种、病型、族别、性别相同，年龄相差不超过 2 ～ 3 岁，生活习惯、工作环境等相似的患者配对；③进行配对设计时应注意不要"配对过头"。实验者必须在整个研究过程中，始终能辨认属于同一对的两只动物，因此动物编号非常重要。记录实验数据应保持每对的一一对应关系，不能错乱或缺失。计算每对实验数据的差值时，顺序应当一致。通过配对 t 检验、配对符号检验、卡方检验、一致性检验等进行统计分析。配对设计可做到严格控制非处理因素对实验结果的影响，同时使受试对象间的均衡性增大，从而提高实验效率。与成组的完全随机设计相比，该设计方法可克服受试对象间由于遗传因素的差异所引起的偏差，同时还可以减少样本量。

（3）交叉实验设计：在自身配对设计基础上发展的双因素设计，可在同一对象身上观察两种处理的效应，并能减少误差，提高检验效率。例如，研究 A 药治疗高血压的疗效，以传统的抗高血压 B 药作对照。将实验动物随机分为两组，一组先给 A 药再给 B 药，另一组先给 B 药再给 A 药。第一、二阶段均为一个月，一、二阶段之间的间歇期为一周。

（4）析因实验设计：是一种多因素多水平交叉分组进行全面实验的设计方法，将两个或多个实验因素的各水平进行实验。例如，2 个因素同时进行实验，每个因素取 2 个水平，实验的总组合数有 4 个；如果每个因素取 3 个水平，则总组合数有 9 个，即这 9 种组合都要进行实验，故一般采用简单的析因实验设计。析因设计可以提供三方面的重要信息：各因素不同水平的效应大小；各因素间的交互作用；通过比较各种组合，找出最佳组合。如果在一次实验中，一个因素的水平间的效应随其他因素的水平不同而变化，因素间存在交互作用，这是各因素效应间不独立的表现。

（5）正交实验设计：正交设计适用于多因素分析，可算出各因素不同水平对实验的影响，找出最佳组合。

第 3 节　动物实验数据的记录、保存和整理

一、实验数据的记录

将实验中的各种数据尽可能详细地记录，不仅应记录动物实验数据，还要包括所用试剂、实验时间、地点、所处环境条件等原始数据。记录的数据应有较高的精确度和准确度，同时为了便于以后的识别、归类和分析，可编制记录原始实验数据的表格填写。

二、实验数据的核对与处理

1. 实验数据的核对　记录数据后，首先须对录入的数据进行核查，以确保录入数据的准确性和真实性。核查准确性可分为两步：第一步是逻辑检查，通过运行统计软件中的基本统计量过程，列出每个变量的最大和最小值，如果其变量的最大或最小值不符合逻辑，则数据有误。例如，在 SPSS 数据文件"CH29-1.sav"中，当变量"年龄"的最大值为"300"时，一定有误。利用软件的查找功能可立即找到该数据，然后根据该数据对应的标示值找出原始记录，更正该数据。第二步是数据核对，将原始数据与录入的数据一一核对，如发现错误应及时更正。为慎重起见，须采用双份录入的方式，然后用程序作一一比较，不一致者一定是录错的数据。

数据核查的另一项任务是对数据的真实性做出初步判断。例如，用流式细胞仪检测某蛋白分子量，通常这类数据的变异系数 CV 较大，常 > 20%，甚至 > 50% 或更大。如若某一实验此类指标的数据算得的 CV 小于 5%，则应考虑其真实性。

2. 实验数据的处理

（1）离群值的处理：当个别数据与群体数据严重偏离时，被称为离群值（outlier）或极值（extreme value）。判断离群值有多种方法，统计软件是其中之一。例如，SPSS 软件对离群值的定义为观察值距箱式图（box plot）的箱体底线（第 25 百分位数）或顶线（第 75 百分位数）的距离为箱体高度（四分位数间距）的 1.5 ~ 3 倍时被视为离群点，观察值距箱体底线或顶线的距离超过 3 倍的箱体高度时被视为极端值。

若有离群值出现，可分为两种情况处理：一种是如果确认数据有逻辑错误，又无法纠正，可直接删除该数据。若某一数据中某病例的身高变量为"1755"cm，且原始记录也如此，又无法找到该病例时，显然这是一个错误的记录，只能删除。另一种是若数据并无明显的逻辑错误，可将该数据剔除前后各做一次分析。若结果不矛盾，则不删除；若结果矛盾，则需要删除，还必须给予充分并合理的解释，如用何种方法确定偏离数据，该数据在实验何种干扰下产生等。

（2）统计方法前提条件的检验：应用参数方法进行假设检验往往要求数据满足某些前提条件，如两个独立样本比较；检验或多个独立样本比较的方差分析，均要求方差齐性，因此需要做方差齐性检验。如果要用正态分布法估计参考值范围，首先要检验资料是否服从正态分布。在建立各种多重回归方程时，常需检验变量间的多重共线性和残差分布的正态性。

三、实验数据的分类

在进行实验数据分析之前，需要将实验数据进行分类，方能选择正确的统计方法进行分析。而实验数据的分类可依据的步骤如下：第一个层面看反应变量是单变量、双变量或多变量；对于前者，第二个层面看属于三种资料类型中的哪一种；第三个层面看是单因素还是多因素；第四个层面看单样本、两样本还是多样本；第五个层面看是否是配对或配伍设计；第六个层面看是否满足检验方法所需的前提条件。最后根据数据分类情况确定使用对应的统计方法进行实验结果分析。

四、实验数据的保存

原始实验数据需要录入计算机备份保存，录入的文件类型可分为数据库文件、文本文件和统计应用软件三类。其中数据库文件有 dBASE、FoxBASE、Lotus、EPI info 等；文本文件如 Word 文件、Excel 文件和 WPS 文件等；统计应用软件包括 SPSS 数据文件、SAS 数据文件、Stata 数据文件等。目前，上述文件类型绝大多数都可以相互转换。

录入数据时，应遵循便于录入、核查、转换和分析的原则。便于录入是指尽可能地减少录入工作量，如用数值变量取代字符变量，可以大大地节约录入的时间和费用。便于核查是指一定要设有标示变量，以方便数据核查。便于转换是指录入数据时要考虑不同软件对字节和字符的要求，如文本文件的变量名字节可不受限制，但 SPSS 软件 12.0 以前的版本、Stata 软件等的变量名要求不超过 8 个字节；又如，有的软件不识别中文。因此，数据录入时，定义变量名时尽可能用英文，且不超过 8 个字节，而中文名可用标记的方式表示，如 SPSS 数据文件"CH29-1.sav"中将性别标记为 1="男"，2="女"。便于分析是指每项研究最好录成一个数据文件，录入的格式满足各种统计分析的需要，这样才能保证分析数据时的高效和全面。

第 4 节 影响动物实验结果的常见因素

动物实验是生命科学研究领域中不可或缺的一个环节，也是非常重要的实验条件和研究基础。其研究结果的正确性、准确性、可靠性和重复性甚至关系到人类生命的存亡。而实验动物是一个活的有机体，与人一样存在着多样性、复杂性、变异性。动物实验又受许多自然因素、人为因素及未知因素的干扰与影响。因此在开始进行动物实验之前，我们应先充分了解有哪些因素能够干扰动物实验的结果，进而采取有效的措施加以控制，以保证动物实验研究结果的正确性、准确性、可靠性和重复性。本章接下来从实验动物本身、实验动物所处环境，施加在实验动物身上的操作与药物三个方面讨论影响动物实验结果的常见因素。

一、实验动物本身对实验结果的影响

复制模型时必须强调从研究目的出发，熟悉诱发条件、宿主特征、疾病表现和发病机制，即充分了解所需动物模型的全部信息，分析是否能得到预期的结果。例如，诱发 As 动物模型，草食类动物如兔需要的胆固醇剂量比人高得多，而且病变部位并不出现在主动脉弓；病理表现为纤维组织和平滑肌增生为主，可有大量泡沫样细胞形成斑块，这与人类的情况差距较大。因此要求研究者懂得各种动物所需的诱发剂量、宿主年龄、性别和遗传性状等对实验的影响，以及动物疾病在组织学、生物化学、病理学等方面与人类疾病之间的差异。要避免选用与人类对应器官相似性很小的动物疾病作为模型材料。为了增加所复制动物疾病模型与人类疾病的相似性，应尽量选用各种敏感动物与人类疾病相应的动物模型。模型应适用于多数研究者使用，容易复制，实验中便于操作和采集各种标本。同时应该首选一般饲养员较熟悉而便于饲养的动物作研究对象，这样无须特殊的饲养设施和转运条件，在经济和技术上容易得到保证。

（一）实验动物种属和品系对结果的影响

不同种属与品系的实验动物，其基本的生命过程均具有一定的共性。故医学实验中有机体基本生命过程的反应可用动物实验来代替。但不同种属与品系的动物，不仅不同个体之间的基因型千差万别，表现型也参差不齐，因而各自具有不同的解剖和生理特点。这些不同的特点可以导致动物体内的药效学、药动学和毒性反应各不相同。熟悉并掌握这些种属与品系的差异，有助于获得理想的动物实验结果，否则可能导致整个实验失败或得到错误的结果。例如，磺胺药和异烟肼在犬的体内不能乙酰化，多以原型药从尿排出；在兔和豚鼠体内能够乙酰化，多以乙酰化形式由尿排出；而在人体内部分乙酰化，大部分是与葡糖醛酸结合，随尿排出。药物在肝脏乙酰化后不但失去了药理活性，而且不良反应也增加。可见这两种药物对不同种属动物的药效和毒性都有差别。又如，大鼠、小鼠、豚鼠和兔对催吐药不产生呕吐反应，在猫、犬和人则容易产生呕吐。同一种属中的不同品系小鼠体内肿瘤的发生率也各不相同，如 lC3H 小鼠自发乳腺癌高达 90%，AKR 小鼠白血病自发率很高；100% 的 DBA/2 小鼠发生听源性癫痫发作；而 C57BL 小鼠根本不出现这种反应。因此根据实验要求，选择正确的种属与品系的动物进行实验是获得理想结果的重要前提。

（二）实验动物性别、年龄和体重等指标对结果的影响

小鼠的性别、年龄和体重都是重要的生物量，动物的解剖生理特征和反应性随年龄而有明显的变化。一般情况幼年动物比成年动物敏感：如用断奶鼠或仔鼠做实验其敏感性比成年鼠要高。这可能与抗体发育不健全、解毒排泄的酶系尚未完善有关。老年动物的代谢功能低下，反应不灵敏，非特别情况一般不选用。因此，一般动物实验设计应选成年动物进行实验。一些慢

性实验，观察时间较长，可选择年幼、体重较小的动物做实验。研究性激素对机体影响的实验，一定要用幼年或新生的动物；制备 Alloxan 糖尿病模型和进行老年医学方面的研究应选用老年动物。10～28 月龄小鼠使用氯丙嗪后出现血糖升高，老年小鼠则血糖反而降低。吩噻嗪类药物产生锥体外系症状的概率也随年龄增加而增大。咖啡因对老年大鼠的毒性较大，而对幼年大鼠毒性较小。

1. 实验动物性别对结果的影响　不同性别动物对同一药物的反应差异较大，对各种刺激的反应也不完全相同。例如，麦角新碱用于 5～6 周龄的雄性大白鼠，可见到镇痛效果；但同样的用量给予雌性大白鼠，则不出现镇痛作用。雄性大鼠对肾上腺素的感受性强于雌鼠，而雌性大鼠对于巴比妥酸盐类的感受性则强于雄鼠。雌性动物在性周期不同阶段、妊娠和授乳时，机体对药物的反应也会有较大的变化。当需要了解药物对妊娠及胎儿在宫内和产后的影响时，可以选用处于不同生理时期的雌性动物，但科研工作中通常优先选用雄性或雌雄各半动物开展实验，目的是可以减少性别对实验研究的影响。

2. 动物年龄对实验结果的影响　动物的解剖生理特点和反应性随年龄的增长而出现明显的改变。例如，胎儿、新生儿、幼儿、青年、壮年、老年等对致病因素、药物、毒物的反应也各不相同。幼年动物一般比成年动物更为敏感，而老年动物又因组织衰退、代谢及功能低下，反应不灵敏。因此，动物实验最常选用的是成年动物。一些慢性实验观察时间较长，可酌情选择年幼、体重较小的动物。吩噻嗪类药物产生锥体外系症状随年龄增加而发生率提高，咖啡因对老年大鼠的毒性较大而对幼鼠毒性较小。由此可见，动物的年龄应以出生日期为准，年龄可直接影响实验的结果。

3. 动物体重对实验结果的影响　实验动物的年龄与体重大致成正比关系，大、小鼠常根据体重推算其年龄，但体重的大小和饲养管理又有着密切关联。所以，动物体重也可影响实验结果。

（三）动物的健康和疾病状态对结果的影响

一般而言，健康动物常对药效或药物的不良反应有较强的耐受性，而处于疾病状态的动物的耐受性显著降低。健康动物对各种刺激的耐受性也比不健康或有病的动物强，所得到的实验结果比较稳定，具有较好的一致性和重现性。因此在医学实验研究中一定要选用健康动物进行实验，患有疾病或处于衰竭、饥饿、寒冷、炎热等状态的动物，均会影响实验结果。所以在科研实验中要求选用具有国家认证资质的动物繁育饲养室饲养的健康动物，应用这样的实验动物进行研究所得到的实验数据和实验结果才具有科学性和可靠性。否则，应用患病动物尤其是患有潜在疾病的动物所得到的实验数据是不可信和不科学的。一般情况下，当实验动物机体处于功能增强或减弱的情形时对药物的反应也会出现偏差，只有在机体功能处于正常状态时才能获得准确、可靠和科学的实验结果。

同时，动物病原体感染对实验结果也有很大的影响，不同的实验动物常具有各自不同的易感病原体，在群体饲养的条件下极易造成疾病的暴发和流行，对实验研究产生严重的干扰和影响，甚至可能出现导致实验动物全部死亡的严重后果。病原体感染实验动物的形式多种多样，有的呈隐性感染，一般不导致死亡，但却影响动物机体的内环境稳定性和反应性，改变机体正常的免疫功能状态，或与其他病原体产生协同、激发或拮抗作用，使实验研究和结果受到干扰及严重影响；有的感染不仅引起动物发病，出现临床症状和组织病理改变，甚至引起动物大量死亡。例如，小鼠的脱脚病（鼠痘）、病毒性肝炎等；大鼠的沙门菌病、病毒性肺炎等；豚鼠的维生素 C 缺乏症、沙门菌病等；家兔的兔球虫病、兔巴氏杆菌病；犬的狂犬病、犬瘟热；猫的传染性白细胞减少症、肺炎；猕猴的结核病、痢疾等。受病原微生物、寄生虫等自然感染的动物，如果用于实验，特别是进行病原微生物的感染实验，其结果会出现很大的偏差，当然也很难得到正确的结论。

二、环境及营养等因素对实验结果的影响

在实际动物饲养和实验过程中，环境因素比较复杂，各种环境因素共存并相互联系产生影响，进而影响科研结果的可靠性、正确性、准确性和重复性。多种环境因素，包括饲养条件如动物饲料及所含营养成分，同笼动物数量，环境的温度、湿度、空气流速、清洁度、光照、音响噪声等实验条件，都会影响动物的情绪和行为。而这些因素也会影响动物实验的结果，尤其是神经精神系统药物作用更易受到影响，而使结果的可靠性降低。复制模型的成败往往与环境的改变有密切关系。拥挤、饮食改变、过度光照、噪声、屏障系统的破坏等，任何一项被忽视，都可能给模型动物带来严重影响。除此以外，复制过程中固定、出血、麻醉、手术、药物和并发症等处理不当，同样会产生难以估量的恶果。因此，要求尽可能使模型动物处于最小的变动和最少的干扰之中。

（一）环境的温度、湿度、气流速度与换气次数等对结果的影响

科研常用的哺乳类实验动物大多属于恒温动物，机体自身具有体温调节功能。一般情况下，动物饲养与实验时最适宜的环境温度：普通环境 16 ～ 29℃，屏障环境 20 ～ 26℃。当环境温度过高或过低时，都能导致机体生理、生化功能发生改变，从而影响实验结果的正确性，甚至造成动物死亡。所以饲养环境的室温应保持在各种动物最适宜温度 ±3℃范围内。

空气湿度的高低与动物的体温调节有着非常密切的关系，尤其是在高温情况下，其影响更为明显。例如，在高湿度情况下可明显增加过敏性休克的大、小鼠死亡率；在低湿度条件下，小鼠和大鼠的哺乳雌鼠常发生吃仔现象，仔鼠也易出现发育不良。因此，一般动物饲养和实验环境的相对湿度应控制在 40% ～ 70%。

环境与笼具中空气清新是保证实验动物健康的必需条件之一。在屏障与隔离环境内饲养的实验动物，大多置于密闭的笼具内，动物、垫料及动物排泄物混于笼内，而且按单位体重的体表面积计算。实验动物的比值一般比人高，因此实验动物对通气的要求比人更高，环境与笼具中气流速度与换气次数的改变对实验动物的影响比较大。气流速度过大或过小，换气次数过多或过少都会影响动物的健康，同样影响实验结果的准确性。值得注意的是，环境与笼具内的温度、湿度、气流速度与换气次数均不是各自以单一的因素影响实验动物，而是相互关联共同作用而产生影响的。此外，空气中氨的含量通常被作为衡量空气是否清洁的一个重要的质量指标。实验观察可见，随着空气中氨含量的增多，动物可分别出现流泪、咳嗽、黏膜发炎、肺水肿、肺炎等，严重的甚至可导致动物死亡。所以动物饲养室和实验室的空气应尽量保持新鲜，注意通风换气。国家对此做出了明确的规定，要求氨浓度小于 $14mg/m^3$，气流速度为 0.1 ～ 0.2m/s，换气次数为 10 ～ 20 次 / 小时为宜。

（二）环境的光照、音响噪声等对结果的影响

环境的光照应注意控制亮度和时间。一旦光照亮度过强或过暗，光照时间过长或过短，都会对动物产生不利的影响。此外，光照时间还与动物的性周期有密切的关系。在明、暗各 12h 的条件下，大鼠可呈现每 4 日一次的最稳定的发情周期；否则，则出现性周期长短不规律现象。光照波长和灯光颜色也可影响动物的生理学特性，如蓝色照明下大鼠的阴道开口日期比红色照明下要早 3 日。因此，国家规定完全依靠灯光照明的动物饲养室，应该实行明、暗各 12h 或明 10h、暗 14h 的照明制度。室内光照度（简称照度）标准应为 150 ～ 300lx，动物照度为 50 ～ 100lx。

舒缓、优美、动听的音乐可以使动物身心愉悦，有利于动物的繁殖和生长发育；而噪声尤其是激烈、尖锐、持续性的噪声不仅会妨碍动物的妊娠、受精卵的着床，甚至导致流产，或者出现食仔现象，从而使动物的繁殖率下降，还会引起动物心搏、呼吸次数及血压增加，使动物产生烦躁不安、食欲减退或发生听源性痉挛，严重者可导致动物死亡。因此国家规定，实验动物室的音响噪声应控制在 60dB 以下。

（三）动物饲养密度及营养等因素对结果的影响

动物饲养密度是指在一定饲养面积内所饲养的动物数量。通常，动物在一定环境条件下饲养时，群体的增殖情况基本上呈 S 形曲线，即在饲养的群体达到一定密度以后，动物增殖的速度就会受到抑制。因此，动物饲养笼具（或饲养室）内应有一定的活动面积，不能过分拥挤，否则会影响动物的健康，对实验结果产生直接影响。不同种属的实验动物所需笼具的面积和体积因饲养目的不同而有所差异，动物在哺乳期所需饲养面积比较大。通常将饲养密度对实验动物生活的影响称为密度效应。密度增加可使群体生长和增殖下降，对疾病和感染的抵抗力降低，动物的死亡率升高。但有研究表明，单笼饲养猕猴所产生的恐惧、无聊、寂寞等负面情绪会导致发生拔毛等异常行为。

实验动物的生长、发育、繁殖、增强体质、抵抗外界有害刺激和防止疾病的发生及一切生命活动无不依赖于饲料所提供的营养物质。实验动物对外界环境条件的变化极为敏感，动物的某些系统和器官，特别是消化系统的功能和形态是随着饲料的品种而变异的。此外，实验动物品种不同，对饲料中提供的各种营养物质的要求也不同，对其生长、发育和生理状况的影响也会有较大的差异。例如，小鼠饲料中的蛋白质含量不得低于 20%，否则就容易产生肠道疾病。家兔饲料中要加入一定量的干草，用以提高饲料中粗纤维的含量，可以防止家兔发生腹泻。猴和豚鼠的饲料中应特别注意要加入足量的维生素 C，否则可能因为缺乏维生素 C 而出现坏血病。

三、技术、药物等因素对实验结果的影响

（一）不同动物或方法制备的模型对结果的影响

不同实验的研究目的和要求不同，不同种类的实验动物的各自生物学特点和解剖生理特征亦不同，我们选择实验动物首先应根据实验目的和要求来选择，其次再参考是否容易获得，是否经济，是否容易饲养和管理等情况。在实验动物的选择上要注意以下三点：①实验动物的种类；②品种或品系；③实验动物的健康状态和质量。如开展肿瘤方面的研究，就必须了解哪种动物是高癌品系，哪种是低癌品系，各种动物自发性肿瘤的发生率是多少。例如，A 系、C3H 系、AKR 系、津白 II 等是高癌品系小鼠，而 C57BL 系、津白 I 等则属低癌品系小鼠。

（二）季节和时辰对结果的影响

生存于自然环境的生物有机体，必然要受到自然环境变化的影响，如地球自转所引起的明暗、温度等的昼夜变化，地球公转所引起的寒暑交替及光周期的季节变化。不仅生物机体的生命活动会发生相应的周期性变化，连实验中应用的药物作用包括毒性反应及治疗作用也会受到这种节律性的影响而产生不同，像各种抗炎药的疗效会受这种节律的影响而发生不同。因此，这种季节的波动在进行跨季度的慢性实验时必须要注意。

（三）麻醉及药物对结果的影响

动物实验往往需要麻醉后才能进行各种手术和实验。不同的手术要求、实验目的，动物种

属或品系对麻醉药的要求是不同的。当对动物进行局部小手术或微创手术时，使用局麻药即可满足手术要求；而当进行大手术或创伤较大的动物模型制备时，则必须应用全麻药。此时还要根据实验观察指标或实验目的不同选择不同的全麻药：如实验要观察心血管系统指标应该选择对心血管系统影响较小的麻醉药，苯巴比妥钠或戊巴比妥钠可选；如要观察呼吸系统指标则应尽可能选择对呼吸道影响小的巴比妥类麻醉药。选择好适宜的麻醉药后，运用正确的麻醉浓度和方法是顺利完成实验获得正确实验结果的良好保证。如果浓度不对或方法错误，也会影响实验结果的正确性和可靠性。

药效学实验是最常应用实验动物的项目之一。实验中动物的给药途径、给药剂量和次数等的不同均可对动物实验的结果产生显著影响。中药制剂还因其所含成分复杂，在消化道或被破坏或不吸收等因素的影响，可使实验结果出现较大差异。在动物实验中确定给药剂量时，还经常遇到动物和人的给药剂量换算的问题。通常采用按体重换算给药剂量的方法，但这种方法不如按体表面积换算的方法更精确。

（四）手术技巧或手术方法对结果的影响

有研究显示，对动物的常规实验操作如不同途径给药、采血、固定动物等，可引起动物显著的应激反应，并造成其神经内分泌系统的紊乱及免疫功能的抑制。所以在动物实验中手术技巧即操作技术的熟练程度和手术方法是否得当，均能对是否获得正确可靠的实验结果具有至关重要的影响。正确的手术方法和熟练的手术技巧可以减少对动物的疼痛刺激，使动物所受创伤减轻，甚至可以使动物在手术过程中极少出血，从而提高动物实验的成功率和实验结果的正确性、可靠性。正确的手术方法可以通过大量查阅文献并进行归纳和比较而做出选择，也可以向有经验的实验人员请教。熟练的手术技巧是需要一定的时间反复练习及相关知识和经验的积累。当操作者真正达到了手术方法正确、手术技巧娴熟的程度时，其完成的动物实验结果大多能够达到误差小、一致性好的效果。

（五）实验对照对结果的影响

在动物实验中选择对照要遵守"齐同对比"的原则才能使实验结果具有更高的可信度，如空白对照、实验操作对照、阳性（或标准）对照、阴性对照等。正确设置好实验对照可以达到事半功倍的效果，因此实验前周密而全面地设计实验对照，可以在观察到实验所需结果的同时尽可能多地排除各种干扰因素对实验结果的影响。例如，空白对照是在不施加任何措施的情况下，观察到动物自身所具有的自发变化，以排除动物自身变化对实验结果的干扰；实验操作对照是在实验中采用所有相同的实验操作如手术方法、注射途径、捉拿或抚摸方式，甚至药物应用的溶剂等均相同，也就是尽可能在相同的条件下进行比较和对照，得到真实可靠的实验结果；阳性（或标准）对照和阴性对照常用于药物效应或毒性研究实验，观察某一个新药的疗效时可用一个已知的有效药物或公认的标准药物作为阳性（或标准）对照，用不具有药效的生理盐水或溶剂（溶媒）作为阴性对照，这样既可以检查实验方法的可靠性，又可以比较出新药的疗效和特点，还可以排除溶剂或溶媒的干扰。需要注意的是，如果进行抗菌和消毒疗效观察时，生理盐水也可以显示出一定的抗菌和消毒的作用。此外，动物实验通常需要重复进行多次，不仅在一种动物身上重复两到三次相同的实验，还要在几种动物身上重复相同的实验。这不仅可以比较不同动物的差别，而且可以在不同动物实验中发现新问题，提供新线索，同时也可以观察到该动物实验结果是否具有更高的可信度、更真实的正确性和更广泛的适应性。但是无论结果如何，都绝对不能主观地将动物实验结果直接推论或应用到临床上。历史上许多实例已经证明，这样做不仅错误，而且十分危险。

参 考 文 献

黄术兵 . 2020. 中西实验动物伦理和福利发展比较研究 [J]. 医学与哲学，41（17）：33-38.

李婕，王彤敏 . 2021. 小鼠模型在肿瘤免疫研究中的进展与意义 [J]. 重庆医学，2021，50（11）：1942-1945.

Wostmann B S. 1996. Germfree and Gnotobiotic Animal Models：Background and Applications[M]. Boca Raton：CRC Press.

（张素君　杜阿娜　涂　剑　黄茹薇）